G. Grevers   R. Baumgartner   A. Leunig

Laser im Kopf-Hals-Bereich

Springer-Verlag Berlin Heidelberg GmbH

G. Grevers   R. Baumgartner   A. Leunig

Laser im Kopf-Hals-Bereich

Mit 75 Abbildungen
und 27 Tabellen

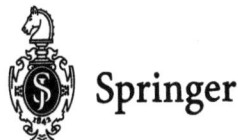 Springer

Univ.-Professor Dr. med. GERHARD GREVERS
Hals-Nasen-Ohrenklinik und Poliklinik der Universität München
Klinikum Großhadern
Marchioninistraße 15
81377 München

Dr. rer. nat. REINHOLD BAUMGARTNER
Laserforschungslabor der Urologischen Klinik
der Universität München
Klinikum Großhadern
Marchioninistraße 15
81377 München

Dr. med. ANDREAS LEUNIG
Hals-Nasen-Ohrenklinik und Poliklinik der Universität München
Klinikum Großhadern
Marchioninistraße 15
81377 München

ISBN 978-3-540-66567-0

Die Deutsche Bibliothek – CIP-Einheitsaufnahme
Laser im Kopf-Hals-Bereich/Hrsg.: G. Grevers ... – Berlin ; Heidelberg ; New York ; Barcelona ; Hongkong ; London ; Mailand ; Paris ; Singapur ; Tokio : Springer, 2001
ISBN 978-3-540-66567-0   ISBN 978-3-642-56734-6 (eBook)
DOI 10.1007/978-3-642-56734-6

Dieses Werk ist urheberrechtlich geschützt. Die dadurch begründeten Rechte, insbesondere die der Übersetzung, des Nachdrucks, des Vortrags, der Entnahme von Abbildungen und Tabellen, der Funksendung, der Mikroverfilmung oder der Vervielfältigung auf anderen Wegen und der Speicherung in Datenverarbeitungsanlagen, bleiben, auch bei nur auszugsweiser Verwertung, vorbehalten. Eine Vervielfältigung dieses Werkes oder von Teilen dieses Werkes ist auch im Einzelfall nur in den Grenzen der gesetzlichen Bestimmungen des Urheberrechtsgesetzes der Bundesrepublik Deutschland vom 9. September 1965 in der jeweils geltenden Fassung zulässig. Sie ist grundsätzlich vergütungspflichtig. Zuwiderhandlungen unterliegen den Strafbestimmungen des Urheberrechtsgesetzes.

© 2001 Springer-Verlag Berlin Heidelberg
Ursprünglich erschienen bei Springer-Verlag Berlin Heidelberg New York 2001
Softcover reprint of the hardcover 1st edition 2001
Die Wiedergabe von Gebrauchsnamen, Handelsnamen, Warenbezeichnungen usw. in diesem Werk berechtigt auch ohne besondere Kennzeichnung nicht zu der Annahme, dass solche Namen im Sinne der Warenzeichen- und Markenschutz-Gesetzgebung als frei zu betrachten wären und daher von jedermann benutzt werden dürften.
Produkthaftung: Für Angaben über Dosierungsanweisungen und Applikationsformen kann vom Verlag keine Gewähr übernommen werden. Derartige Angaben müssen vom jeweiligen Anwender im Einzelfall anhand anderer Literaturstellen auf ihre Richtigkeit überprüft werden.
Herstellung: PRO EDIT GmbH, Heidelberg
Umschlaggestaltung: de'blik, Berlin
Satz: K+V Fotosatz GmbH, Beerfelden

Geleitwort

Quod non est in actis, non est in mundo – dieser römische Sinnspruch kann sicherlich auch so übersetzt werden: „Was nicht schriftlich festgehalten ist, wird in dieser Welt nicht registriert", was im Hinblick auf das Buch von Grevers, Baumgartner und Leunig: „Laser im Kopf-Halsbereich" bedauerlich wäre, da dieses Buch eine echte Lücke bei den „Operationslehren" des Kopf-Hals-Bereiches hinsichtlich der Lasertechnologie schließt.

Es gibt zwar bereits eine hervorragende Monographie zum Lasereinsatz in der HNO von W. Steiner. Diese beschränkt sich jedoch weitgehend auf die laserchirurgische Behandlung von Malignomen im Kehlkopf- und Schlundbereich.

Im vorliegenden Buch werden nach einleitenden Erörterungen der physikalischen und technischen Grundlagen sowie der Wechselwirkungen zwischen Laserlicht und Gewebe, spezielle anästhesiologische Aspekte im Zusammenhang mit laserchirurgischen Eingriffen dargestellt. Anschließend folgt ein Kapitel zum Thema: „Laserchirurgie in der Rhinologie". Hier werden die Einsatzmöglichkeiten verschiedener Lasersysteme für endonasale chirurgische Eingriffe beschrieben und ihre Vor- und Nachteile diskutiert.

Ein weiteres Kapitel widmet sich der Laserchirurgie der Gesichtshaut. Neben kosmetischen Indikationen wird auf die Behandlung gutartiger Neubildungen der Haut eingegangen.

Es folgt ein Kapitel zu den Einsatzmöglichkeiten der Laserchirurgie in der Otologie, speziell bei der Otosklerose.

Weitere drei Kapitel widmen sich als „work and progress" neuen diagnostischen und therapeutischen Ansätzen für die Lasertechnologie im HNO-Bereich, so z.B. der Fluoreszenzdiagnostik von Tumoren im Mund-, Rachenbereich unter Verwendung der 5-Aminolaevulinsäure, der transmeatalen cochleären Laserstimulation bei Innenohrfunktionsstörung, der photodynamischen Behandlung bei Tumoren der Gesichtshaut.

Das Buch vermittelt die gesamte Palette der heutigen Lasereinsatzmöglichkeiten im HNO-Bereich, ist verständlich und klar geschrieben, was durch die zahlreichen Abbildungen und Schemazeichnungen noch besonders unterstützt wird. Darüber hinaus weist es im

Übersichtsartikel: „work and progress" auf zukünftige diagnostische und therapeutische Möglichkeiten hin.

Aufgrund seiner Novität mit neuen operativen Perspektiven wird sich dieses Buch in die Standardwerke der HNO-Literatur einreihen. Es gehört daher in die Hand eines jeden Facharztes für Hals-Nasen-Ohren-Heilkunde.

Univ.-Prof. Dr. med. Dr. hc. mult. A. HOFSTETTER
Ehrenpräsident d. Deutschen Gesellschaft f. Lasermedizin

Poetisches Geleitwort zum 250. Geburtstag von Johann Wolfgang von Goethe

Entoptische Farben

Lass dir von den Spiegeleien
Unsrer Physiker erzählen,
Die am Phänomen sich freuen,
Mehr sich mit Gedanken quälen.
Spiegel hüben, Spiegel drüben,
Doppelstellung, auserlesen;
Und dazwischen ruht im Trüben
Als Kristall das Erdewesen.
Dieses zeigt, wenn jene blicken,
Allerschönste Farbenspiele;
Dämmerlicht, das beide schicken,
Offenbart sich dem Gefühle.
Schwarz wie Kreuze wirst du sehen,
Pfauenaugen kann man finden;
Tag und Abendlicht vergehen,
Bis zusammen beide schwinden.
Und der Name wird ein Zeichen,
Tief ist der Kristall durchdrungen:
Aug in Auge sieht dergleichen
Wundersame Spiegelungen.
Laß den Makrokosmus gelten,
Seine spenstischen Gestalten!
Da die lieben, kleinen Welten
Wirklich Herrlichstes enthalten.

Johann Wolfgang von Goethe, um 1819

Vorahnungen zu einem Laser?

Vorwort

Die Lasertechnologie wird seit mehr als 20 Jahren in vielen Bereichen der Medizin eingesetzt und hat heute auch in der operativen Hals-Nasen-Ohrenheilkunde ihren festen Platz. Während die Laserchirurgie bei der Behandlung maligner Tumore im Bereich von Kehlkopf und Rachen bereits durch die Monographie von W. Steiner beispielhaft dokumentiert ist, fehlt bisher eine deutschsprachige Darstellung der sonstigen Einsatzmöglichkeiten dieser Technologie im HNO-Bereich, die in Buchform Indikationsbereiche und Entwicklungsansätze umfassend und übersichtlich darstellt.

Der Gedanke zu dem vorliegenden Buch wurde aus der langjährigen Zusammenarbeit zwischen Laserforschungslabor und Hals-Nasen-Ohrenklinik der Ludwig-Maximilians-Universität München geboren. Zielsetzung des Projektes war eine möglichst breite Darstellung der verschiedenen Einsatzmöglichkeiten der Laserchirurgie in der Hals-Nasen-Ohren-Heilkunde. Gleichzeitig sollten neue Ansätze, die im Zusammenhang mit der Diagnostik und Therapie von Erkrankungen unseres Fachgebietes in der Zukunft Bedeutung erlangen können, im Rahmen von Übersichtsartikeln als „Work in progress" vorgestellt werden.

Herausgeber und Autoren hoffen, dass das Gesamtkonzept des Buches den Bedürfnissen der Leserschaft nach einer zusammenfassenden Darstellung der Möglichkeiten der Laserchirurgie in unserem Fachgebiet Rechnung trägt und als praktischer Begleiter im klinischen Alltag Anwendung findet.

München, im November 2000   G. GREVERS
R. BAUMGARTNER
A. LEUNIG

Inhaltsverzeichnis

1	**Physikalische und technische Grundlagen**	1
	R. Baumgartner, R. Sroka	
1.1	Grundlagen	1
1.2	Aufbau eines Lasers	3
1.3	Eigenschaften der Laserstrahlung	7
1.4	Lasersysteme für die Medizin	9
1.5	Laserlichttransmissionssysteme	9
1.6	Laserlichtapplikationssysteme	12
1.7	Hinweise für den operativen Lasereinsatz	15
	Literatur	15
2	**Wechselwirkung Licht – Gewebe**	17
	R. Sroka, R. Baumgartner	
2.1	Optische und thermische Gewebeeigenschaften	17
2.2	Laserinduzierte biologische Wirkungen	20
2.3	Lichtdosimetrische Größen	23
2.4	Klinische Anwendungen	24
	Literatur	27
3	**Anästhesiologische Aspekte**	29
	H. Ledderose	
3.1	Lokalanästhesie	29
3.1.1	Aminoester	30
3.1.2	Aminoamide	31
3.1.3	Nebenwirkungen der Lokalanästhetika	31
3.2	Allgemeinanästhesie	32
3.2.1	Allgemeine Komplikationen während der Laseranwendung	32
3.3	Vorbeugende Schutzmaßnahmen während der Laseranwendung	34

3.3.1	Industriell hergestellte laserresistente Tuben	34
3.3.2	Armierung konventioneller Tuben	35
3.4	Beatmungsmöglichkeiten	36
3.4.1	Intubationsverfahren bei Lasereingriffen oberhalb des Kehlkopfes	36
3.4.2	Intubationsverfahren bei mikrolaryngealen Operationen	36
3.5	Narkoseführung	38
3.6	Vorgehen beim endotrachealen Brand	39
	Literatur	40

4	**Laserchirurgie in der Rhinologie**	**43**
	A. LEUNIG, P. JANDA, G. GREVERS	
4.1	Einführung	44
4.2	Praktische Aspekte	44
4.3	Lasersondenführungsinstrument für die endonasale Chirurgie	46
4.4	Indikationen für die endonasale Laserchirurgie	47
4.5	Klinische Beispiele	49
4.6	Therapeutischer Effekt verschiedener Lasersysteme bei der Behandlung der Nasenmuschelhyperplasie ...	49
4.6.1	Der CO_2-Laser	49
4.6.2	Der Nd:YAG-Laser	52
4.6.3	Der Diodenlaser.........................	54
4.6.4	Der KTP-Laser..........................	55
4.6.5	Der Argonionenlaser	55
4.6.6	Der Ho:YAG-Laser	56
4.7	Einsatzmöglichkeiten der Laserchirurgie bei verschiedenen rhinologischen Krankheitsbildern .	56
4.7.1	Nasenmuschelhyperplasie	56
4.7.2	Synechien	60
4.7.3	M. Osler	60
4.7.4	Choanalatresie..........................	61
4.7.5	Dakryozystorhinostomie	61
4.7.6	Rhinophym	62
	Literatur	62

5	**Laserchirurgie in der Otologie**	**65**
	H. RIECHELMANN, R. HIBST	
5.1	Laserarten in der Mittelohrchirurgie	65
5.1.1	Argonlaser	69
5.1.2	KTP-Laser	71
5.1.3	CO_2-Laser	72

5.1.4	Erbium:YAG- und Erbium: YSGG-Laser	72
5.2	Klinische Laseranwendungen in der Mittelohrchirurgie	74
5.2.1	Laserassistierte Stapesplastik	74
5.2.2	Weitere Anwendungsgebiete des Lasers bei Eingriffen am Mittelohr, N. fazialis und inneren Gehörgang	96
5.3	Anwendungen am Innenohr	98
5.3.1	Tierexperimentelle Untersuchungen	98
5.3.2	Laserbehandlung des benignen paroxysmalen Lagerungsschwindels	99
5.3.3	Partielle Laserlabyrinthektomie	100
5.3.4	Makulaablation	101
	Literatur	101

6 Laserchirurgie der Gesichtshaut 107
D. Müller, C. Borelli, R. Staudenmaier

6.1	Geschichtliches	107
6.2	Grundlagen	108
6.2.1	Haut- und Unterhautaufbau	108
6.2.2	Laser zur Behandlung der Haut	110
6.3	Klinische Anwendung	111
6.3.1	Kosmetische Indikationen	112
6.3.2	Gutartige Hautneubildungen	123
6.3.3	Pigmentierte Hautveränderungen	125
6.3.4	Vaskuläre Läsionen	127
	Literatur	136

7 Work in progress: Fluoreszenzdiagnostik von Tumoren im Mund-Rachen-Kehlkopf-Bereich mit 5-Amino-Lävulinsäure 139
A. Leunig, C. Betz, M. Mehlmann, G. Grevers

7.1	Einführung	139
7.2	Grundlagen der Fluoreszenzdiagnostik	140
7.2.1	Physikalische Prinzipien	140
7.2.2	Biologische Prinzipien	141
7.2.3	Technische Prinzipien	142
7.3	Praktische Aspekte	144
7.4	Ergebnisse und Schlussfolgerung	145
	Literatur	152

8	**Work in progress: Die transmeatale kochleäre Laserstimulation bei Funktionsstörungen des Innenohres**	155
	S. Tauber, W. Beyer, K. Schorn	
8.1	Einleitung	155
8.1.1	Laseranwendungen bei kochleären Funktionsstörungen	155
8.1.2	Laser und Photobiochemie	156
8.2	Methodik	157
8.2.1	Experimenteller Ansatz	157
8.2.2	Entwicklung der transmeatalen kochleären Laserstimulation	161
8.2.3	Klinische Ergebnisse zur transmeatalen kochleären Laserstimulation	162
8.3	Diskussion und Ausblick	164
	Literatur	165
9	**Work in progress: Photodynamische Therapie**	167
	M. Dellian	
9.1	Geschichte der photodynamischen Therapie	168
9.2	Komponenten der photodynamischen Therapie	169
9.2.1	Photosensibilisatoren	169
9.2.2	Lichtquellen und Applikatoren	172
9.2.3	Wirkungsmechanismen	173
9.2.4	Tumorselektivität	174
9.3	Einsatzmöglichkeiten der photodynamischen Therapie im Hals-Kopf-Bereich	174
9.3.1	Photodynamische Therapie im Bereich der Kopf- und Gesichtshaut	174
9.3.2	Photodynamische Therapie von Veränderungen im Bereich der Schleimhaut	176
9.4	Indikationen für die Photodynamische Therapie im Kopf-Hals-Bereich	179
9.5	Schlussfolgerung und Ausblick	180
	Literatur	180
	Anhang	
	R. Sroka	
A	Lasersicherheitsmaßnahmen	183
A.1	Allgemeine Bestimmungen	183
A.2	Gefahren durch Laserstrahlung	186
A.3	Sicherheitsvorkehrungen	187
	Literatur	188

Mitarbeiterverzeichnis

Dr. rer. nat. REINHOLD BAUMGARTNER
Laserforschungslabor der Urologischen Universitätsklinik
Klinikum Großhadern
Marchioninistr. 15
81377 München

Dr. med. CHRISTIAN BETZ
Hals-Nasen-Ohrenklinik und Poliklinik der Universität München
Klinikum Großhadern
Marchioninistr. 15
81377 München

Dr. rer. nat. WOLFGANG BEYER
Laserforschungslabor der Urologischen Universitätsklinik
Klinikum Großhadern
Marchioninistr. 15
81377 München

Dr. med. CLAUDIA BORELLI
Dermatologische Klinik der Universität München
Frauenlobstr. 9–11
80337 München

Dr. med. MARC DELLIAN
Hals-Nasen-Ohrenklinik und Poliklinik der Universität München
Klinikum Großhadern
Marchioninistr. 15
81377 München

Univ.-Prof. Dr. med. GERHARD GREVERS
Hals-Nasen-Ohrenklinik und Poliklinik der Universität München
Klinikum Großhadern
Marchioninistr. 15
81377 München

Univ.-Prof. Dr. RAIMUND HIBST
Institut für Lasertechnologien in der Medizin
und Messtechnik an der Universität Ulm
Helmholtzstraße 12
89081 Ulm

Dr. PHILIPP JANDA
Hals-Nasen-Ohrenklinik und Poliklinik der Universität München
Klinikum Großhadern
Marchioninistr. 15
81377 München

Dr. med. HANNELORE LEDDEROSE
Anästhesiologische Klinik der Universität München
Klinikum Großhadern
Marchioninistr. 15
81377 München

Dr. med. ANDREAS LEUNIG
Hals-Nasen-Ohrenklinik und Poliklinik der Universität München
Klinikum Großhadern
Marchioninistr. 15
81377 München

Dr. human. biol. MICHAEL MEHLMANN
Laserforschungslabor der Urologischen Universitätsklinik
Klinikum Großhadern
Marchioninistr. 15
81377 München

Dr. med. DANIEL MÜLLER
Abteilung für Plastische und Wiederherstellungschirurgie
Klinikum Rechts der Isar der TU München
Ismaningerstr. 15
81675 München

Priv.-Doz. Dr. med. HERBERT RIECHELMANN
Hals-Nasen-Ohrenklinik der Universität Ulm
Prittwitzstr. 43
89075 Ulm

Univ.-Prof. Dr. med. KARIN SCHORN
Hals-Nasen-Ohrenklinik und Poliklinik der Universität München
Klinikum Großhadern
Marchioninistr. 15
81377 München

Dr. rer. nat. ROLAND SROKA
Laserforschungslabor der Urologischen Universitätsklinik
Klinikum Großhadern
Marchioninistr. 15
81377 München

Dr. med. RAINER STAUDENMAIER
Hals-Nasen-Ohrenklinik und Poliklinik der Universität München
Klinikum Großhadern
Marchioninistr. 15
81377 München

Dr. med. STEFAN TAUBER
Hals-Nasen-Ohrenklinik und Poliklinik der Universität München
Klinikum Großhadern
Marchioninistr. 15
81377 München

KAPITEL 1

Physikalische und technische Grundlagen

R. BAUMGARTNER, R. SROKA

1.1
Grundlagen

Im Rahmen von Überlegungen zur Quantentheorie der Strahlung machte Einstein bereits 1917 die Vorhersage, dass in einem quantenmechanischen System unter gewissen Bedingungen eine Lichtwelle durch stimulierte Emission verstärkt werden kann. Bis zur Realisierung dieser theoretisch postulierten Lichtverstärkung dauerte es jedoch bis 1960, als Maiman die experimentelle Realisierung der stimulierten Emission gelang. Nach Blitzlampenbestrahlung durch die Mantelfläche eines zylindrischen Rubinkristalls mit planparallelen Endflächen trat – als Folge der Lichtverstärkung – in Richtung der Kristallachse ein Lichtstrahl mit den besonderen Eigenschaften Monochromasie, Kohärenz und geringer Strahldivergenz aus. Diese Art von Lichtverstärker wurde von nun an als LASER bezeichnet. LASER ist das englische Akronym für „light amplification by stimulated emission of radiation". Der erste Teil des Wortes beschreibt die *Lichtverstärkung* als Aufgabe des Systems, der zweite Teil das physikalische Prinzip der Realisierung *durch stimulierte Emission von Strahlung*.

Die physikalische Beschreibung von Licht erfolgt je nach Fragestellung entweder mit Hilfe des Wellen- oder des Teilchenmodells.

Als eine elektromagnetische Welle wird das Licht aufgrund des zeitlich und örtlich periodischen Vorgangs durch die Wellenlänge λ und die Frequenz ν charakterisiert. Das Produkt dieser beiden Größen ergibt die Ausbreitungsgeschwindigkeit c.

$c = \lambda \times \nu$

Für elektromagnetische Wellen beträgt die Ausbreitungsgeschwindigkeit im Vakuum $c = 3 \times 10^8$ m/s (allgemein bekannt als Lichtgeschwindigkeit).

Im Teilchenmodell wird Licht als ein Strom von Teilchen (Lichtquanten oder Photonen) beschrieben. Die Energie eines Photons entspricht dem Produkt aus der Frequenz ν des Lichtes und dem Planck-Wirkungsquantum h ($h = 6{,}6257 \times 10^{-34}$ Js).

$E = h \times \nu$

Absorption und Emission von Licht wird im einfachsten Fall nach dem Bohr-Atommodell beschrieben. In diesem Modell wird postuliert, dass Elektronen sich

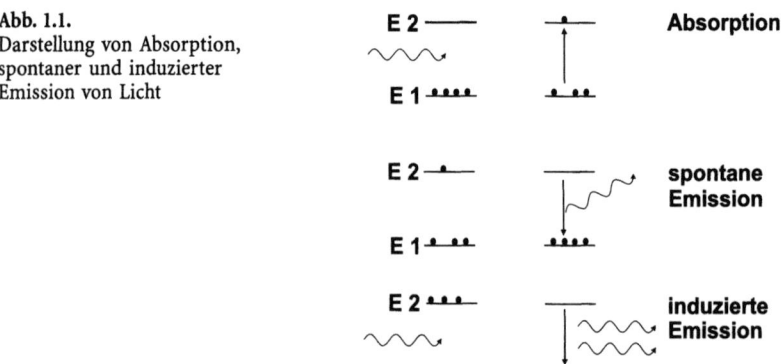

Abb. 1.1.
Darstellung von Absorption, spontaner und induzierter Emission von Licht

nur auf vorgegebenen Bahnen bewegen können und nur zwischen diesen Energie ausgetauscht werden kann. Das erfolgt dabei entweder unter Energieaufnahme (Absorption) oder Energieabgabe (Emission).

In Abb. 1.1 sind die Vorgänge von Absorption sowie spontaner und induzierter Emission schematisch dargestellt. Die Änderung der Energie von einem niedrigen Energiezustand E1 in einen höheren Energiezustand E2 beträgt dabei $E2-E1 = h \times v$ und entspricht der Energie des absorbierten Photons. Der umgekehrte Vorgang findet in der Regel ohne Wechselwirkung mit einem äußeren Strahlungsfeld statt. Nach einer Verweildauer im angeregten Zustand in der Größenordnung von 10^{-8} s fällt das angeregte Elektron unter Erzeugung eines Photons in den energetisch tieferen Zustand zurück. Dieser Prozess wird spontane Emission genannt. Aufgrund der diskreten Energieübergänge ist die Quantenenergie des Photons, und damit die Frequenz v bzw. die Wellenlänge λ des am Prozess der Absorption oder der Emission beteiligten Lichtes exakt festgelegt.

Unter der Voraussetzung, dass angeregte Zustände mit mehr Elektronen besetzt sind als der Grundzustand (Besetzungsinversion), kann durch eine anfängliche spontane Emission eines Photons die stimulierte Emission weiterer Photonen wie eine Art Kettenreaktion induziert werden. Während Absorption und spontane Emission auf einem 2-Energieniveausystem beruhen, bei welchem maximal Gleichbesetzung in den beiden beteiligten Energieniveaus erreicht werden kann, ist als Voraussetzung der Besetzungsinversion mindestens ein drittes Energieniveau mit relativ langer Lebensdauer zur Speicherung angeregter Elektronen notwendig.

In Abb. 1.2 ist das System eines 3-Niveaulasers dargestellt. Durch Energiezufuhr werden Elektronen unter Absorption von Photonenenergie aus dem Grundzustand in den angeregten Zustand angehoben. Aufgrund der Kurzlebigkeit in diesem oberen Pumpniveau fallen die Elektronen strahlungslos in das langlebige metastabile Laserniveau, das als Speicher für die stimulierte Emission gilt und erzeugen gegenüber dem Grundzustand Besetzungsinversion. Die spontane Emission eines Photons induziert die stimuliert erzwungene Emission weiterer Photonen. Da das Laserniveau sehr schnell entvölkert wird, und im Allgemeinen die Pumpenergie nicht ausreicht, um die Besetzungsinversion ständig aufrecht zu erhalten, sind 3-Niveaulaser nahezu immer gepulste Lasersysteme. Wesentlich günstiger kann die Besetzungsinversion in einem 4-Niveausystem erreicht werden. Da das untere La-

Abb. 1.2.
Schematische Darstellung der Besetzungsinversion eines 3-Niveau- und 4-Niveaulasersystems

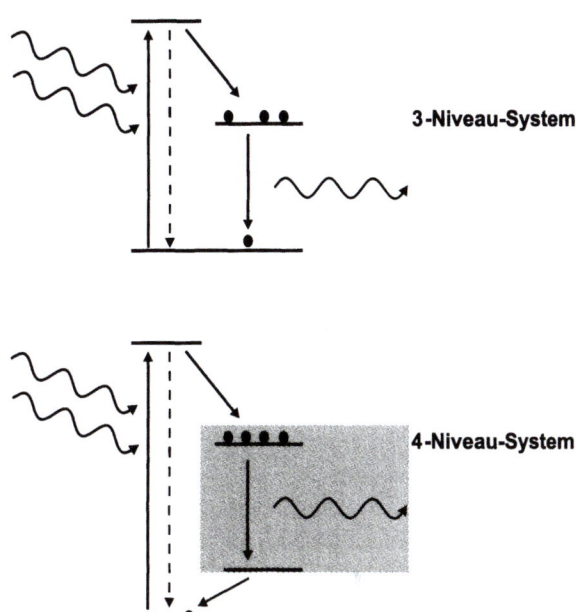

serniveau aufgrund einer sehr kurzen Verweildauer ständig unbesetzt ist, wird schon mit wenigen Elektronen im oberen Laserniveau die Besetzungsinversion erreicht.

1.2 Aufbau eines Lasers

Ein Laser besteht im Wesentlichen aus den 3 Bausteinen (Abb. 1.3):
- aktives Lasermedium,
- Pumpquelle
- optischer Resonator.

Das **aktive Lasermedium** ist das eigentliche Lasermaterial, dessen Atome oder Moleküle zur Besetzungsinversion angeregt werden. Die aktiven Lasermedien werden in unterschiedlichen Aggregatzuständen genutzt. Während Elemente der Lanthaniden [Neodymium (Nd), Holmium (Ho), Erbium (Er), Thulium (Tm)] in Kristalle und Gläser eingebettet werden oder auch spezielle Kristalle [Rubin, Titan-Saphir (TiSa), Kalium-Titanyl-Phosphat (KTP) als Verdopplerkristall] als Lasermaterial genutzt werden können und zur Klasse der Festkörperlaser zählen, werden bei den Gaslasern insbesondere die Edelgase [z.B. Helium (He), Neon (Ne), Argon (Ar), Krypton (Kr)] und Gemische [z.B. Excimer (XeCl, ArF)] als aktive Medien eingesetzt. Große Farbstoffmoleküle werden hauptsächlich als Lösung in Farbstofflasern (Dye-Laser) eingesetzt. In neuester Zeit stehen zudem Halbleiterlaser aus unterschiedlichen Legierungskombinationen der Elemente Aluminium (Al), Gallium

Abb. 1.3.
Prinzipieller Aufbau eines Lasers

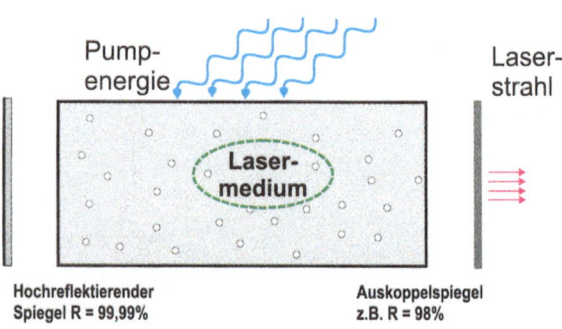

(Ga), Stickstoff (N), Phosphor (P), Indium (In) und Arsen (As) als aktive Lasermaterialien zur Verfügung.

Die Erzeugung der Besetzungsinversion erfolgt mit Hilfe der **Pumpquelle**. Die Energiezufuhr zur Erzeugung der Besetzungsinversion kann sowohl optisch als auch elektrisch erfolgen. Beim optischen Pumpen wird mittels Einstrahlung von Lichtenergie die Anregung aus dem Grundzustand in einen höheren Energiezustand durch Absorption bewirkt. Dieses wird technisch durch den Einsatz von inkohärenten Blitzlichtlampen oder auch von kontinuierlich emittierenden Bogenlampen realisiert. Bei der Verwendung von Blitzlichtlampen erfolgt die Laserlichtemission im Takt der Anregungslampe. Da nur ein geringer Anteil des Pumplichtes zur Anregung genutzt wird, geht ein beträchtlicher Teil der Anregungsenergie in Wärme über. Für den konstanten Betrieb des Lasersystems muss diese Wärme durch Kühlung abtransportiert werden.

Beim elektrischen Pumpen wird bei Gaslasern mit Hilfe einer Hochfrequenzstrahlung oder auch durch Erzeugung einer Gasentladung die erforderliche Anregungsenergie dem aktiven Medium zugeführt. Bei Halbleiterlasern erfolgt die Anregung unmittelbar durch den elektrischen Strom. Ab einer bestimmten Stromdichte wird eine Besetzungsinversion der Ladungsträger im pn-Übergang erzeugt.

Der **optische Resonator** wird in der einfachsten Ausführung durch 2 planparallele Spiegel realisiert, die das aktive Medium einschließen, sodass eine stehende Welle erzeugt wird und die optische Ausbeute der emittierten Laserstrahlung erhöht wird. Die den Resonator durchlaufenden Photonen induzieren die stimulierte Emission weiterer Photonen gleicher Energie und Ausbreitungsrichtung. Ein geringer Teil der im Resonator entstehenden Laserleistung wird durch den Auskoppelspiegel verfügbar gemacht. Hierfür wird der Auskoppelspiegel mit einer von der jeweiligen Wellenlänge abhängigen Reflektivität von kleiner als 100% ausgestattet, während der gegenüberliegende Spiegel hochreflektierend beschichtet ist.

Infolge der durch den optischen Resonator verursachten stehenden Welle bilden sich innerhalb des Resonators Eigenschwingungen (Moden) aus. Die axialen Moden sind von der Länge des Resonators nicht aber von der Wellenlänge abhängig. Da der Laserübergang eine endliche spektrale Breite aufweist, können alle unter einem laserspezifischen Verstärkungsprofil liegenden axialen Moden anschwingen. Als transversale Moden (Abb. 1.4) werden die senkrecht zur Laserachse auftretenden Nullstellen der stehenden Welle im Resonator bezeichnet. Ein homogener La-

Abb. 1.4.
Graphische Darstellung der
Gauß-Intensitätsverteilung
und der transversal elektro-
magnetischen Moden (TEM)
eines Laserstrahls

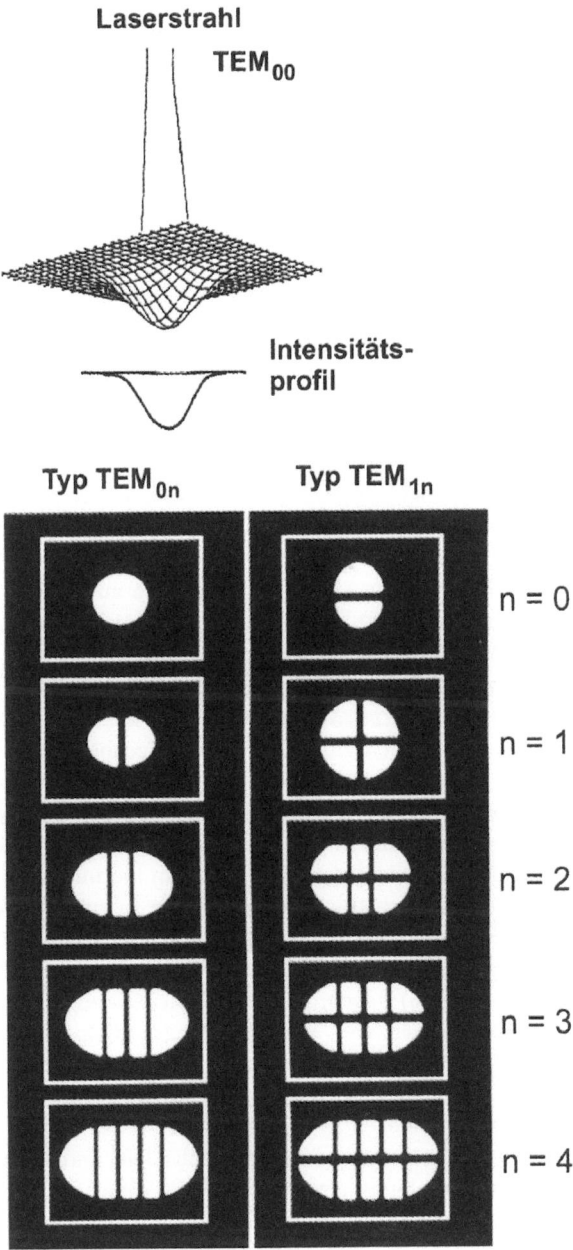

serstrahl mit runder Form und Gauß-Intensitätsprofil wird dann erzeugt, wenn der Laser im Grundmode TEM$_{00}$ („transversal electromagnetic mode", Index: Anzahl der Nullstellen in x- und y-Richtung) schwingt. Der Strahldurchmesser bei dieser Intensitätsverteilung ist definiert als der Durchmesser, an dem die Intensität auf der $e^{-2} = 0{,}135$ Teil abgenommen hat. In höheren Moden ist der Laserstrahl in mehrere Komponenten geteilt.

Abb. 1.5.
Schematische Darstellung des Laserübergangs in einem Halbleiterlaser

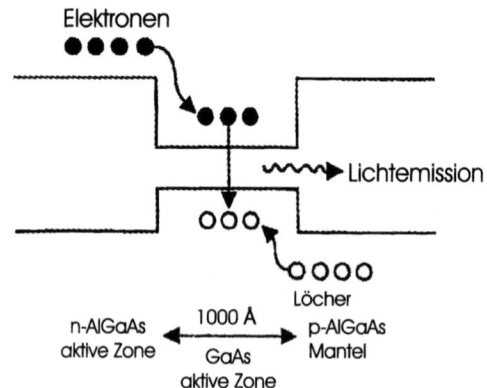

Zunehmend medizinische Verbreitung findet aufgrund seiner technischen Ausführung der Halbleiterlaser. In einem Halbleiter werden bei Stromdurchgang Elektronenlochpaare erzeugt, die den angeregten Zuständen der Atome äquivalent sind. Wenn die Elektronen und Löcher miteinander rekombinieren, wird ihre Bindungsenergie in Form von Lichtquanten spontan ausgestrahlt. Ab einer gewissen Stromstärke kommt es zu einer Besetzungsinversion, so dass die spontane Emission durch stimulierte Emission verstärkt werden kann und ein Laserstrahl entsteht. In Halbleitermaterialien [z.B.: Galliumarsenid (GaAs)] mit einem direkten Band-Band-Übergang und kurzer Verweildauer wird die Verstärkung durch stimulierte Emission außerordentlich groß. Der Wellenlängenbereich für die meisten Halbleiterlaser liegt im Infraroten.

In Abb. 1.5 ist das Bandschema eines pn-Halbleiterlasers dargestellt. Leitungsband und Valenzband sind mit Elektronen und Löchern gefüllt. Da durch Relaxationsprozesse sich der Halbleiter ständig in einem thermischen Gleichgewicht befindet, wird mit Hilfe des Pumpstroms ein Äquivalent zu einem 4-Niveausystem erzeugt.

Da die Endflächen der Halbleiterkristalle durch Spaltung der Kristallstruktur erzeugt werden und Halbleiterkristalle einen hohen Brechungsindex (z.B. Galliumarsenid $n_{GaAs} = 3,6$) haben, können Halbleiterlaser ohne externe Spiegel (Resonator) verwendet werden. Der hohe Brechungsindexsprung an der Grenzfläche zur Luft ($n_{Luft} = 1$) bewirkt eine so intensive Reflexion, dass eine Rückkopplung stattfindet und der Laser anschwingen kann. Die Endflächen des Kristalls bilden damit bereits den Resonator.

Halbleiterlaser sind außerordentlich klein und können kontinuierliche und gepulste Laserstrahlung emittieren. Die maximale Ausgangsleistung ist abhängig von den Betriebsbedingungen. Der Halbleiterlaser besitzt eine hohe Strahldivergenz, die sich aus den kleinen Abmessungen des Lasers und der emittierenden Zone ergibt. Ein technisch lösbares Problem stellt die Abfuhr der entstehenden Wärme dar. Ein weiterer Vorteil ist der hohe Wirkungsgrad von Halbleiterlasern, der im Vergleich zu anderen Lasertypen mindestens 50% beträgt.

Die emittierte Wellenlänge eines Halbleiterlasers ist abhängig von den Halbleitermaterialien und deren spezieller Dotierung. In Tabelle 1.1 sind die Zusammensetzungen unterschiedlicher Halbleiterlaser und deren spektraler Emissionsbereich aufgelistet.

Tabelle 1.1.
Komponenten des aktiven Bereichs von Halbleiterlaser und spektraler Emissionsbereich

Komponenten des und pn-Übergangs	Emittierte Wellenlänge [nm]
GaN	390–440
$In_{1-x}Ga_xP$	600–680
$Al_xGa_{1-x}As$	750–870
$In_xGa_{1-x}As$	880–1000

1.3 Eigenschaften der Laserstrahlung

Im Vergleich zu konventionellen Lichtquellen (Glühlampen, Gasentladungslampen) besitzt Laserstrahlung spezielle Eigenschaften wie Kohärenz, Monochromasie und geringe Strahldivergenz (Abb. 1.6).

Das Merkmal Kohärenz beschreibt dabei die Eigenschaft, dass alle Wellenzüge eines Laserstrahles sowohl zeitlich als auch räumlich exakt in Phase zueinander sind. Die Kohärenz ist die Voraussetzung für die Interferenzfähigkeit der Laserstrahlung (z. B.: Holographie in der Medizin).

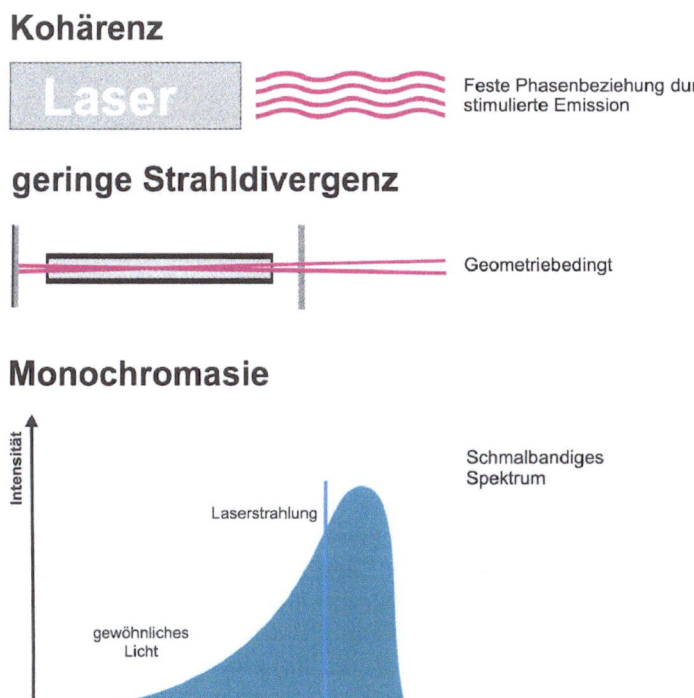

Abb. 1.6. Schematische Verdeutlichung der Eigenschaften Kohärenz, Strahldivergenz, Monochromasie

Abb. 1.7.
Unterscheidung der zeitlichen Emission der Laserstrahlung in kontinuierlich, getaktet, gepulst

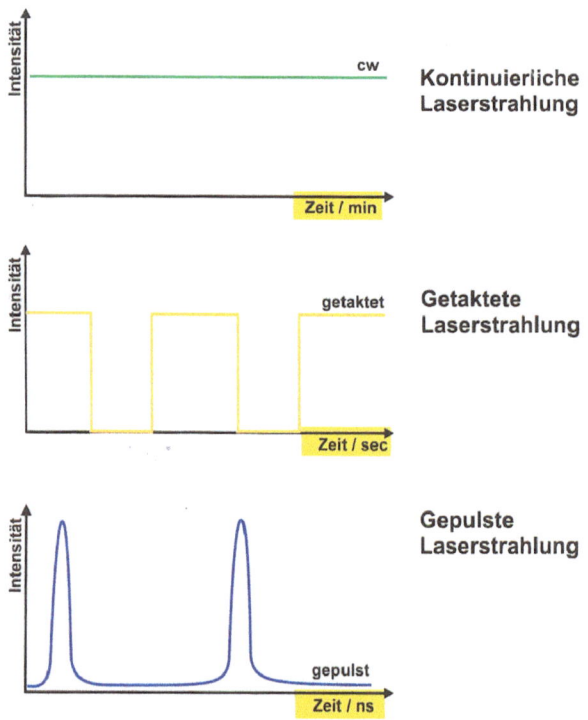

Das Merkmal Monochromasie beschreibt die Eigenschaft, dass alle emittierten Wellenzüge eines Lasers die gleiche Wellenlänge und damit Frequenz bzw. Energie besitzen und somit das Emissionsspektrum sehr schmal gegenüber gewöhnlichem Licht ist.

Die Eigenschaft geringe Strahldivergenz beschreibt den Zustand, dass die Strahlen eines Lasers nahezu parallel zueinander verlaufen. Auch über große Entfernungen nimmt der Durchmesser des Laserstrahls nur geringfügig zu. Aufgrund der geringen Strahldivergenz kann ein Laserstrahl mittels optischer Komponenten ideal fokussiert werden, so dass sehr hohe Leistungsdichten auf dem zu behandelnden Material erzeugt werden können.

Die Laserstrahlung kann in unterschiedlicher zeitlicher Form abgegeben werden. Wie in Abb. 1.7 dargestellt, wird zwischen kontinuierlicher, getakteter und gepulster Laserstrahlung unterschieden. Entsprechend der Wechselwirkungszeit mit dem Gewebe werden unterschiedliche Effekte erzielt. Bei kontinuierlicher Laserstrahlung (andere Bezeichnungen: Dauerstrichlaser, cw (continuous-wave)-Laser) wird ohne Unterbrechung Laserstrahlung emittiert. Der Bediener bestimmt die Dauer der Lasereinwirkung mittels Schalter. Bei getakteter Laserstrahlung erfolgt die Emission in Form von Laserpulsen über Impulsdauern im Sekunden- und Millisekundenbereich. Derartige Lasersysteme verfügen über mechanische Shutter, elektrische Schaltungen oder Blitzlampen (Free-running-Lasersysteme), die zur Erzeugung der Laserpulse genutzt werden. Gepulste Laserstrahlung von Impulsdauern im Nanosekundenbereich und kürzer werden durch aktive Komponenten (Güteschalter, Q-Switch) mittels elektrooptischer, akustooptischer Modulatoren oder auch Modenkopplung erzeugt.

Der Einbau nichtlinearer optischer Kristalle in den Laserstrahlengang bewirkt die Erzeugung sog. harmonischer Schwingungen (Oberwellen). Dieses Phänomen wird zur Frequenzvervielfachung genutzt, womit der Wellenlängenbereich der emittierten Laserstrahlung erweitert werden kann. Das Prinzip der Frequenzvervielfachung basiert darauf, dass in einem anisotropen Medium durch die unregelmäßige Struktur des Gitters eine nichtlineare Auslenkung der Elektronen induziert wird, die Polarisation im Kristall ändert sich. Dies hat zur Folge, dass das elektrische Wechselfeld des Lichtes im Kristall neben der Grundschwingung eine Welle mit doppelter Frequenz, was der halben Wellenlänge entspricht, erzeugt. Wird der Frequenzverdopplungskristall in den Laserresonator eingebaut, dann ist die Effektivität wegen der hohen Feldstärke besonders hoch. Für den medizinischen Gebrauch wird insbesondere die Frequenzverdopplung der Strahlung des Nd:YAG-Laser von $\lambda_{Nd:YAG} = 1064$ nm mit einem KTP (Kalium-Titanyl-Phosphat)-Kristall auf die Wellenlänge $\lambda_{KTP} = 532$ nm effizient durchgeführt.

1.4
Lasersysteme für die Medizin

Derzeit steht dem medizinischen Anwender eine Vielzahl von Lasersystemen zur Verfügung. In Tabelle 1.2 sind die unterschiedlichen medizinischen Fachbereiche und die dort als zusätzliche Behandlungsmethode einsetzbaren Lasersysteme in Abhängigkeit der emittierenden Wellenlänge aufgelistet.

1.5
Laserlichttransmissionssysteme

Nach dem Verlassen des Resonators wird das Laserlicht mittels eines geeigneten Transmissionssystems vom Lasergerät zum Gewebe transportiert. Ein solches Strahlführungssystem besteht entweder aus einem Spiegelgelenkarm oder einem Lichtwellenleiter. Für die medizinische Anwendung der Laserstrahlung von Er:YAG- und CO_2-Laser (Wellenlängen: $\lambda = 2500$ nm, $\lambda = 10600$ nm) erfolgt die Lichtführung vom Laser zum Handstück oder Operationsmikroskop per Spiegelgelenkarm. Eine hinsichtlich der Flexibilität optimale Strahlführung benötigt 5 Freiheitsgrade, die durch Spiegelgelenke ermöglicht werden. Die Bedienung des Gelenkarmes muss einfach und mit geringstem Kraftaufwand erfolgen. Am distalen Ende des Gelenkarms sollten Fokussierhandstücke, Laserscanningeinrichtungen oder auch Operationsmikroskope einfach angekoppelt und justiert werden können. Eine Absaugvorrichtung ist notwendig, um Patient und Anwender vor laserinduzierten Pyrolyseprodukten sowie die Optiken vor Niederschlag zu schützen.

Bei allen lasertherapeutischen Verfahren, bei denen Laserenergie per Endoskop, Laparoskop oder speziellen Lasersondenführungsinstrumenten in den menschlichen Körper hineingeführt werden soll, ist der Lichttransport durch Lichtwellenleiter (LWL) essentiell. Lasersysteme mit faseroptischer Strahlführung stellen einen

Tabelle 1.2. Laseranwendungen in unterschiedlichen medizinischen Fachbereichen. Diese Zusammenstellung erhebt keinen Anspruch auf Vollständigkeit

	Excimer 308 nm	Kr 400/ 647 nm	Ar 488/ 514 nm	KTP 532 nm	FLPD 504/ 590 nm	Dye 550– 700 nm	Diode 650– 1000 nm	Nd:YAG 1064 nm cw	Nd:YAGt 1064 nm gepulst	Ho:YAG 2130 nm	Er:YAG 2930 nm	CO_2 10600 nm
Dermatologie	x					x	x	x		x	x	x
Gefäßchirurgie	x							x		x	x	x
Gynäkologie			x	x	x	x	x	x				x
Herzchirurgie	x	x						x				x
HNO	x	x	x	x			x	x		x	x	x
Innere Medizin			x	x	x	x	x	x	x			
Kinderchirurgie			x		x	x	x	x	x			
Neurochirurgie	x	x				x		x				
Ophthalmologie	x		x	x			x	x	x	x	x	x
Orthopädie	x	x		x			x	x	x	x	x	x
Pulmologie				x		x						
Urologie			x		x	x		x	x	x		x
Zahn- und Kieferheilkunde	x										x	x

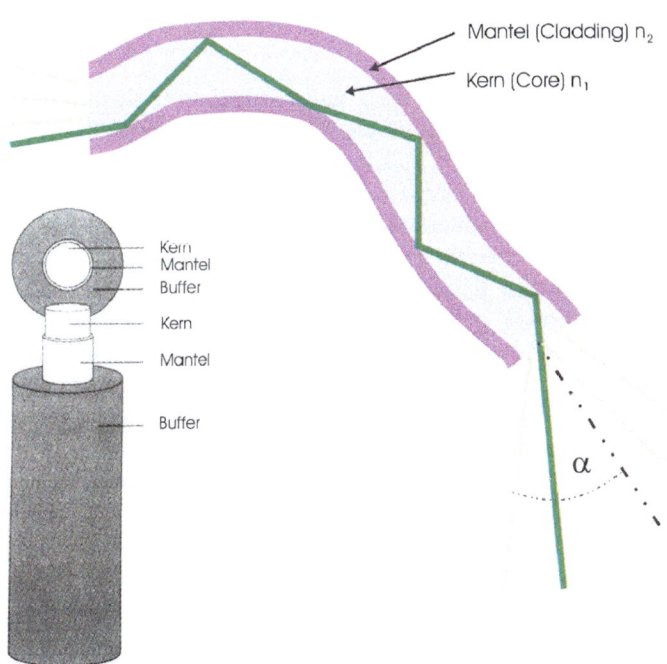

Abb. 1.8. Aufbau eines Lichtwellenleiters und Lichtleitung durch Totalreflexion für Strahlen innerhalb des Akzeptanzwinkels a_{vaw}

expandierenden Einsatzbereich für die medizinische Anwendung dar. Im klinischen Einsatz werden LWL aus hochreinem Quarzglas benutzt. Diese sind von ihrer Transmission her für den Wellenlängenbereich von $\lambda \approx 200$ nm (UV) bis $\lambda \approx 2500$ nm (IR) geeignet.

Jeder LWL besteht aus einem Kern („core"), in dem das Licht transportiert wird, und einem den Kern anliegenden Mantel („cladding") sowie einem äußeren Schutzmantel („coating", „Buffer"), der insbesondere die mechanische Stabilität gewährleistet (Abb. 1.8). Das physikalische Prinzip der Lichtführung ist die Totalreflexion an der Grenzfläche der transparenten Medien Kern und Mantel. Als notwendige Voraussetzung für die Totalreflexion muss das Kernmaterial einen höheren Brechungsindex als das Mantelmaterial aufweisen.

$n_{Kern} > n_{Mantel}$

Ferner muss das totalreflektierende Mantelmaterial eine von der transmittierenden Wellenlänge abhängige Mindestdicke ($10 \cdot \lambda$ bis $20 \cdot \lambda$) aufweisen, um eine optimale Lichtführung zu erreichen. Der Grenzwinkel der Totalreflexion limitiert die Strahlführung im LWL. Nur Strahlen die beim Eintritt in den LWL diesen Akzeptanzwinkel a_{max} nicht überschreiten, werden durch die Totalreflexion weitergeleitet. Alle anderen Strahlen erfahren eine Dämpfung im Mantelmaterial. Die wesentliche Kenngröße eines LWLs ist die nummerische Apertur NA. Sie ist abhängig von den Brechzahlen der Kern- und Mantelmaterialien.

$$NA = \sin \alpha_{max} = (n^2{}_{Kern} - n^2{}_{Mantel})^{1/2}$$

Sie beschreibt den Akzeptanzwinkel α_{max}, unter dem Licht in den LWL eingekoppelt und weitergeleitet wird. Somit hat die NA Einfluss auf die Effizienz der Einkopplung und der Gestaltung der Einkoppeloptik zwischen Lasergerät und LWL. Ferner kann mit der NA das Ausmaß der Lichtverluste in LWL-Krümmung beschrieben werden. Der Krümmungsradius eines LWLs sollte das 100-fache des Kerndurchmessers nicht unterschreiten (z.B. bei einem Kerndurchmesser 600 μm sollte der Krümmungsradius größer als 6 cm sein).

Die Verlustmechanismen in optischen Fasern bestehen aus der spezifischen Dämpfung des Materials und den geometrisch-mechanischen Abweichungen der Faser vom Idealzustand. Die Verluste nehmen mit der Länge des LWLs zu. Zusätzlich treten längenunabhängige Verluste beim Übergang der Laserstrahlung von Luft in Glas (Fresnel-Reflexionsverluste ca. 3,5%) und durch Absorption an ungenügend präparierten Faserendflächen statt. Die Eigendämpfung der Quarzglasfasern ist im UV- und sichtbaren Spektralbereich durch Raleigh-Streuung bestimmt. Aufgrund der starken Absorption im IR-Bereich und der Dämpfung durch eingelagerte OH-Gruppen ist der Einsatzbereich der Quarzglasfasern auf den Bereich von $\lambda \approx 200$ nm (UV) bis $\lambda \approx 2000$ nm (IR) beschränkt.

Quarzglasfasern werden anhand ihres Aufbaus unterschieden. LWL mit Quarzglaskern und einem Mantel aus transparentem Kunststoff werden PCS-Fasern („plastic clad silica fiber") genannt. Sie sind besonders flexibel. Wird dagegen ein Mantel aus hartem Kunststoff verwendet, entstehen, verglichen zu PCS-Fasern rigide HCS-Fasern („hard clad silica fiber"). Besteht der Mantel aus einem Quarzglas mit vom Kern unterschiedlicher Dotierung, gelten diese als AS-Faser („all silica fiber"). Für die Erweiterung der optischen Transmission in den IR-Spektralbereich werden Low-OH-Fasern bereitgestellt, die eine geringe Konzentration an OH-Gruppen aufweisen.

1.6
Laserlichtapplikationssysteme

Die Laserlichtapplikation an das Zielgewebe erfolgt durch an das Laserlichttransmissionssystem adaptierte Zusatzinstrumente und Hilfsmittel. Diese Geräte ermöglichen bei ergonometrischer Bedienung eine Fokussierung der Laserstrahlung, Einhaltung zuvor festgelegter Bestrahlungsflächen (z.B. Laserspotdurchmesser) oder Abstände zwischen LWL und Gewebe sowie die Steuerung des distalen LWL-Endes in unterschiedliche Richtungen (beispielsweise Abwinkelung). Zusätzlich sind in derartige Systeme Spül- oder Absaugvorrichtungen implementiert, um einerseits Patient und Bediener vor der Exposition von Abbrandprodukten und andererseits die optischen Komponenten vor Beschlag und damit einhergehender Beschädigung zu schützen. Geräte und Handstücke werden von Lasergeräteherstellern, Lasergerätevertreibern und Medizingeräteherstellern (z.B. lasertaugliches Operationsbesteck) angeboten. Bei den Anwendungen ist auf die Kompatibilität von Laser- und Applikationssystem und die Vorschrift zur Lasersicherheit zu achten.

Abb. 1.9.
Laserlichtapplikationssystem mit seitlicher Abstrahlung (Side-fire-LWL). Die Abstrahlungsrichtung φj und der Öffnungswinkel ϕ des Laserstrahls sind typenspezifisch

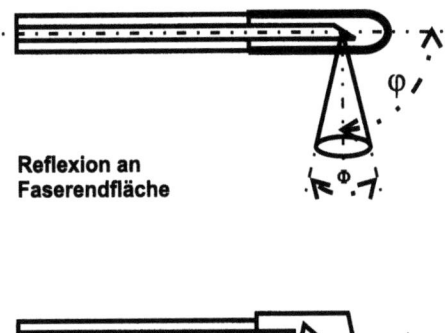

Reflexion an Faserendfläche

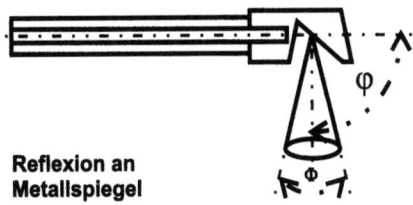

Reflexion an Metallspiegel

In den meisten Fällen werden LWL mit plan-polierter distaler Endfläche („bare fiber") verwendet. Die Abstrahlung des Laserlichts erfolgt dann entsprechend der NA des LWLs. Das Intensitätsprofil entspricht bei axialer Einkoppelung einer Gaußschen Verteilung (vergl. Abb. 1.4). Fokussiereinrichtungen vor dem distalen LWL-Ende und Abwinkelung des LWL-Endes verändern die Intensitätsverteilung prinzipiell nicht.

In sehr engen Lumen ist die Ablenkung des Lichtes aus der optischen Achse des LWLs durch die Abwinkelung des LWL-Endes nicht möglich. Um trotzdem eine Abstrahlung nahezu senkrecht zur optischen Achse zu erhalten, werden LWL angeboten, deren distales Ende für seitliche Abstrahlung („side fire"-LWL) modifiziert wurden. In Abb. 1.9 sind 2 technische Lösungsmöglichkeiten dargestellt. Eine Umlenkung kann mittels Totalreflexion der Laserstrahlung an einem schräg angeschliffenen LWL-Ende und dem Übergang von Quarzglas nach Luft oder durch Reflexion des Laserstrahls an einem Miniaturspiegel unmittelbar vor einem plan-polierten LWL-Ende erfolgen. Dabei ist die Abstrahlungsrichtung durch den Winkel des Faseranschliffs bzw. der Stellung des Miniaturspiegels gegeben. Die Abstrahlungsrichtung φ und der Öffnungswinkel ϕ des Laserstrahls sind typenspezifisch.

Für die interstitielle Laserlichtapplikation in ein Gewebevolumen werden die distalen LWL-Enden auf einer Länge von bis zu 2 cm modifiziert. Das Licht wird aus der optischen Achse durch induzierte Streuprozesse abgelenkt und so vom Lichtwellenleiter radial abgestrahlt. Die Einführung des LWLs in das Gewebe wird durch eine konisch geformte Spitze am LWL-Ende erreicht.

Spezielle Diagnose- und Therapieverfahren (z.B. PDT des Larynx) setzen eine homogene Intensitätsverteilung der Laserstrahlung auf der Gewebeoberfläche voraus. Für relativ ebene plane Gewebeoberflächen werden LWL mit vorgeschalteten Mikrolinsen verwendet. Da eine plan-polierte LWL-Endfläche eine homogene Leuchtdichte aufweist, reicht eine Abbildung dieser Endfläche auf die Gewebeoberfläche mittels geeigneter Mikrolinsen aus, um dort ein Intensitätsprofil mit hinreichender Homogenität (Schwankung ca. ±15%) zu erzeugen. Für die homogene

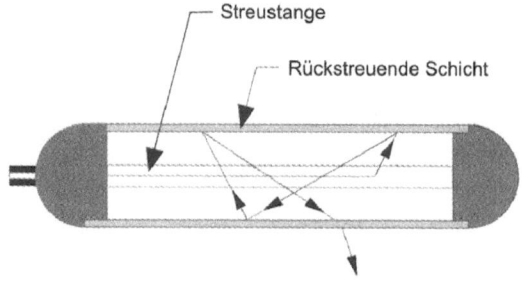

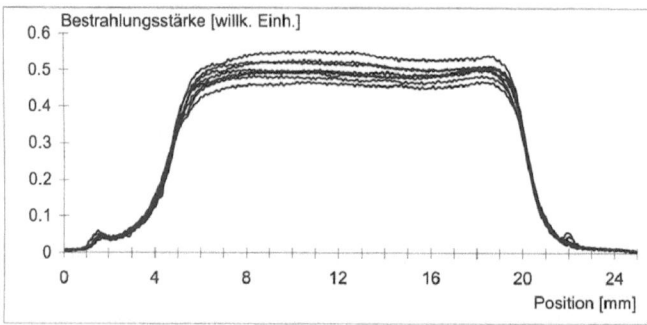

Abb. 1.10. Prinzip der Homogenisierung der oberflächlichen Intensitätsverteilung am Beispiel eines Zylinderapplikators mit rückstreuender Schicht (*oben*). Im unteren Teil der Abbildung ist die Intensitätsverteilung auf der Oberfläche des Applikators entlang der Applikatorachse für unterschiedliche radiale Richtungen dargestellt

Ausleuchtung zylindrischer und kugelförmiger Hohlorgane werden Katheter mit organangepasster Geometrie entwickelt. Das Prinzip ist in Abb. 1.10 am Beispiel eines Lichtapplikators mit zylindrischer Abstrahlung dargestellt. Es basiert darauf, dass Licht in den Lichtapplikator mit einem LWL eingekoppelt wird und mit Hilfe einer Streustange oder einer Streukugel im Inneren des Lichtapplikators eine Vorverteilung erfährt. Die räumliche Homogenität des abgestrahlten Lichtes wird durch spezielle Beschichtung der Positioniereinheit erzeugt. Diese Schicht soll dabei ein hohes Rückstreuvermögen und nur eine geringe Transmission vorweisen, so dass die Photonen im Mittel erst nach mehreren Rückstreuprozessen ins Gewebe eindringen. Aufgrund der vielen Rückstreuprozesse innerhalb des Lichtapplikators findet eine Homogenisierung der Intensitätsverteilung auf dessen Oberfläche statt. Photonen, die vom Gewebe reemittiert werden, gelangen aufgrund der unmittelbar anliegenden Rückstreuschicht ins nahezu identische Gewebevolumen zurück. Mit dieser Form der Laserlichtapplikation kann somit theoretisch eine exakte Dosimetrie durchgeführt werden.

1.7
Hinweise für den operativen Lasereinsatz

Laser sind präzis justierte optische Hochleistungsgeräte. Mobile Lasersysteme können durch den Transport in andere Räume dejustiert werden. Aus diesem Grund ist stets vor dem operativen Eingriff eine Funktionsprüfung durchzuführen.

Die Leistungsangaben an der Laserkonsole sind nicht notwendigerweise identisch mit der abgestrahlten Leistung am distalen Lichtwellenleiterende, da die Transmission des Lichtwellenleiters zunächst nicht in die Laserkonsolenangabe mit einbezogen wird. Um unter reproduzierbaren Bedingungen zu operieren, ist vor jeder Laserlichtapplikation die distal emittierte Laserleistung mit einem geeigneten kalibrierten Laserleistungsmessgerät (Nutzung der integrierten Leistungsmessgeräte) zu bestimmen.

Lichtwellenleiter sind bisher ausnahmslos für den einmaligen Gebrauch bestimmt, weil Beschädigungen nur schwer zu erkennen und nicht notwendigerweise durch einen messbaren Transmissionsverlust nachweisbar sind.

Der Anschluss eines LWLs an einen Laser wird durch eine spezifizierte Steckverbindung realisiert. Für eine ordnungsgerechte Ankopplung der LWL ist diese Spezifikation zu beachten. Bei Modifizierung der Steckverbindung bzw. Verwendung unspezifizierter Steckverbindungen verliert das Lasergerät seine vom Hersteller garantierte Klassifizierung (Achtung Laserschutz).

Lichtwellenleiter besitzen typenspezifische Abstrahlungscharakteristiken (Intensitätsprofil, Abstrahlungsrichtung). Für eine sichere Handhabung muss sich der Benutzer eingehend mit diesen Spezifikationen vertraut machen.

Die Lichtdosimetrie bei Laserbehandlungen stellt ein besonderes Problem dar. Es ist davon auszugehen, dass bei oberflächlicher Bestrahlung vom Gewebe ca. 50% des applizierten Lichtes reemittiert wird und somit unwirksam ist. Einzige Ausnahme stellt hierbei die Verwendung rückstreuender Schichten dar, bei denen davon ausgegangen werden kann, dass die Intensitätsverteilung auf der Oberfläche des Applikators auch der in das Gewebe eingekoppelten Intensität entspricht.

Literatur

1. Bauer H (1991) Lasertechnik. Vogel, Würzburg
2. Gobrecht H (1987) In: Bergmann, Schaefer (Hrsg) Lehrbuch der Experimental Physik, Bd. III: Optik. de Gruyter, Berlin
3. Berlien HP, Müller G (1989) Angewandte Lasermedizin – Lehr- und Handbuch für Praxis und Klinik, 1. Ecomed, Landsberg
4. Berlien HP, Müller G (1989) Angewandte Lasermedizin – Lehr- und Handbuch für Praxis und Klinik, 2. Ecomed, Landsberg
5. Beyer W (1996) Systems for light application and dosimetry in photodynamic therapy. J Photochem Photobiol, B: Biol 36:153–156
6. Demtröder W (^{1}1981, 1996) Laser spectroscopy – Basic concepts and instrumentation. Springer, Berlin Heidelberg New York Tokyo
7. Einstein A (1917) Zur Quantentheorie der Strahlung Physik Z XVIII: 121–128
8. Hibst R (1997) Technik, Wirkungsweise und medizinische Anwendung von Holmium- und Erbium-Lasern. In: Müller GJ, Berlien HP (Hrsg) Fortschritte in der Lasermedizin 15. Ecomed, Landsberg

9. Hopf JUG, Hopf M, Koffroth-Becker C (1998/99) Minimal invasive Chirurgie obstruktiver Erkrankungen der Nase mit dem Diodenlaser – Minimal invasive surgery of obstructions of the nasal cavity by diode laser. Lasermedizin 14:106–115
10. Karl Storz GmbH & Co (1999) Lasersonden-Führungsinstrument zur endonasalen Laserchirurgie. Storz, Tuttlingen
11. McGraw-Hill Companies (1996) Handbook of optics – CD-Rom. McGraw-Hill, New York
12. Nagel D (1996) Laser in der Ohrchirurgie. HNO 44:553–554
13. Ossoff RH, Coleman JA, Courey MS, Duncavage JA, Werkhaven JA, Reinisch L (1994) Clinical applications of lasers in otolaryngology – head and neck surgery. Las Surg Med 15:217–248
14. Panwar MS, Martin FW (1996) Trans-nasal endoscopic holmium:YAG laser correction of choanal atresia. J Laryngol Otol 110:429–431
15. Sedlmaier B, Blödow A, Schönfeld U, Jovanovic S (1998) Das CO_2-Laserotoskop – Ein neues Applikationssystem für die Parazentese. HNO 46:870–875
16. Slatkine M (1998) Instrumentation for office laser surgery. In: Krespi YP (ed) Office-based surgery of the head and neck. Lippincott-Raven, Philadelphia New York
17. Sroka R, Rösler P, Janda P, Grevers G, Leunig A (2000) Endonasal laser surgery with a new laser fiber guidance instrument. Laryngoscope 110:332–334
18. Van den Bergh H (1998) On the evolution of some endoscopic light delivery systems for photodynamic therapy. Endoscopy 30:392–407
19. Werner JA, Lippert BM, Heissenberg MC, Rudert H (1995) Laser delivery systems and laser instruments in otorhinolaryngology. In: Rudert H, Werner JA (eds) Lasers in otorhinolaryngology and in head and neck surgery. Adv Otorhinolaryngol 49:27–30

KAPITEL 2

Wechselwirkung Licht – Gewebe

R. SROKA, R. BAUMGARTNER

Die Wechselwirkung der Laserstrahlung mit biologischem Gewebe ist von den spezifischen Parametern der Laserstrahlung und des Gewebes abhängig. Auf Seiten der Laserstrahlung sind dies die emittierte Wellenlänge, die Leistungsdichte und Bestrahlungsfläche, die applizierte Energie pro Gewebevolumen, und für gepulste Laserstrahlung zusätzlich die Pulsdauer, Pulsenergie und die Repetitionsrate. Auf Seiten des Gewebes stehen dem die spezifischen optischen Eigenschaften, die Wärmetransporteigenschaften und die chemische Zusammensetzung gegenüber.

Durch die spezielle Kombination der Laserparameter werden im Gewebe Effekte wie intrazelluläre Stimulation, Wärme, chemische Reaktionen, Materialabtragung, Ionisierung und Schockwellenerzeugung induziert. Sie bestimmen die klinische Anwendung. So sind entsprechend der Reihenfolge der Höhe der applizierten Bestrahlungsstärke (Leistungsdichte), Biomodulation und Photodynamische Therapie, Koagulation und Gewebefusion, Verdampfung und Ablation, Disruption und Fragmentation aufzuzählen.

2.1
Optische und thermische Gewebeeigenschaften

Anhand von Abb. 2.1 werden die Wechselwirkungsprozesse zwischen Photonen und Gewebe verdeutlicht.

Treffen Photonen auf eine Gewebeoberfläche, so findet direkt an der Oberfläche in Abhängigkeit des Auftreffwinkels und des Brechungsindexsprunges eine gerichtete Reflexion statt. Diese entspricht typischerweise 2% der auftreffenden Intensität und ist im Rahmen der Lasersicherheitsmaßnahmen bei der Laseranwendung an der Körperoberfläche zu berücksichtigen. Der ins Gewebe eindringende Anteil erfährt aufgrund des Brechungsindexsprunges eine geringfügige Richtungsänderung. Im Gewebe wird das Photon an den Brechungsindexsprüngen der Gewebestrukturen gestreut. Der gewebespezifische Streukoeffizient μ_s gibt die Wahrscheinlichkeit für die Anzahl der Streuprozesse für ein Photon an, die es auf einer festen Wegstrecke erfahren kann und ist von der Wellenlänge abhängig. Für Weichgewebe werden für den Wellenlängenbereich zwischen $\lambda = 300$ und $\lambda = 800$ nm Streukoeffizienten zwischen 900 cm^{-1} und 200 cm^{-1} (d. h. ein Photon kann im Gewebe bis zu 900 Streuprozesse pro Zentimeter erfahren) angegeben. Die Richtungsänderung infolge des Streu-

Abb. 2.1.
Wechselwirkungsprozesse zwischen Licht und Gewebe

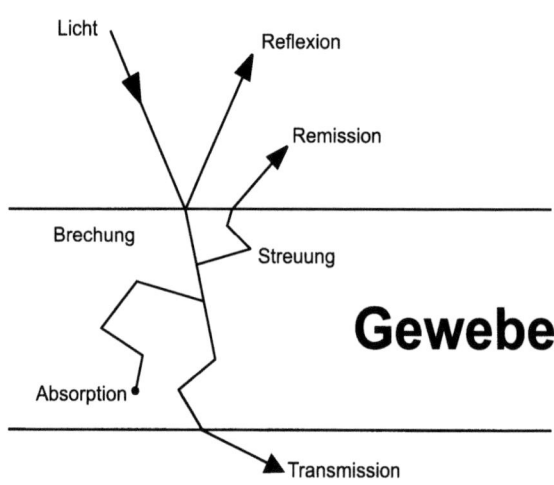

prozesses wird durch den Anisotropiefaktor beschrieben. Für den gewebespezifischen und wellenlängenabhängigen Anisotropiefaktor werden Werte zwischen 0,85 und 0,99 ermittelt. Diese Werte bedeuten, dass im Gewebe vornehmlich Vorwärtsstreuung stattfindet. Infolge der vielen Streuprozesse kann ein Teil der eingestrahlten Photonen seine Bewegungsrichtung derart ändern, dass es in Form von Rückstreuung das Gewebe durch die Gewebeoberfläche wieder verlässt. Dieser Anteil wird als Remission bezeichnet und ist als Hof um den punktuellen Auftreffpunkt des Laserstrahls am Gewebe sichtbar. Photonen, die im Gewebe verbleiben, können von endogenen Molekülen absorbiert werden und so über die Anregung des Moleküls eine biologische Wirkung induzieren. Der gewebespezifische und wellenlängenabhängige Absorptionskoeffizient μ_a gibt die Wahrscheinlichkeit an, nach welcher mittleren Wegstrecke ein Photon absorbiert wird. Die Absorption ist für die biologische Wirkung die primär entscheidende Größe. Die Anregung von Schwingungs- und Rotationsmoden der Absorbermoleküle, insbesondere durch Infrarotstrahlung, erzeugt Wärme. Die elektronische Anregung durch UV- und sichtbare Strahlung und die Ionisation durch Photonen hoher Energie (ggf. auch Mehrphotonenprozesse) kann chemische Reaktionen, Lumineszenzen und Wärme bewirken. Der Anteil der Strahlung, der durch eine Gewebeschicht hindurchtritt, wird Transmission genannt. Transmittierte Photonen erfahren beim Auftreffen auf andere Gewebeschichten die beschriebenen Wechselwirkungsprozesse und wirken somit dort.

In Abb. 2.2 sind die Absorptionsspektren ausgewählter Gewebemoleküle (Wasser, Melanin, Hämoglobin) und für ein typisches Gewebe dargestellt. Die Absorption dieses Gewebes wird ab $\lambda = 1500$ nm nahezu ausschließlich durch die Absorption von Wasser bestimmt. Für Gewebe ist zusätzlich der Streukoeffizient μ_s eingetragen. Im spektralen Bereich unterhalb von $\lambda = 300$ nm wird das Licht von unterschiedlichen Substanzen (z. B. Proteinen) absorbiert. Im Bereich unterhalb von $\lambda = 700$ nm sind als Hauptabsorber endogene Metaboliten des Hämoglobins und des Melanins für die Absorption verantwortlich, während im IR-Bereich die Anregung des Wassers dominiert.

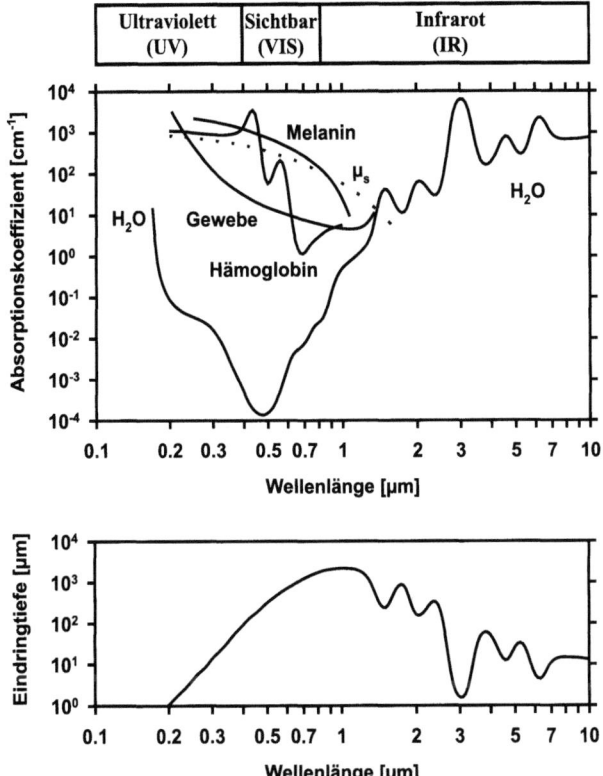

Abb. 2.2. Absorptionseigenschaften von Gewebe und Profil der optischen Eindringtiefe x_{opt} in Abhängigkeit der Wellenlänge (beachten Sie den logarithmischen Maßstab)

Die optische Eindringtiefe x_{opt} ist von den gewebespezifischen optischen Eigenschaften Absorption und Streuung abhängig und wird anhand von Abb. 2.3 verdeutlicht. Die optische Eindringtiefe x_{opt} beschreibt diejenige Entfernung x von der Oberfläche, bei der die Intensität der einfallenden Laserstrahlung I_0 auf den 1/e-ten Anteil reduziert ist. Das bedeutet, dass in dieser Tiefe noch 36,8% der oberflächlich eingestrahlten Laserleistung wirksam ist.

$$I(x_{opt}) = \frac{1}{e} \cdot I_0$$
$$= 0{,}368\, I_0$$

Mit der so definierten Eindringtiefe kann aus den optischen Eigenschaften eines mittleren Gewebes ein von der Wellenlänge abhängiges Eindringtiefenprofil ermittelt werden. Dieses ist in Abb. 2.2 unten dargestellt.

Die räumliche Verteilung der durch Absorption induzierten Wärme entspricht primär der optischen Eindringtiefe der Photonen. Im Gewebe findet jedoch Wärmeleitung statt, die dafür sorgt, dass die Wärme aus diesem Bereich abtranspor-

Abb. 2.3.
Illustration des Begriffes optische Eindringtiefe x_{opt}

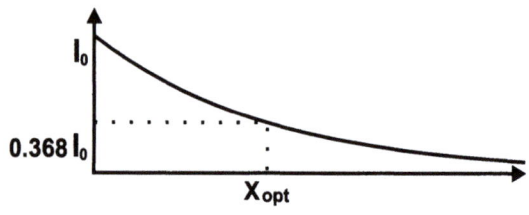

Tabelle 2.1.
Mittlere thermische Reichweite in Abhängigkeit der Temperatureinwirkdauer

Einwirkdauer t	thermische Reichweite x_{therm}
10 s	2,3 mm
1 s	0,7 mm
1 ms	23,0 µm
1 µs	0,7 µm

tiert wird. Analog zur optischen Eindringtiefe ist es sinnvoll, eine thermische Reichweite x_{therm} zu definieren, bei der die Temperatur auf den 1/e-ten Anteil abgenommen hat. Dieser Bereich ist abhängig von der Temperaturleitfähigkeit χ des Gewebes und der Einwirkdauer t der induzierten Temperatur und ist definiert als $x_{therm} = \sqrt{4\chi t}$. Mit einer mittleren Temperaturleitfähigkeit für Gewebe von $1,2 \cdot 10^{-7}$ m²/s kann die thermische Reichweite in Abhängigkeit der Einwirkdauer ermittelt werden und ist für einige Einwirkdauern in Tabelle 2.1 aufgelistet.

Die optische Eindringtiefe x_{opt} und thermische Reichweite x_{therm} bestimmen damit die Ausdehnung der induzierten biologischen Wirkung. Ist die thermische Reichweite x_{therm} groß gegenüber der optischen Eindringtiefe x_{opt}, so korreliert die Ausdehnung der biologischen Wirkung mit der thermischen Reichweite x_{therm}. Dieser Prozess ist bei der Koagulation von Gewebe zu beobachten. Im Falle der Ablation von Gewebe (kurze Laserpulse) ist die thermische Reichweite x_{therm} jedoch klein gegenüber der optischen Eindringtiefe x_{opt} und die Ausdehnung der biologischen Wirkung korreliert mit der optischen Eindringtiefe x_{opt}.

2.2
Laserinduzierte biologische Wirkungen

Laserinduzierte biologische Wirkungen sind von den Parametern der applizierten Laserbestrahlung abhängig. In Abb. 2.4 ist ein Überblick über die laserinduzierten Prozesse in Abhängigkeit der applizierten Parameter Bestrahlung (Energiedichte), Einwirkdauer und Bestrahlungsstärke (Leistungsdichte) dargestellt. Daraus wird deutlich, dass durch Steigerung der Leistungsdichte und Verkürzung der Einwirkdauer unterschiedliche Wirkungen induziert werden können. Prinzipiell ist zwischen den nichtthermisch wirkenden Verfahren Biomodulation und photodynamische Therapie bei kontinuierlicher Bestrahlung mit geringer Bestrahlungsstärke und Bestrahlung und den thermischen Verfahren, die zu Koagulation, Vaporisation, Ablation und Disruption oder Fragmentierung führen, zu unterscheiden.

2.2 Laserinduzierte biologische Wirkungen

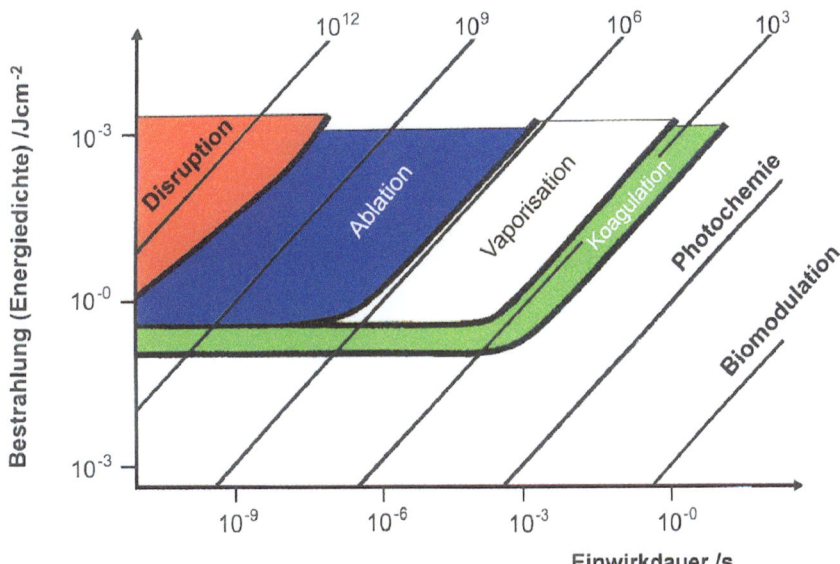

Abb. 2.4. Überblick über die laserinduzierten Prozesse in Abhängigkeit der Laserparameter

Die Bestrahlung von Gewebe mit Laserlicht niedriger Bestrahlungsstärken und langen Einwirkzeiten hat keine Temperaturerhöhung zur Folge. Hierbei wird insbesondere die Absorption des Laserlichtes durch endogene aber auch gesondert zugeführte Chromophore für die Induktion photochemischer Prozesse genutzt.

Die Bestrahlung von Gewebe ohne exogen applizierte Chromophore wird Laserbiomodulation (Low-Level-Lasertherapie) genannt. Die Moleküle, welche die Wirkung induzieren, wurden bisher noch nicht eindeutig identifiziert. Infolge der Lichteinwirkung werden jedoch verschiedenste Stoffwechselprozesse im Gewebe beeinflusst. Trotz zahlreicher experimenteller Untersuchungen steht ein gesichertes Verständnis zur biomodulativen Wirkung am Menschen noch aus. Es wird über erfolgreiche Einsätze der Biomodulation zur Wundheilung und zur Schmerztherapie, im Rahmen der Reiztherapie und Akupunktur sowie über immunologische Effekte berichtet.

Die Absorption von Laserlicht durch exogen zugeführte Chromophore unter nichtthermischen Bedingungen wird im Rahmen der photodynamischen Therapie und der Diagnostik mittels lichtinduzierter Fluoreszenz ausgenutzt. Bei diesen beiden Verfahren werden dem Körper Substanzen (Photosensibilisatoren) mit der Eigenschaft, in neoplastischem Gewebe transient zu akkumulieren, verabreicht. Die Bestrahlung mit Laserlicht einer auf die Absorption der Substanz abgestimmten Wellenlänge resultiert in einer elektronischen Anregung des Photosensibilisators. Bei der photodynamischen Therapie werden Typ-I- und Typ-II-Reaktionen des angeregten Photosensibilisators u.a. mit zellulärem molekularem Sauerstoff ausgenutzt, um zelltoxische Reaktionen hervorzurufen. Mit diesem Verfahren ist eine selektive Zerstörung des Tumorareals möglich. Bei der Diagnostik mittels laserindu-

Tabelle 2.2. Wirkung von Wärme auf Gewebe. μ_s Streukoeffizient, χ Temperaturleitfähigkeit, μ_a Absorptionskoeffizient

Temperatur	Wirkung	physikalische Änderungen
> 40 °C	Enzyminduktion, Membranauflockerung, Ödeme	
45°–65 °C	Gewebeschädigung, je nach Expositionszeit reversibel oder irreversibel	
> 65 °C	Koagulation	μ_s nimmt zu
> 100 °C	Austrocknung	χ nimmt ab
> 150 °C	Karbonisation	μ_a nimmt zu
> 300 °C	Vaporisation, Ablation, Verbrennung	Abtragung
Einige 1000 °C	Ionisation	Schockwellen

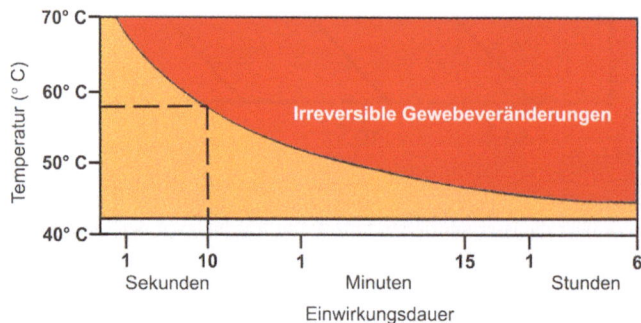

Abb. 2.5. Gewebeschädigung durch Wärme in Abhängigkeit von Temperatur und Einwirkdauer

zierter Fluoreszenz wird ein Teil der absorbierten Photonenenergie zunächst durch nichtstrahlende Relaxation abgegeben. Der verbleibende Teil der Energie wird durch Aussendung eines neuen Photons als Fluoreszenz abgestrahlt. Diese spezifische Fluoreszenz tritt erhöht in Gewebearealen mit angereichertem Photosensibilisator auf. Aufgrund der Selektivität können am Patienten die Tumordetektion und fluoreszenzgestützte Operationen durchgeführt werden.

Die biologische Wirkung der laserinduzierten Wärme ist sowohl von der Höhe der Temperatur als auch von der Dauer der Temperatureinwirkung abhängig. Simultan zur biologischen Veränderung geht eine Veränderung der optischen, thermischen und mechanischen Eigenschaften des Gewebes einher. Dieser Zusammenhang ist in Tabelle 2.2 aufgelistet. Während unterhalb von 45 °C keine irreversiblen Gewebeschäden auftreten und die Wirkung lediglich in der Induktion enzymatischer Prozesse, Ödemen und Membranauflockerungen besteht, können oberhalb von 45 °C dauerhafte Gewebeschädigungen in Abhängigkeit der Temperatureinwirkzeit induziert werden.

In Abb. 2.5 ist die Induktion einer reversiblen gegenüber einer irreversiblen Gewebeschädigung in Abhängigkeit der im Gewebe herrschenden Temperatur und deren Einwirkdauer dargestellt. Ab einer Temperatur von 58 °C über einen Zeitraum von 10 s setzt die Denaturierung von Proteinen im Gewebe ein, eine irreversible Schädigung wird induziert. Diese Koagulation ist als weißliche Verfärbung des Gewebes optisch deutlich zu erkennen und ist verbunden mit einer Zunahme des Streukoeffizienten des Gewebes. Da gleichzeitig die Blutkapillaren versiegelt werden, geht mit der Koagulation eine Blutstillung einher, zusätzlich kann dadurch eine Ausschwemmung von Tumorzellen über das Blutgefäßsystem verhindert werden. Mit dem Verschluss der Blutkapillaren ist auch der Wärmeabtransport über den Blutfluss verhindert.

Ab 100 °C beginnt das Gewebewasser zu sieden. Als Folge davon werden Zellen zerstört und ein Zusammenziehen der Gewebeoberfläche ist zu beobachten. Trotz fortgesetzter Laserbestrahlung findet zunächst keine weitere Temperaturerhöhung statt, da die zugeführte Energie als Verdampfungswärme zur Austrocknung des Gewebes verbraucht wird. Erst nach vollständiger Verdampfung des Wassers beginnt die Temperatur wieder zu steigen. Während dieses Prozesses nimmt die Wärmeleitfähigkeit des Gewebes ab. Ab 150 °C erfolgt eine Karbonisation des Gewebes. Das Gewebe wird schwarz, der Absorptionskoeffizient nimmt zu. Begünstigt durch die erhöhte Absorption der karbonisierten Oberfläche erfolgt der weitere Temperaturanstieg sehr rasch. Oberhalb einer Temperatur von 300 °C tritt Vaporisation und Verbrennung von Gewebe auf.

Werden derart hohe Temperaturen mittels gepulster Laserstrahlung erzeugt, findet ein Gewebeabtrag durch schlagartige Vaporisation statt. Dieser Prozess wird Ablation genannt. Da mit dem vaporisierten Gewebe auch der größte Teil der Wärme abtransportiert wird, ist die Zeit für eine thermische Wechselwirkung mit dem umliegenden Gewebe sehr kurz. Die zurückbleibende thermisch veränderte Randzone besitzt somit nur eine äußerst geringe Ausdehnung (hieraus resultiert der Begriff athermische Ablation). Die Energie, die hierbei in das Gewebevolumen appliziert wird, ist erheblich größer als dessen Verdampfungswärme. Für die Ablation von Gewebe sind Pulsenergiedichten zwischen 0,1 und 10 J/cm^2 notwendig.

Bei weiterer Steigerung der Energiedichten eines Laserpulses entsteht ein optischer Durchbruch. Ein kurzzeitig induziertes Plasma dehnt sich zunächst aus, um dann wieder zusammenzufallen. Von diesem explosionsartigen Vorgang wird eine mechanische Stoßwelle mit einem Drucksprung (Größenordnung mehrere kbar) an der Wellenfront induziert, deren Ausbreitungsgeschwindigkeit sehr groß im Vergleich zur Schallwelle ist. Aufgrund des starken Druckgefälles werden Kräfte induziert, die zur Disruption und Fragmentation des Gewebes (Anwendung auch in der Lithotrypsie) führen.

2.3 Lichtdosimetrische Größen

Für die reproduzierbare Bewertung der laserinduzierten Effekte unter klinischen Gesichtspunkten sind die lichtdosimetrischen Größen nach der Behandlung umfassend zu protokollieren. Sie sind in Tabelle 2.3 für die klinische Anwendung kontinuierlich abstrahlender Laser (cw-Laser, Dauerstrichlaser) und in Tabelle 2.4 für den klinischen Einsatz gepulster Laserstrahlung aufgelistet.

Der Zusammenhang der lichtdosimetrischen Größen bei gepulster Laserstrahlung ist in Abb. 2.6 für zwei aufeinander folgende Laserpulse dargestellt.

Tabelle 2.3. Lichtdosimetrische Größen bei klinischer Anwendung kontinuierlich abstrahlender Laser

Lichtdosimetrische Größe	Englisches Synonym	Berechnungsgrundlage	Einheit	Bemerkung
Leistung	Power	Energie/Zeit	W (Watt)	Einstellen
Energie	Energy	Leistung · Bestrahlungszeit	J (Joule) (1 J = 1 W · 1 s)	Häufig am Gerät nach Behandlung ablesbar
Bestrahlungsstärke, Leistungsdichte	Irradiance	Leistung/Fläche	W/cm^2	Spotgröße auf der Gewebeoberfläche bestimmen, berechnen
Bestrahlung, Energiedichte	radiant exposure	Energie/Fläche	J/cm^2	Berechnen

Tabelle 2.4. Lichtdosimetrische Größen bei klinischer Nutzung gepulst abstrahlender Laser

Lichtdosimetrische Größe	Englisches Synonym	Berechnungsgrundlage	Einheit	Bemerkung
Pulsenergie	Pulse energy	E	J (Joule)	Einstellen
Pulsdauer	Pulse duration	t	s (Sekunde)	Feste Größe
Max. Pulsleistung		$P_{max} = E/t$	W (Watt)	Berechnen
Mittlere Pulsleistung		$P_{mittel} = E \cdot f_{rep}$	W	Berechnen
Repetitionsrate		f_{rep}	Hz (Hertz)	Einstellen

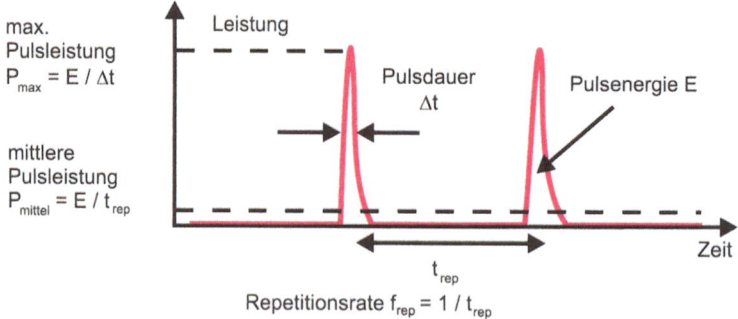

Abb. 2.6. Zusammenhang der lichtdosimetrischen Größen bei gepulster Laserstrahlung

2.4 Klinische Anwendungen

Vor dem sicheren Einsatz der Laserstrahlung ist es notwendig, Erfahrungen über die Dynamik der oberflächlich sichtbaren und in der Tiefe wirkenden Veränderungen des Gewebes während der Bestrahlung zu sammeln. Hierfür sind einerseits In-vitro-Experimente am Gewebe geeignet, und andererseits führt ein reger Informationsaustausch mit erfahrenen Kollegen zu einem schnellen Lernprozess. Im Rahmen der klinischen Anwendungen ist die langsame Steigerung der Laserparameter in Anlehnung an Literaturwerte recht hilfreich. Prinzipiell ist bei der Laseranwendung „das Gewebe soll koaguliert und nicht verbrannt werden" („blanching not charring") zu beachten.

Tabelle 2.5. Laserinduzierte Wirkung in Abhängigkeit der Lichtquelle bzw. Wellenlänge. Die Zusammenstellung in der Tabelle ist ohne Anspruch auf Vollständigkeit. Jede Anwendung bedarf einer individuellen Überprüfung

Lichtquelle Wellenlänge	Excimer 308 nm	Kr 400/ 647 nm	Ar 488/ 514 nm	KTP 532 nm	FLPD 504/ 590 nm	Dye 550– 700 nm	Dioden 650– 1000 nm	Nd:YAG 1064 nm cw	Nd:YAG 1064 nm gepulst	Ho:YAG 2100 nm	Er:YAG 2930 nm	CO$_2$ 10600 nm
Biomodulation		×				×	×					
Photodynamische Therapie			×	×		×	×					
Fluoreszenz- diagnostik	×		×	×								
Koagulation			×	×			×	×		×		
Gewebefusion			×	×			×	×		×		
Schneiden							×	×	×	×	×	
Ablation	×				×				×	×	×	×
Disruption									×	×		
Fragmentation	×				×				×		×	

Tabelle 2.6. Einsatz von Lichtquellen für die Behandlung von Krankheiten aus dem HNO-Bereich. Die Zusammenstellung in der Tabelle ist ohne Anspruch auf Vollständigkeit. Jede Anwendung bedarf einer individuellen Überprüfung

Lichtquelle Wellenlänge	Excimer 308 nm	Kr 400/647 nm	Ar 488/514 nm	KTP 532 nm	FLPD 504/590 nm	Dye 550-700 nm	Dioden 650-1000 nm	Nd:YAG 1064 nm cw	Nd:YAG 1064 nm gepulst	Ho:YAG 2100 nm	Er:YAG 2930 nm	CO_2 10600 nm
Spezifisches Krankheitsbild												
Choanalatresie												x
Dacryocystorhinostomie				x					x			
Hyperplastische Nasenmuscheln			x	x			x	x	x	x		x
LAUP				x			x	x				x
M. Osler			x				x	x		x		
Papillomatose						x				x		x
Speichelstein-Lithotrypsie	x				x					x		
Synechien			x				x	x		x		x
Tonsillektomie		x					x	x				x
Trachealstenose												x
Zenker-Divertikel-Abtragung												x
Unspezifisches Krankheitsbild												
Laser-induzierte Thermotherapie								x		x		
Tumordiagnose		x										
PDT	x					x	x	x				
Tumorresektion, -destruktion			x				x	x	x	x		x
Anwendungen am Mittelohr											x	x
Anwendungen an der Haut											x	x

In Tabelle 2.5 sind die laserinduzierten Wirkungen in Abhängigkeit der Wellenlänge bzw. des verwendeten Lasers aufgelistet. Die zur Erzielung der Wirkung erforderlichen Laserparameter sind der einschlägigen Literatur zu entnehmen.

In Tabelle 2.6 sind Krankheitsbilder aus dem HNO-Bereich aufgelistet, bei denen der Laser als zusätzliche Therapiemaßnahme eingesetzt wird. Die verwendeten Laser sind in Abhängigkeit der emittierten Wellenlänge aufgelistet. Die zur Erzielung der Wirkung erforderlichen Laserparameter sind der entsprechenden Literatur zu entnehmen.

Literatur

1. Baumgartner R, Kriegmair M, Hofstetter A (1999) Fluoreszenzdiagnostik des Harnblasenkarzinoms mit 5-Aminolävulinsäure – Grundlagen und Ergebnisse. Endo, Tuttlingen
2. Berlien HP, Müller G (1989) Angewandte Lasermedizin – Lehr- und Handbuch für Praxis und Klinik 1. Ecomed, Landsberg
3. Berlien HP, Müller G (1989) Angewandte Lasermedizin – Lehr- und Handbuch für Praxis und Klinik 2. Ecomed, Landsberg
4. Boulnois JC (1986) Photophysical processes in recent medical laser developments: a review. Las Med Sci 1:47–66
5. Groß CM (1995) Die photoablativen Effekte des Excimer-Lasers in der Angioplastie, in: Müller GJ, Berlien HP (Hrsg) Fortschritte in der Lasermedizin 10. Ecomed, Landsberg
6. Helfmann J (1992) Untersuchung des physikalischen Phänomens bei der Zertrümmerung von Körperkonkrementen durch laserinduzierte Plasmen, in: Müller GJ, Berlien HP (Hrsg) Fortschritte in der Lasermedizin 8. Ecomed, Landsberg
7. Hofstetter AG (1995) Laser in der Urologie – Eine Operationslehre. Springer, Berlin Heidelberg New York Tokyo
8. Jovanovic S (1996) Der Einsatz neuer Lasersysteme in der Stapeschirurgie, In: Müller GJ, Berlien HP (Hrsg) Fortschritte in der Lasermedizin 14. Ecomed, Landsberg
9. Karu T (1998) The science of low power laser therapy. Gordon & Breach Science, Amsterdam
10. Krespi YP (1998) Office-based surgery of the head and neck. Lippincott-Raven, Philadelphia New York
11. Niemz MH (1996) Laser-tissue interactions. Springer, Berlin Heidelberg New York Tokyo
12. Müller G, Roggan A (1995) Laser-induced interstitial thermotherapy. SPIE – The International Society for Optical Engineering. Bellingham, Washington
13. Physics in Medicine and Biology (1997) 42/5:763–996

KAPITEL 3

Anästhesiologische Aspekte 3

H. LEDDEROSE

Laserchirurgische Eingriffe im Kopf- und Halsbereich können in Lokal- oder Allgemeinanästhesie durchgeführt werden. Die Wahl des Narkoseverfahrens richtet sich nach der Erfahrung und Gewohnheit des Operateurs, nach der Lokalisation des Eingriffes und nach der körperlichen und seelischen Verfassung des Patienten. Viele der in diesem Buch beschriebenen Operationstechniken sind unter örtlicher Betäubung durchführbar. Deshalb werden in diesem Kapitel einige der wichtigsten Lokalanästhetika sowie ihre möglichen Nebenwirkungen beschrieben, die allerdings von der Laserlichteinwirkung unabhängig sind.

Unter Allgemeinanästhesie treten laserbedingte Komplikationen dann am häufigsten auf, wenn sich der Beatmungstubus im Operationsgebiet oder in seiner Nähe befindet. Deshalb werden im Folgenden allgemeinanästhesiologische Aspekte und Komplikationen insofern dargestellt, als sie für laserchirurgische Eingriffe von Bedeutung sind.

3.1
Lokalanästhesie

Mit Cocain begann 1884 die Ära der Lokalanästhesie [17]. Viele Patienten ziehen zwar eine lokale Betäubung einer Allgemeinanästhesie vor, die Anwendung der Lokalanästhesie bedeutet aber keineswegs eine generelle Risikominimierung. Bei Patienten mit kardialen Erkrankungen, wie schweren Überleitungsstörungen, manifester Herzinsuffizienz oder ausgeprägter koronarer Herzerkrankung, empfiehlt sich in der Regel wegen des notwendigen erweiterten Monitorings eine Operation in Allgemeinnarkose, so dass Komplikationen früher erkannt und schneller behandelt werden können. Das gilt auch für Patienten mit schweren Hypoxämien, gleich welcher Genese, nicht aber für Patienten mit Asthma bronchiale. Auch bei neurologischen Erkrankungen, wie Epilepsie oder schwerer Cerebralsklerose und bei ausgeprägten Leberfunktionsschäden oder stark eingeschränkter Nierenfunktion ist eine Allgemeinanästhesie vorzuziehen.

Ist eine laserchirurgische Operation in Lokalanästhesie indiziert, so ist darauf zu achten, dass das Betäubungsmittel im Bereich der geplanten Läsion nicht zu oberflächlich eingespritzt wird. Durch die Injektionsflüssigkeit ändern sich nämlich die optischen Eigenschaften des Gewebes und damit auch die Wirkungsweise der Laserstrahlen.

Lokalanästhetika [3, 19, 30] blockieren reversibel die Entstehung und Fortleitung des Aktionspotentials über Nervenfasern und verhindern dadurch die Schmerzempfindung ohne Ausschaltung des Bewusstseins. Eine Blockade kann prinzipiell an allen erregbaren Strukturen, also auch am Erregungsleitungssystem des Herzens, erreicht werden. Eine Nervenfaser ist gegenüber einem Lokalanästhetikum umso empfindlicher, je dünner sie ist. Die Sinnesqualitäten verschwinden in der Reihenfolge Schmerz, Temperatur, Berührung, Druck. Die motorischen Fasern werden zuletzt blockiert. Bei nachlassender Wirkung des Lokalanästhetikums kehren die Empfindungen in umgekehrter Reihenfolge wieder zurück, d.h., die Schmerzempfindung wird als Letztes wieder normalisiert.

Alle Lokalanästhetika sind schwach basische Amine, die lipophil sind, als saures Salz dagegen hydrophil reagieren. In einer wässrigen Injektionslösung bildet sich ein Gleichgewicht aus zwischen dem dissoziierten, wasserlöslichen Kation und der nicht dissoziierten lipidlöslichen Base. Nur die undissoziierte lipidlösliche Base kann zum Wirkort Nerv vordringen, während das dissoziierte wasserlösliche Kation die aktive Form darstellt und die Blockade der Erregungsleitung bestimmt. Im „sauren Entzündungsgewebe" ist die Wirkung eines Lokalanästhetikums abgeschwächt oder aufgehoben, weil die undissoziierte lipidlösliche Base in zu niedriger Konzentration zum Nerven vordringt.

Die meisten Lokalanästhetika haben eine lipophile Gruppe und einen ionisierbaren Anteil. Die intermediäre Verbindung zwischen diesen beiden Anteilen besteht entweder aus einem Ester oder aus einem Amid. Nach ihr werden die Lokalanästhetika in Aminoester und Aminoamide unterteilt.

3.1.1
Aminoester

Zu den Aminoestern gehören Cocain, Procain und Tetracain.

Cocain ist ein Alkaloid des südamerikanischen Erythroxylum coca-Strauches. Neben seinem lokalanästhesierenden Effekt hat es eine ausgeprägte adrenerge Wirkung. Es hemmt die Zellmembrantransporter für Noradrenalin, Dopamin und Serotonin und blockiert in höheren Konzentrationen auch spannungsabhängige Na-Kanäle. Die zentralnervösen Wirkungen bestehen in einer Steigerung des Wohlbefindens und des Antriebes, sowie in einer Verringerung des Erholungsbedürfnisses. Daher kann diese Substanz bei Missbrauch zu starker psychischer Abhängigkeit führen.

Durch Hemmung der präsynaptischen Wiederaufnahme von Katecholaminen in die adrenergen Nervenendigungen (indirektes Sympathomimetikum) kommt es zu einer Vasokonstriktion mit Blutdrucksteigerung, Tachykardie und Mydriasis. Hohe Cocaindosen können infolge starker Blutdruckanstiege zu Gefäßrupturen führen sowie durch die ausgeprägte Vasokonstriktion zu Herz- und Mesenterialinfarkten [18].

Procain ist das erste synthetisch hergestellte Lokalanästhetikum, es eignet sich für alle Formen der Lokalanästhesie mit Ausnahme der Oberflächenanästhesie. Im Gewebe breitet sich Procain allerdings relativ schlecht aus – es ist wenig toxisch. Die angewandten Konzentrationen entsprechen denjenigen des Lidocains.

Tetracain dient als 1–2%ige Lösung hauptsächlich als Oberflächenanästhetikum. Wegen seiner langsamen Abbaurate ist es relativ toxisch. Für Infiltrationsanästhesien reichen in der Regel schon 0,1–0,2%ige Konzentrationen aus. Tetracain sollte ebenso wie Cocain kritisch und vorsichtig verwendet werden.

Die Lokalanästhetika vom Estertyp werden sehr rasch überwiegend im Plasma durch die Pseudocholinesterasen hydrolisiert. Ein Abbau in der Leber spielt keine nennenswerte Rolle. Die Geschwindigkeit der Spaltung von Procain ist etwa fünfmal größer als für Tetracain. Bei der Hydrolyse entsteht Paraaminobenzoesäure, die selten allergische Reaktionen auslösen kann.

Trotz seiner ausgeprägten Nebenwirkungen wird Cocain auch heute noch wegen seiner vasokonstriktorischen Eigenschaften als Oberflächenanästhetikum bei endonasalen Eingriffen [20] benützt. Verschiedene Untersuchungen [14, 16, 22] belegen aber, dass die lokale Applikation einer 4%igen oder 10%igen Lösung keine operationstechnischen Vorteile gegenüber Lidocain in Kombination mit einem Vasokonstringens bieten. Auch hinsichtlich der Akzeptanz durch die Patienten bestanden keine deutlichen Unterschiede.

3.1.2
Aminoamide

Zu den Aminoamiden gehören Lidocain, Mepivacain, Bupivacain, Etidocain und Prilocain. In der Kopf- und Hals-Chirurgie werden überwiegend Lidocain und Mepivacain angewandt. Lidocain kann bei allen lokalen Anästhesieverfahren eingesetzt werden. Für die Oberflächenanästhesie ist eine Konzentration von 2% oder 4% notwendig, für die Infiltration reichen 0,5%–1%ige Lösungen aus. Mepivacain ist für eine Oberflächenanästhesie nicht geeignet.

Die Metabolisierung der Amide erfolgt in der Leber, dabei entsteht keine Paraaminobenzoesäure. Allergien sind extrem selten. Die Plasmahalbwertszeit der Amide ist länger als die der Ester. Sie sind auch stärker wirksam.

Die Wirkdauer eines Lokalanästhetikums kann durch den Zusatz eines Vasokonstriktors (z. B. Adrenalin 1:200 000) verlängert werden. Durch die verminderte Durchblutung am Injektionsort wird der Abtransport des Anästhetikums verringert, so dass mehr wirksame Substanz am Injektionsort zur Diffusion in die Nerven zur Verfügung steht. Adrenalinzusatz zu Mepivacain verlängert allerdings die Wirkung nicht in gleicher Weise wie bei Lidocain.

3.1.3
Nebenwirkungen der Lokalanästhetika

Lokalanästhetika können alle erregbaren Strukturen beeinflussen. Klinisch relevant sind die toxischen Wirkungen auf das ZNS und das Herz-Kreislaufsystem.

Die zentralen Reaktionen bestehen aus Unruhe, Muskelzittern, generalisierten Krämpfen bis zum Koma mit zentraler Atemlähmung. Typischerweise klagen die Patienten vor Eintreten der Symptome über Taubheit der Zunge und der Periorbitalregion, sowie über einen metallischen Geschmack. Die Prophylaxe besteht in der Prämedikation mit Benzodiazepinen und der Verwendung einer möglichst geringen Gesamtdosis.

Kardiovaskuläre Nebenwirkungen sind Bradykardie, Verlängerung der Überleitungszeit bis zum AV-Block, Verminderung der Erregbarkeit des Reizleitungssystems und der myokardialen Kontraktionskraft, sowie eine Dilatation der Arteriolen. Die Therapie ist symptomatisch und umfasst Volumen- und Sauerstoff-Zufuhr und kardiovaskulär wirksame Medikamente, wie z.B. Atropin, Isoprenalin oder Adrenalin. Eine kardiopulmonale Reanimation kann notwendig werden.

3.2
Allgemeinanästhesie

3.2.1
Allgemeine Komplikationen während der Laseranwendung

Die Laserchirurgie bringt den spezifischen Nachteil [1, 12, 23, 28] einer möglichen Schädigung von Patient und Personal mit sich. Die Gefahren der medizinischen Laser liegen in der Fehlleitung der Laserenergie, in der atmosphärischen Kontamination und in der Brandauslösung.

Fehlgeleitete Laserenergie

Fehlgeleitete Laserenergie kann durch direkten Kontakt und durch Reflexion an glatten polierten Oberflächen zu Haut- und Augenschäden bei Patienten und Operationspersonal führen. Die Hautverletzungen können von einer leichten Reizung bis zu einer voll ausgeprägten Verbrennung reichen. Kleine Verbrennungen an der Hand des Chirurgen sind relativ häufig und bedürfen meist keiner Therapie. Größere Verbrennungen des Patienten können dann auftreten, wenn brennbares Material, z.B. Abdecktücher, durch die Lasereinwirkung entflammt.

Schwerwiegender als Hautverbrennungen sind Verletzungen der Augen. Welcher Teil des Auges geschädigt wird, hängt von der Wellenlänge des Laserlichtes ab. Der CO_2-Laserstrahl verletzt die äußeren Schichten des Augapfels und führt zu Ulcera der Cornea. Nd:YAG- und KTP-Nd:YAG-Laserstrahlen durchdringen die Hornhaut und den Glaskörper und werden von der pigmentierten Retina absorbiert. Die Schädigung durch diese Laserstrahlen wird noch dadurch verstärkt, dass sie beim Durchgang durch die Linse fokussiert werden und so in hoher Intensität auf die Retina treffen. Das Ausmaß der Augenverletzung hängt auch davon ab, wie der Laserstrahl „gesehen" wird. Am gefährlichsten ist der direkte Blick in den Strahl, dann folgt die Reflexion an spiegelnden Flächen. Eine diffuse Reflexion ist hinsichtlich der Augenschäden am wenigsten schädlich. Fehlgerichtete Laserenergie kann bei Eingriffen an den Luftwegen zur Perforation des Larynx oder der Trachea führen.

Atmosphärische Kontamination

Die atmosphärische Kontamination entsteht durch Verdampfung des Gewebes durch die Lasereinwirkung. Dieser Zerstäubungsdampf stellt eine deutliche Sichtbehinderung für den Operator dar. Ferner kann er tracheale und bronchiale Reizungen bei Patienten verursachen und bei empfindlichen Personen einen Laryngospasmus auslösen. Beim Operationspersonal kann Laserrauch zu Augentränen, Übelkeit und Erbrechen führen. Eine virale Infektionsgefahr ist umstritten. Man konnte zwar virale DNS im Laserrauch bei der Abtragung von Kondylomen und Hautwarzen nachweisen, nicht aber bei der Larynxpapillomatose [8]. Auch ein HIV-Nachweis im Zerstäubungsdampf blieb bisher negativ. Ebenso wenig entdeckte man eukaryote Tumorzellen [32]. Auch bei Laserung unter Jetventilation wurde bisher keine alveoläre Verbreitung von Papillomatosen oder Tumoren beobachtet.

Entflammung im Tracheobronchialtrakt und endotrachealer Tubusbrand
Die Entflammung im Tracheobronchialtrakt [4, 29] und der endotracheale Tubusbrand [6] sind die gravierendsten Komplikationen, die den Anästhesisten besonders betreffen. Als Zündungsquelle wirkt hierbei die Laserenergie. Die Beatmungsgase Sauerstoff und Lachgas liefern die Oxidantien und der Tubus das brennbare Material. Es gibt keine absolute Sicherheit, Brandentstehung bei Laseranwendung zu vermeiden. Die Häufigkeit derartiger Zwischenfälle bei Eingriffen an den oberen Luftwegen wird für eine Entflammung im Tracheobronchialtrakt mit 0,4–1,5% angegeben, ein intraluminaler Tubusbrand kann in 0,4–0,5% auftreten.

Die konventionellen Tuben bestehen aus Polyvinylchlorid (PVC), Gummi oder Silikon und können unter Lasereinwirkung in Brand geraten. Das Ausmaß der Flammenbildung wird von der zur Beatmung verwendeten Sauerstoffkonzentration bestimmt. Ein ausgedehnter Brand tritt bei einer Sauerstoffkonzentration von über 30% im Gasgemisch auf. 25% Sauerstoff unterhalten eine Verbrennung nur noch geringfügig [27].

Die Sauerstoffschwellenkonzentration der verschiedenen konventionellen Tuben, bei der es zu einer Entflammung des Tubus kommt, liegt für PVC-Tuben bei 26,3%, bei Silikontuben bei 18,9% und bei roten Gummituben bei 17,6% O_2 im Beatmungsgas [25].

Trotz ihrer Entflammungsgefahr haben die konventionellen Tuben auch Vorteile bei der Laseranwendung. Sie reflektieren kein Laserlicht und leiten die durch Lasereinwirkung entstehende Hitze nicht weiter. Dadurch schützen sie das gesunde Gewebe vor Verbrennungen.

PVC-Tuben sind vorgeformt, weich und atraumatisch. Infolge der Durchsichtigkeit des Tubusmaterials kann ein evtl. entstehender intraluminaler Brand sofort bemerkt werden. Obwohl bei einer Verbrennung der PVC-Tuben toxische Kohlenwasserstoffe und Salzsäure entstehen, zeigt die Erfahrung, dass die thermische Verletzung durch ein Tubusfeuer von ungleich größerer Bedeutung für die Schädigung des Patienten ist als die Inhalation toxischer Nebenprodukte [4].

Gummituben brennen bei Raumluft schneller als PVC- und Silikon-Tuben. Sie sind aber gegenüber einer Perforation durch den CO_2-Laserstrahl resistenter als PVC-Tuben, so dass ein intraluminales Feuer seltener auftritt. Infolge der Undurchsichtigkeit der Gummituben wird ein solches Feuer relativ spät bemerkt werden. Die Verbrennungsprodukte des Gummis sind nicht toxisch.

Silikontuben entflammen schon bei Raumluft und verbrennen schnell zu krümeliger Asche, die Wundheilungsstörungen verursachen kann. Oder sie zerfallen unter Feuereinwirkung in Stücke, die aspiriert und im Tracheobronchialtrakt liegen bleiben können. Silikontuben sind deshalb von allen konventionellen Tuben am wenigsten für Lasereingriffe geeignet.

Die gebräuchlichen Inhalationsanästhetika sind unter klinischen Bedingungen zwar nicht entflammbar, sie können aber unter Lasereinwirkung zerfallen. Die entstehenden Pyrolyseprodukte sind für das Lungengewebe potentiell toxisch und können eine Pneumonitis verursachen [5].

3.3
Vorbeugende Schutzmaßnahmen während der Laseranwendung

Die allgemeinen Maßnahmen zur Vermeidung der Schäden durch fehlgeleitete Laserenergie oder Inhalation des Zerstäubungsdampfes werden im Kapitel „Lasersicherheitsmaßnahmen" abgehandelt.

Um die Gefahr der endotrachealen Brandentstehung zu reduzieren, sollte das Laserlicht gepulst mit möglichst geringer Leistung appliziert werden, und die Beatmung des Patienten mit nicht entflammbaren, oxidantienfreien Gasen über weitgehend laserresistente Tuben erfolgen. Die inspiratorische Sauerstoffkonzentration darf 30% nicht überschreiten. Lachgas ist während einer Laseroperation kontraindiziert, da es bei den hohen Temperaturen zerfallen und eine Verbrennung ähnlich wie Sauerstoff unterhalten kann [33].

3.3.1
Industriell hergestellte laserresistente Tuben

Zahlreiche Untersuchungen und Materialentwicklungen befassen sich mit dem Hauptproblem der Laseranwendung im HNO-Bereich, nämlich der intratrachealen Brandentstehung. Bisher wurde noch keine universelle Lösung gefunden.

Es gibt von verschiedenen Firmen mehrere speziell für Laserlicht hergestellte Tuben [7]. Man muss sich aus Sicherheitsgründen genau an die von den Herstellern empfohlenen Anwendungsrichtlinien halten. Diese laserresistenten Tuben sind relativ teuer und nicht resterilisierbar.

Der Laserflex, ein flexibler Edelstahltubus von Mallinckrodt, bietet die größte Resistenz gegenüber allen klinisch gebräuchlichen Lasern. Seine Ausrüstung mit einem Doppelcuff stellt eine Sicherheitsverbesserung dar. Nachteilig wirkt sich in der Praxis seine Starrheit aus.

Ein weiterer, allerdings nur für CO_2- und KTP-Laserlicht geeigneter Tubus ist der Laser-Shield II von Xomed. Dabei handelt es sich um einen mit Aluminium und Teflon beschichteten Tubus. Mitgelieferte Stoffteilchen dienen zum Schutz des Cuffs. In der Cuffzuleitung liegen Methylenblaukristalle, welche die Cuffflüssigkeit anfärben. Dadurch werden Leckagen sichtbar gemacht.

Der Lasertubus von Rüsch ist für alle medizinischen Laser geeignet. Dieser weiße Weichgummitubus wird von einer Laserguardfolie umhüllt, die aus weißem Merocelschaum und einer gewellten Silberfolie besteht. Durch das Verdampfen des Wassers im Merocelschaum wird die Energie des Laserstrahls vom Tubus abgelenkt und gestreut. Die Silberfolie verhindert das Eindringen des Laserlichts in das Schaftmaterial des Trachealtubus. Der Tubus verfügt über zwei ineinander liegende

Cuffs. Wird der äußere Cuff durch das Laserlicht verletzt, kann der innere Cuff allein die Trachea noch ausreichend abdichten. Vor der Benutzung muss dieser Tubus in Kochsalzlösung gewässert werden.

Ein weiterer laserresistenter Tubus ist der Bivona Foam-Cuff. Dieser Aluminium-Silikon-Spiraltubus hat einen sich selbst entfaltenden Schaumstoffcuff, der geblockt bleibt, selbst wenn er von Laserstrahlen verletzt wird. Er ist nach der Perforation schwer zu entblocken.

Der Laser Shielding Tubus von Fuji Systems, Tokio, ist gleichmäßig mit Keramikteilchen [30] imprägniert. Der Cuff ist auf einer Seite dickwandiger, um so eine bessere Laserresistenz zu gewährleisten.

3.3.2
Armierung konventioneller Tuben

Eine qualitativ gute, kostengünstige Alternative zu den käuflichen Lasertuben stellt die Armierung eines konventionellen PVC-Tubus mit matten Metallfolien [8] dar. Dadurch wird der Tubus zumindest von außen vor einer Entflammung durch Laserlicht geschützt. Infolge der rauen Ränder können die Folien allerdings die Trachealschleimhaut verletzen, den Tubus leicht knickbar machen oder sich auch vom Tubus lösen und die Atemwege verlegen. Wird der Tubus nicht sehr sorgfältig mit der Folie umwickelt, können unarmierte Tubusstellen vom Laserlicht getroffen werden. Der Cuff kann ebenso wenig wie der Tubusteil distal des Cuffs gegen Perforationen durch die Lasereinwirkung geschützt werden.

Der für die Laseranwendung konstruierte Merocelschaum auf Metallbasis hat eine weichere Oberfläche als die Metallfolien und bietet somit wenig Verletzungsgefahr für die Schleimhaut. Der Merocelschaum muss vor dem Gebrauch angefeuchtet werden, damit durch das Verdampfen der Flüssigkeit das Laserlicht gestreut und seine Reflexion verhindert werden kann. Nachteile der Ummantelung mit der Merocelschicht ist die Verdickung des Tubus, und damit eine schlechtere Übersicht im Operationsfeld. Färbt sich während des Eingriffs der feuchte Schaum durch Blut rot, kann die Unterscheidung des Tubus vom umgebenden Gewebe erschwert sein. Wie beim Armieren mit Metallfolien, kann sich auch die Merocelschaumschicht vom Tubus lösen und infolge Aspiration die Luftwege verlegen. Ebenso ist die Knickfähigkeit des Tubus erhöht.

Sowohl die industriell hergestellten laserresistenten als auch die selbst armierten Tuben enthalten brennbares Material und durch das Laserlicht entflammbare oder zerstörbare Cuffs. Eine Cuffperforation führt infolge des Lecks zu einer inadäquaten Beatmung und erfordert eine nicht immer einfache Umintubation. Eine Inhalation von brennendem Material in den Tubus kann selbst dann, wenn die äußere Oberfläche gegen Laserstrahlen geschützt ist, die nicht laserlichtgeschützte Innenseite des Tubus zum Brennen bringen.

3.4
Beatmungsmöglichkeiten

3.4.1
Intubationsverfahren bei Lasereingriffen oberhalb des Kehlkopfes

Die weitaus meisten Lasereingriffe im Kopf- und Halsbereich erfordern eine Allgemeinanästhesie. Bei Operationen an der Nase und im Mittelohr ist die Gefahr einer Brandentstehung unter Einhaltung der oben zitierten Vorsichtsmaßnahmen zu vernachlässigen. Für Operationen oberhalb des Larynx, also im Bereich der Mundhöhle und der Zunge, empfiehlt sich trotz möglicher Entflammungsgefahr die nasotracheale Intubation mit einem konventionellen PVC-Tubus mit einem Low-pressure-Cuff (z. B. RAE-Tubus oder Lanz-Tubus), wenn infolge einer postoperativ zu erwartenden Schwellung eine Nachbeatmung des Patienten indiziert ist. Der Tubus wird durch eine mit NaCl-getränkte Rachentamponade sorgfältig vor auftreffender Laserenergie geschützt. Für die nasotracheale Intubation sind industriell hergestellte laserresistente Tuben ebenso wie die selbst ummantelten wegen der Verletzungsgefahr der Schleimhäute und Nasenmuscheln infolge ihrer mehr oder weniger rauen Oberfläche und ihrer erhöhten Knickbarkeit weniger geeignet. Zusätzlich können durch den geringen Innendurchmesser sowohl die Nachbeatmung als auch die Entwöhnung vom Tubus erschwert sein, so dass eine den Patienten unnötig gefährdende Umintubation notwendig wird. Bei Eingriffen im Mundhöhlenbereich ohne vorraussichtliche Nachbeatmung wird orotracheal mit einem laserresistenten Tubus oder einem selbst armierten Tubus intubiert. Ausgedehnte Eingriffe im Oro- und Hypopharynx sowie im Zungengrundbereich erfordern vor Einsatz der Laserenergie die Anlage eines Tracheostomas. Die Beatmung des Patienten erfolgt über einen im Tracheostoma platzierten Spiraltubus.

Statt einer Trachealkanüle können Patienten auch ein so genanntes Montgomeryröhrchen tragen. Dieses besteht wie die Hood-Prothese, die als Platzhalter im Kehlkopf fixiert ist, aus Silikon. Wird bei solchen Patienten ein Lasereingriff, z. B. eine Granulationsabtragung, notwendig, so müssen beide Fremdkörper zuerst entfernt werden, da Silikon, wie oben erwähnt, schon bei Raumluft unter Laserlichteinwirkung entflammen und zerfallen kann.

3.4.2
Intubationsverfahren bei mikrolaryngealen Operationen

Mit der Lasertechnologie können heute zahlreiche laryngeale Erkrankungen endoskopisch minimal-invasiv behandelt werden.

Da Operateur und Anästhesist im selben anatomischen Gebiet arbeiten, können sie sich hier gegenseitig behindern. Die Wahl des Beatmungsverfahrens steht unter zwei divergierenden Gesichtspunkten: Einerseits muss eine adäquate Ventilation und Oxygenation des Patienten gewährleistet sein sowie die Aspiration von Blut und Gewebspartikeln aus dem Operationsgebiet sicher vermieden werden. Andererseits fordert der Operateur einen freien Zugang zum Operationsgebiet mit guter

Übersicht, stillstehenden Stimmbändern und der Möglichkeit, laserchirurgisch vorgehen zu können.

Die beatmungstechnischen Forderungen werden durch die Intubation erfüllt. Die Intubation sichert die Atemwege des Patienten vor Aspiration und garantiert die Durchführung einer kontrollierten Ventilation. In der Regel wird mit einem Mikrolaryngotrachealtubus (MLT) intubiert. Dieser Tubus ist dünnwandig, das heisst, sein Innenlumen ist im Vergleich zum Außendurchmesser relativ groß, sodass er postoperativ belassen werden kann, wenn infolge einer sich entwickelnden Schwellung eine Extubation vorerst nicht ratsam erscheint. Unter Einhaltung der bei Lasereingriffen notwendigen Vorsichtsmaßnahmen weist der MLT-Tubus bei tangentialer und direkter Laserbestrahlung mit 5 Watt auch ohne Armierung genügend laserresistente Eigenschaften auf. Nachteilig sind die eingeschränkten Sichtverhältnisse und der behinderte Zugang zum Operationsfeld.

Lässt man außer Acht, dass auch glühende und stark erhitzte Gewebspartikel Brände entfachen können, so ist die einfachste Methode zur Vorbeugung einer endotrachealen Brandentstehung der Verzicht auf brennbares Material im Einwirkungsbereich des Laserstrahls, d.h. die Beatmung des Patienten in Allgemeinanästhesie erfolgt tubuslos.

Tubuslose Verfahren garantieren einen freien Zugang zum Operationsgebiet mit guter Übersicht. Nachteilig ist die Aspirationsgefährdung. Die Atemwege des Patienten sind weder gegen Aspiration von Mageninhalt, Blut- oder Gewebs-Partikeln aus dem Operationsgebiet noch gegen die Inhalation des Zerstäubungsdampfes geschützt.

Die „High frequency jet ventilation" (HFJV, [13]) erfüllt sowohl die operativen als auch die beatmungstechnischen Anforderungen. Unter der HFJV versteht man eine Beatmungsform, bei der die Atemfrequenz deutlich höher und die Tidalvolumina beträchtlich kleiner sind als unter Spontanatmung. Eine Eukapnie kann sogar dann noch aufrecht erhalten werden, wenn die Tidalvolumina kleiner sind als der anatomische Totraum. Der entscheidende Vorteil dieser Beatmungstechnik besteht also in der Möglichkeit, kleinlumige Beatmungssonden oder Katheter verwenden zu können.

Der aus den seitlichen Öffnungen unter hoher Frequenz austretende Gasstrom führt zu retrograd gerichteten Gasturbulenzen. Hierdurch wird das Entrainement gering gehalten und ein sicherer Aspirationsschutz gewährleistet, da Blut und Gewebspartikel aus dem Operationsgebiet kontinuierlich unter recht erheblichem Druck nach außen transportiert werden. Im Gegensatz zu der normofrequenten Jetventilation ist die hochfrequente Variante auch für kardiale Risikopatienten und für Patienten mit eingeschränkter Lungencompliance geeignet.

Die HFJV bietet für den Operateur eine hervorragende Übersicht, der Zugang zum Operationsgebiet ist unbehindert. Infolge des geringen Venturi-Effektes kann die Sauerstoffkonzentration des Atemgasgemisches niedrig gehalten werden, und so das Risiko einer Entflammung durch Laserenergie vermindert werden. Ein weiterer Vorteil der dünnen Nasotrachealsonden besteht darin, dass sie auch von wachen spontan atmenden Patienten sehr gut toleriert werden, so dass sie postoperativ belassen werden können. Damit kann einer schwellungsbedingten Verlegung der Luftwege vorgebeugt werden.

Mit dem Mon-Jet-Tubus von Xomed [2] kann trotz des offenen Beatmungssystems der Druck in der Trachea und das endtidale CO_2 gemessen werden. Dieser

Jet-Tubus besteht im Gegensatz zu den herkömmlichen Beatmungssonden aus schwer entflammbarem Teflon und kann deshalb während Laseroperationen gut benützt werden. Alternativ können die normalen Jetsonden für Lasereingriffe mit matter Metallfolie armiert werden, ohne dass dadurch die Sondenfunktion beeinträchtigt wird.

Die transkrikoidale Jetventilation [21] über einen Katheter oder eine Kanüle wird dann durchgeführt, wenn der Operateur aus technischen Gründen einen völlig freien Larynx wünscht. Ein Beispiel dafür ist die photodynamische Therapie der Larynxpapillomatose. Bei ausgedehnten Befunden kann mit diesem Beatmungsverfahren der gesamte Kehlkopf mit dem Laserlicht bestrahlt werden. Nach Abschluss der Bestrahlung werden die Patienten wegen der zu erwartenden postoperativen Schwellung intubiert und auf der Intensivstation für 24 Stunden überwacht.

3.5
Narkoseführung

Bei laserchirurgischen Eingriffen an den oberen Luftwegen muss von anästhesiologischer Seite Folgendes beachtet werden:

Die Narkose wird als totale intravenöse Anästhesie (TIVA) mit Propofol und einem synthetischen Morphinderivat durchgeführt. Für kürzere Eingriffe haben sich Remifentanil oder Alfentanil bewährt, für länger dauernde Eingriffe Sufentanil oder Fentanyl. Im Gegensatz zu den meisten Operationen im HNO-Bereich ist für laserchirurgische Eingriffe eine muskuläre Relaxation des Patienten notwendig. Da der Laserspot nur einen Durchmesser von 0,2–0,8 mm hat, können schon geringste Bewegungen des Patienten zu einer Verletzung gesunden Gewebes durch die Laserenergie führen. Als Relaxans bieten sich infolge ihrer zu vernachlässigenden Histaminfreisetzung die mittellang wirkenden, nicht depolarisierenden Substanzen Vecuronium oder cis-Atracurium an. Es wird sowohl das für die jeweilige Operation günstigste Beatmungsverfahren als auch der für den jeweiligen Eingriff am besten geeignete Tubus gewählt. Der Tubuscuff wird mit Kochsalzlösung geblockt, der einige Tropfen Methylenblau zugesetzt sind. Zusätzlich empfiehlt sich die Abdeckung des Cuffs mit NaCl-getränkten armierten Läppchen, die ständig feucht gehalten werden müssen. Die Konnektionsstellen des Tubus und der Beatmungsschläuche werden nicht durch Pflasterstreifen gesichert. Die Beatmung wird mit positiv endexspiratorischem Druck (PEEP) durchgeführt, da so die Entstehung eines laserinduzierten Feuers in PVC-Tuben vermindert werden kann [26]. Beatmet wird mit einem Atemgasgemisch aus Sauerstoff in der klinisch noch vertretbaren geringsten Konzentration mit Luft, Stickstoff oder Helium. Die inspiratorische Sauerstoffkonzentration sollte 30% nicht überschreiten. Da viele Narkosegeräte im halboffenen System Luft ansaugen können oder eine eigene Luftzuleitung haben, verwendet man in der Regel als Beatmungsgas Luft-Sauerstoff-Gemische. Obwohl Helium die Verbrennungsvorgänge am stärksten dämpft und schwirige Beatmungsbedingungen durch seinen niedrigen Turbulenzgrad erleichtert, wird es aus Gründen der Praktikabilität und der relativ hohen Kosten selten eingesetzt.

Lachgas darf auf keinen Fall verwendet werden.

Die Augen des Patienten werden zugeklebt und mit feuchten Mullkompressen geschützt. Die Abdecktücher müssen feucht oder schwer entflammbar sein.

Das anästhesiologische Monitoring richtet sich nach der Ausdehnung und der Art des Eingriffes und nach den Vorerkrankungen. Ein großer Teil der HNO-Tumorpatienten weist infolge des Nikotin- und Alkoholabusus eine Reihe von Risikofaktoren auf, wie chronisch-obstruktive Lungenerkrankungen (COPD), unterschiedlich ausgeprägte Leberfunktionsstörungen oder Herz- und Gefäß-Krankheiten.

Für kurzdauernde Eingriffe bei kardiopulmonal gesunden Patienten genügt ein Basismonitoring mit EKG-Ableitung, regelmäßiger automatischer Blutdruckmessung, Pulsoxymetrie und Kapnometrie. Bei Patienten mit kardiopulmonalen Risikofaktoren empfiehlt sich die kontinuierliche arterielle Blutdruckmessung und die regelmäßige Bestimmung der Blutgase. Die Beatmung wird überwacht durch die inspiratorische O_2-Messung sowie den Diskonnektions- und Stenosealarm.

Die längerdauernden großen Tumoroperationen mit ein- oder beidseitiger Neck dissection erfordern ein erweitertes Überwachungsregime. Neben großlumigen venösen Verweilkanülen, arterieller Blutdruckmessung und Blutgasanalysen benötigen die Patienten einen zentralvenösen Katheter, einen Urinkatheter und eine rektale Temperatursonde. Eine Ernährungssonde wird erst nach abgeschlossener Lasertherapie gelegt, damit sich nicht noch zusätzliches brennbares Material im Wirkungsbereich des Laserstrahls befindet. Während der Operation kann der Patient bei Bedarf mit einer Warmluftdecke versorgt werden. Postoperativ empfiehlt sich die Überwachung auf einer Observationsstation oder auf einer Intensivtherapieeinheit mit Nachbeatmung. Nicht tracheostomierte, intubierte Patienten werden erst nach Rückgang der operativ bedingten Schwellung extubiert und danach noch einige Stunden intensiv überwacht.

3.6
Vorgehen beim endotrachealen Brand

In der Brandvermeidung bei Lasereingriffen im Bereich der oberen Luftwege wurden viele Fortschritte erzielt. Es gibt allerdings noch keinen laserresistenten Tubus, dessen Cuff und Innenfläche völlig unempfindlich gegenüber Laserenergie ist. Die einzig sichere Möglichkeit, laserinduziertes Feuer unter Allgemeinanästhesie zu vermeiden, wäre nur der Verzicht auf die Lasertechnik. Daher sind die sachgerechte und sichere Anwendung durch den Operator, die Zusammenarbeit mit dem Anästhesisten und die Kenntnis und Beherrschung der Notfallmaßnahmen zwingend notwendig.

Bei Ausbruch des Feuers werden die Beatmungsschläuche zur Gasunterbrechung sofort diskonnektiert. Der Sauerstoffentzug vermindert die Flammenbildung. Gleichzeitig werden alle Instrumente und Tupfer aus dem Operationsfeld entfernt. Der Patient wird extubiert, um thermische und chemische Schäden des Luftweges möglichst gering zu halten. Glühendes und schwelendes Material muss mit kaltem Wasser oder Kochsalzlösung gelöscht werden. Zu beachten ist dabei, dass die sofortige Extubation nach einer schwierigen Intubation zu einem Verlust der Luftwegskontrolle führen kann. In einem solchen Fall ist es besser, den Tubus nach

Löschen des Feuers mit Wasser oder Kochsalzlösung unter kontrollierten Bedingungen zu entfernen.

Befindet sich in der Trachea kein Fremdmaterial mehr, wird entweder reintubiert oder mit der Maske beatmet. Der Sauerstoffanteil des Atemgasgemisches ist anfänglich möglichst gering zu halten. Nach diesen Sofortmaßnahmen wird das Ausmaß der Schädigung von Mundhöhle, Larynx, Trachea und Bronchien durch den Operateur bronchoskopisch beurteilt und dokumentiert. Aufgabe des Anästhesisten ist die Optimierung der Ventilation und Oxygenierung, des Kreislaufzustandes und der Narkosetiefe. Eventuell muss vorübergehend ein Tracheostoma angelegt werden. Bei allen endotrachealen Bränden empfiehlt sich eine kurzfristige hochdosierte Kortikoidtherapie und die Behandlung der Patienten auf einer Intensivtherapiestation, da eine intensive Atemtherapie notwendig werden kann. Die Antibiotikagabe erfolgt nach täglichen Trachealabstrichen. Alle 2–5 Tage wird der Zustand der Verbrennung bronchoskopisch kontrolliert und dokumentiert. Ein Lungenventilations- und Perfusionsszintigramm sowie ein CT oder MRT des Tracheobronchialbaumes sind empfehlenswert.

Literatur

1. Andrew AH, Polanyi TG, Grybauskas VT (1983) General techniques and clinical considerations in laryngologic laser surgery. Otolaryngol Clin North Am 16: 793–799
2. Brooker CR, Hunsaker DH, Zimmermann AA (1998) A new anesthetic system for microlaryngeal surgery. Otolaryngology. Head and Neck Surgery Vol 118 No 1: 55–60
3. Büch HP, Runnel W (1996) Lokalanästhetika. In: Forth W (Ed): Pharmakologie und Toxikologie, 7. Auflage. Spektrum, Heidelberg Berlin Oxford
4. Burgess GE, LeJeune FE (1979) Endotracheal tube ignition during laser surgery of the larynx. Arch Otolaryngol 105: 561–562
5. Clayton JW (1967) Polymer fume fever. Fluoride Chemistry Reviews 1: 197–252
6. Cozine K, Rosenbaum LM, Askanazy J, Rosenbaum SH (1981) Laser-induced endotracheal tube fire. Anesthesiology 55: 583–585
7. ECRI (1990) Laser resistant endotracheal tubes and wraps. Health Dev 19: 107–139
8. ECRI (1992) Laser resistant tracheal tubes. Health Dev 21: 4–13
9. Garden JM, O'Banion MK, Shelnitz LS (1988) Papilloma virus in the vapor of carbon dioxide-treated verrucae. JAMA 259: 1199–1202
10. Gussack GS, Evans RF, Tacchi EJ (1987) Intravenous anesthesia and jet ventilation for laser microlaryngeal surgery. Ann Otol Rhinol Laryngol 96: 29–33
11. Hawkins DB, Joseph MM (1990) Avoiding a wrapped endotracheal tube in laser laryngeal surgery: experiences with apneic anesthesia and metal Laser-Flex endotracheal tubes. Laryngoscope 100: 1283–1287
12. Hermens JM, Bennet MJ, Hirshman CA (1983) Anesthesia in laser surgery. Anesth Analg 62: 218–227
13. Hunsacker DH (1994) Anesthesia for mikrolaryngeal surgery: the case for subglottic jet ventilation. Laryngoscope 104: 1–30
14. Jonathan DA, Violaris NS (1988) Comparison of cocaine and lignocaine as intranasal local anaesthetics. J Laryngol Otol 102: 628–629
15. Kaeder CS, Hirshman CA (1979) Acute airway obstruction: a complication of aluminium tape wrapping of tracheal tubes in laser surgery. Can Anaesth Soc J 26: 138–139
16. Kasemsuwan L, Griffiths MV (1996) Lignocaine with adrenaline: is it as effective as cocaine in rhinological practice? Clin Otolaryngol 21: 127–129
17. Koller C (1984) Vorläufige Mittheilung über lokale Anästhesierung am Auge. Klin Mbl Augenheilk Suppl 22: 60–63
18. Lange RA, Cigarroa RG, Yancy CW et al. (1989) Cocaine-induced coronary-artery vasoconstriction. N Engl J Med 321: 1557–15562
19. Larsen R (Ed) (1994) Anästhesie, 4. Auflage. Urban & Schwarzenberg, München
20. Latorre F, Klimek L (1999) Does cocaine still have a role in nasal surgery? Drug-Saf 20: 9–13

21. Monnier PH, Ravussin P, Savary M, Freeman J (1988) Percutaneous transtracheal ventilation for laser endoscopic treatment of laryngeal and subglottic lesions. Clin Otolaryngol 13: 209–217
22. Noorily AD, Noorily SH, Otto RA (1995) Cocaine, lidocaine, tertacaine: which is best for topical nasal anesthesia? Anesth. Analg. 81: 724–727
23. Ossof RH (1989) Laser safety in otolaryngology head and neck surgery: anesthetic and educational consideration for laryngeal surgery. Laryngoscope 99: 1–26
24. Ossof RH, Duncavage JA, Eisenman TS, Kartan MS (1983) Comparison of tracheal damage from laser-ignited endotracheal tube fires. Ann Otol Rhinol Laryngol 92: 333–336
25. Oxygen index of flammability: minimum concentration to support candle like combustion of plastics. Oxygen index, ASTM test D2 W (08.02)
26. Pashayan AG, SanGiovanni C, Davis ED (1993) Positive end-expiratory pressure lowers the risk of laser-induced polyvinylchlorid-trachealtube-fires. Anesthesiology 79: 83–87
27. Patel KF, Hicks JN (1981) Prevention of fire hazards associated with use of carbon dioxide lasers. Anesth Analg 60: 885–889
28. Rampil JI (1992) Anesthetic considerations for laser surgery. Anesth. Analg. 74: 424–435
29. Snow JC, Norton ML, Saluja TS (1976) Fire hazard during CO_2-laser microsurgery on the larynx and trachea. Anesth. Analg. 55: 146–147
30. Sosis MB, Caldarelli DC (1992) Evaluation of a new ceramic endotracheal tube for laser surgery. Otolaryngol Head Neck Surg 107: 601–602
31. Strichartz GR, Covino BG (1990) Local anesthetics. In: Miller RD (Ed): Anesthesia 3rd ed. Churchill Livingstone Inc
32. Tomita Y, Mihashi S, Nagata K (1981) Mutagenicity of smoke condensates induced by CO_2-laser irradiation and electrocauterization. Mutat Res 89: 45–149
33. Wolf L, Simpson JI (1987) Flammability of endotracheal tubes in oxygen and nitrous oxide enriched atmosphere. Anesthesiology 67: 236–239

KAPITEL 4

Laserchirurgie in der Rhinologie 4

A. LEUNIG, P. JANDA, G. GREVERS

4.1
Einführung

Seit Anfang der 70er-Jahre werden in der endonasalen Chirurgie zunehmend Laser in Ergänzung zu konventionellen chirurgischen Maßnahmen eingesetzt. Ein großer Vorteil in der thermischen Anwendung der Laserstrahlung liegt bei diesen Eingriffen in der zum Teil guten Hämostase. Kleinere Blutgefäße werden koaguliert und damit „verschweißt", wodurch die Aufsicht auf das Operationsfeld verbessert und ein präzises Vorgehen erleichtert wird. Die Fähigkeit zur Blutstillung der verschiedenen Lasersysteme ist dabei abhängig von unterschiedlichen Wellenlängen und Leistungen der Lasersysteme (s. Kap. 2). So können z.B. mit dem CO_2-Laser nur kleine Gefäße (Ø<0,1 mm) koaguliert werden, während größere Blutungen vor allem mit dem Argon- und dem Nd:YAG-Laser gestillt werden (Ø bis zu 2 mm). Eine besondere Art der Blutstillung besteht darin, sehr blutreiches Gewebe mit dem Laser „vorzubestrahlen", um damit die Gefäße initial zu verschließen; bei der nachfolgenden eigentlichen Behandlung kann dann der Blutverlust minimiert werden [23]. Eine weitere Besonderheit der endonasalen Laserchirurgie liegt in der Möglichkeit, im „Non-Kontakt-Verfahren", also ohne direkten Gewebekontakt, zu arbeiten [11].

Bei laserchirurgischen Eingriffen im Naseninneren können, in Kenntnis des verwendeten Lasersystems, Schnitttiefe und -breite kontrolliert werden; dadurch wird umliegendes Gewebe nur wenig traumatisiert. Eine genaue Applikation wird zusätzlich durch verschiedene Handstücke, Mikroskope und Mikromanipulatoren unterstützt.

Einige Autoren berichten, dass ausgedehntere Eingriffe mit dem Laser mit geringeren postoperativen Beschwerden verbunden sind. Hierbei wird angeführt, dass die Laserstrahlung, ähnlich wie bei Blutgefäßen, die Nervenendigungen „verschweißt" und somit die Schmerzperzeption und postoperative Beschwerde Symptomatik verringert [1, 2]. Ein wichtiger Vorteil der Laserchirurgie besteht darin, dass viele Operationen in Lokalanästhesie und somit ambulant durchgeführt werden können. Damit werden durchschnittliche Hospitalisationszeiten gesenkt und Kosten eingespart [3, 5, 8, 9].

In der klinischen Routine werden für die endonasale Chirurgie verschiedene Lasertypen eingesetzt. Der entscheidende Unterschied zwischen diesen Systemen ist die Wellenlänge des emittierten Lichtes. Für die Wechselwirkung zwischen Laserlicht und Gewebe sind bezüglich der Lichtapplikation folgende Eigenschaften von Bedeutung: die emittierte Wellenlänge, die applizierte Lichtleistungsdichte und die Art der Strahlungsabgabe (gepulste oder kontinuierliche Emission). Aufseiten des zu behandelnden Gewebes sind es die optischen Gewebeeigenschaften Absorption, Streuung und Transmission (s. Kap. 2). In Abhängigkeit von diesen Eigenschaften werden unterschiedliche Lasertypen für die gewünschten Effekte angewendet. Der CO_2-Laser mit einer Wellenlänge von 10 600 nm wird zum kontaktlosen Schneiden eingesetzt, der Nd:YAG-Laser sowie der Diodenlaser zum Koagulieren und Schneiden im „Non-Kontakt"- bzw. Kontaktverfahren sowie der gepulste Ho:YAG-Laser zur Gewebeabtragung ebenso im „Non-Kontakt"- oder Kontaktverfahren. Neben Hämoglobin und anderen endogenen Absorbern ist Wasser ein wesentlicher Faktor, der den Wechselwirkungsprozess bestimmt. Obwohl die Wellenlänge des Argon- und KTP-Lasers (Potassium-Titanyl-Phosphat-Kristall) hinsichtlich der relativ geringen Wasserabsorption eine erhöhte Eindringtiefe in das Gewebe vermuten lässt, wird dieses Licht insbesondere vom Blut stark absorbiert, wodurch eine oberflächliche Wirkung resultiert. Diodenlaser für die klinische Anwendung werden für einzelne Wellenlängen im Spektralbereich von 630 nm bis 980 nm angeboten. Der Diodenlaser mit einer Wellenlänge von 940 nm besitzt aufgrund der reduzierten Hämoglobinabsorption eine deutlich größere Eindringtiefe, obwohl die Wasserabsorption gegenüber dem Argon- und KTP-Laser erhöht ist. Der Nd:YAG-Laser hat im Vergleich zum Diodenlaser eine etwa um den Faktor 3 geringere Absorption im Wasser und damit eine erhöhte Tiefenwirkung (Abb. 4.1). Der Ho:YAG-Laser emittiert Licht der Wellenlänge 2080 nm in hochenergetischen, kurzen Laserimpulsen und wirkt abtragend sowie koagulierend zugleich. Der CO_2-Laser mit einer sehr starken Wasserabsorption wirkt oberflächlich und eignet sich bevorzugt zum Schneiden.

4.2
Praktische Aspekte

Zur Laserbehandlung wird die Nasenschleimhaut mit einer 5%igen Lidocain- bzw. 4%igen Tetracain-Lösung für 10 Minuten vorbehandelt. Aufgrund aktueller Mitteilungen in der Literatur [38, 48] sollte die Verwendung von Cocainlösung sehr zurückhaltend erfolgen, da rasche, ernsthafte und unerwartete toxische Reaktionen mit Ateminsuffizienz und/oder kardialen Funktionsstörungen induziert werden können.

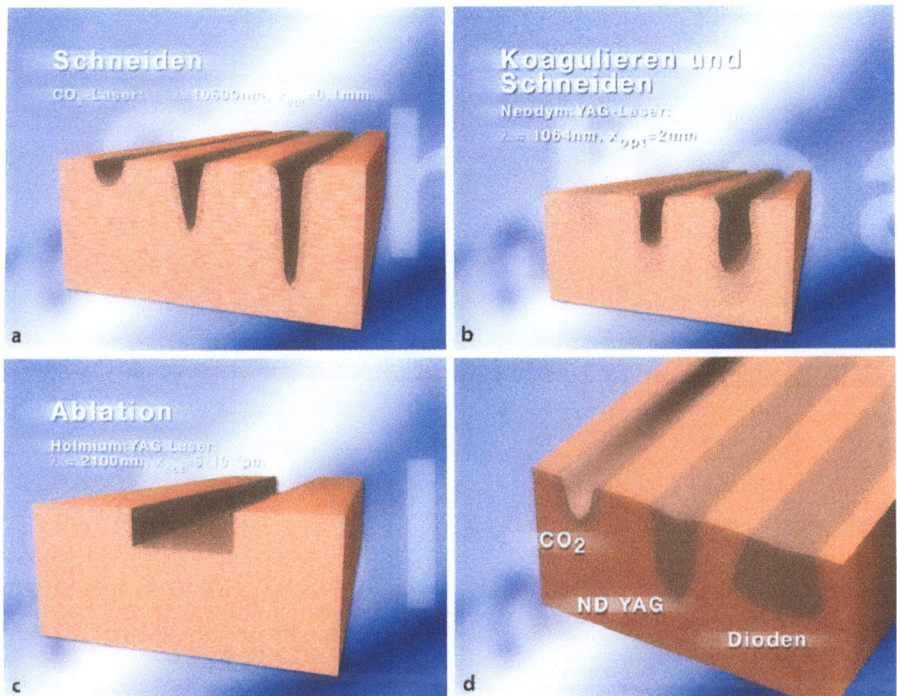

Abb. 4.1. a Der CO$_2$-Laser wird bevorzugt zum Schneiden eingesetzt, b der Nd:YAG- und Dioden-Laser zum Koagulieren und Schneiden, c der Ho:YAG-Laser zur Gewebeabtragung und Koagulation, d entsprechend der Eigenschaften der Laser ergeben sich abhängig vom Gewebe unterschiedliche Effekte

Vorbereitung zur endonasalen Laserchirurgie

- Operationsaufklärung 24 h vor dem Eingriff
- Abschwellen der Nasenschleimhaut (z. B. Privin)
- Lokalanästhesie (z. B. 5% Lidocain, 4% Tetracain)
- 10 min Einwirkzeit
- Laserschutzbrille
- Laserhinweisschilder

Laser sind potentiell gefährliche Instrumente für Patient und OP-Personal. Daher müssen vor Gebrauch und während der Anwendung des Lasers geeignete Schutzmaßnahmen getroffen werden. Der Operationssaal muss mit entsprechenden Warnleuchten bzw. Warnschildern ausgestattet sein. Ein in der Klinik benannter Laserschutzbeauftragter muss für das Operationspersonal regelmäßige Sicherheitsunterrichtungen durchführen, die in der Regel einmal pro Jahr abgehalten werden. Während der Laserbehandlung ist sicherzustellen, dass die anfallenden Ruß- oder Rauchpartikel abgesaugt werden. Des weiteren müssen die anwesenden Personen (Operateur, Operationspersonal, Patient) Laserschutzbrillen tragen (Abb. 4.2). Der Laserstrahl muss immer auf das zu behandelnde Objekt bzw. Gewebeareal gerichtet

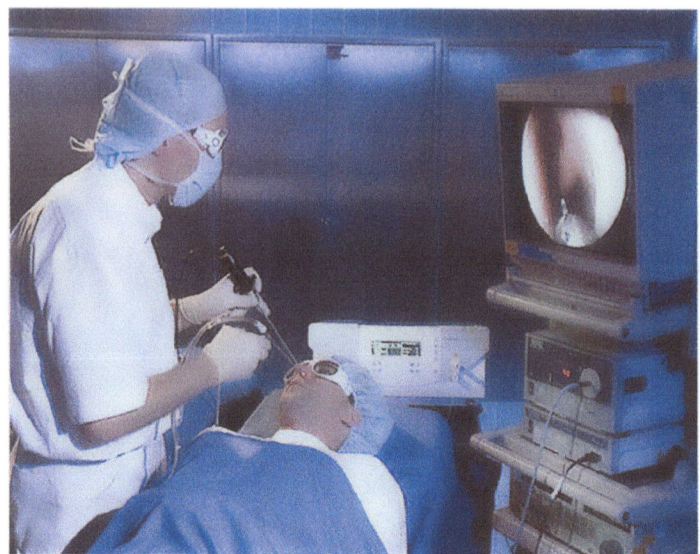

Abb. 4.2. Vor der Laserbehandlung wird die Nasenschleimhaut über 10 Minuten abgeschwollen und anästhesiert. Anschließend erfolgt die endoskopische Exploration der Nasenhaupthöhle. Im Rahmen der Laserschutzmaßnahmen erhalten der Patient und Operateur für die Dauer des Eingriffes eine Schutzbrille

sein; ansonsten sollte sich der Laser bei Nichtgebrauch in den sog. „Stand-by-modus" geschaltet werden. Leicht entflammbare Stoffe sollten sich nicht in der Nähe des zu behandelnden Areals befinden. Feuchte Tupfer bzw. Tücher gewährleisten einen ausreichenden Schutz der Gewebestrukturen vor der Laserstrahlung. Stark reflektierende Instrumente müssen vermieden werden. Für den sachgemäßen Einsatz des Lasers ist die genaue Kenntnis des Operators über die Eigenschaften des Lasers sowie der entsprechenden Parameter entscheidend.

4.3
Lasersondenführungsinstrument für die endonasale Chirurgie

Für endonasale laserchirurgische Behandlungen wurde ein Lasersondenführungsinstrument (Karl Storz, Tuttlingen, Deutschland) konzipiert, in das die Laserfaser mit einem Kerndurchmesser von 400 µm eingeführt wird (Abb. 4.3, 4.4 und 4.5). Alle klinisch gängigen Lichtwellenleiter bis zu einem Außendurchmesser von 1,0 mm können verwendet werden. Der Scherenmechanismus des Instrumentes ermöglicht eine Abwinkelung im distalen Bereich von −5° bis +45°, sowohl stufenweise als auch kontinuierlich. Durch die integrierte Absaugung werden Abbrandprodukte effizient entfernt und eine optimale Sicht auf das zu behandelnde Gewebe gewährleistet. Die einfache Bedienbarkeit erfordert nur eine kurze Eingewöhnungszeit. Die Behandlung kann ohne Assistenz erfolgen.

Abb. 4.3.
Abbildung des Lasersondenführungsinstrumentes

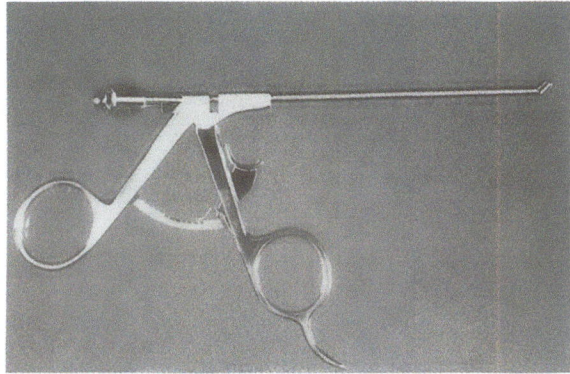

Abb. 4.4.
Das distale Faserende kann über einen Bereich von −5° bis +45° kontinuierlich oder schrittweise (5°-Schritte) abgewinkelt werden. Die Lichtverluste bei einer Krümmung von 45° sind kleiner als 10% im Wellenlängenbereich $\lambda = 630$ nm bis $\lambda = 2100$ nm. Die polierte Faserendfläche bleibt bei der Einführung in das Lasersondenführungssystem unbeschädigt

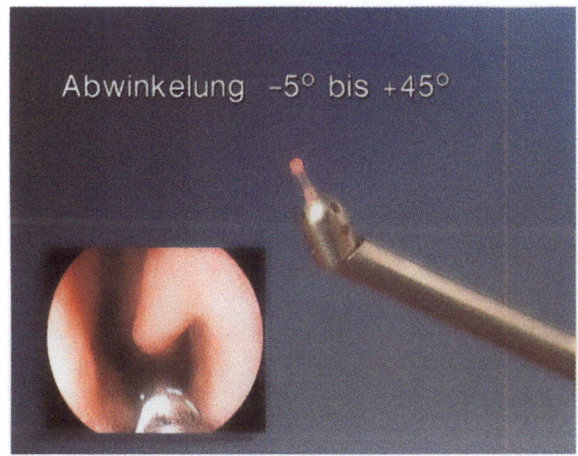

4.4 Indikationen für die endonasale Laserchirurgie

Klinisch findet der Laser ein sehr breites Anwendungsspektrum bei endonasalen Eingriffen (Tabelle 4.1). Dennoch steht heute rein quantitativ die Laserchirurgie der Nasenmuscheln im Vordergrund.

Aus der stetigen Entwicklung minimal invasiver Lasertechnologien sind in den letzten Jahren verschiedene Möglichkeiten zur Behandlung von hyperplastischen Nasenmuscheln mittels Laser hervorgegangen (Tabelle 4.2). Neben Erfahrungen mit dem CO_2-Laser, dem Nd:YAG-Laser und dem Argonionenlaser wird auch über die erfolgreiche Anwendung des KTP-Lasers und des Ho:YAG-Lasers berichtet [12, 21, 26, 27, 29, 34, 44]. Die verschiedenen Lasersysteme emittieren verschiedene Wellenlängen und haben unterschiedliche Betriebsarten. In der Wechselwirkung mit Gewebe bedeutet dies unterschiedliche Absorption und Eindringtiefe mit Unterschieden in der Wirksamkeit und chirurgischen Anwendbarkeit.

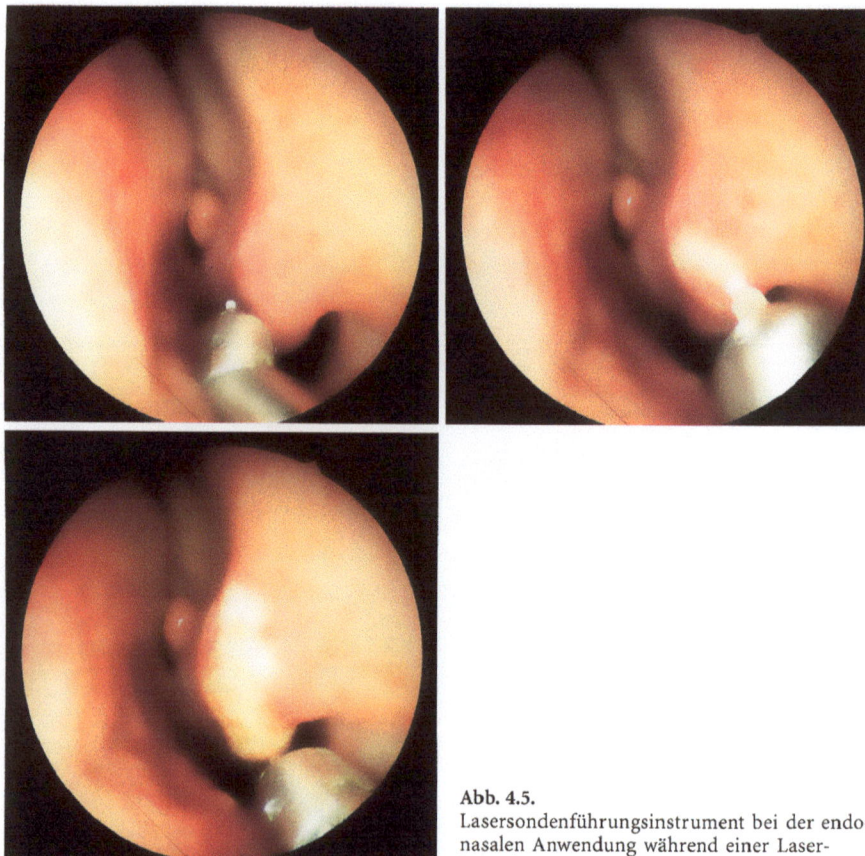

Abb. 4.5.
Lasersondenführungsinstrument bei der endonasalen Anwendung während einer Laserkoagulation

Tabelle 4.1. Indikationen für endonasal laserchirurgische Eingriffe und Anzahl der seit Juli 1997 an der HNO-Klinik im Klinikum Großhadern (LMU München) durchgeführten Eingriffe

Indikationen	Ho:YAG-Laser (n)	GaAlAs-Diodenlaser (n)	Nd:YAG-Laser (n)	CO_2-Laser (n)
Hyperplasie der Concha inferior	170	310	10	44
Hyperplasie der Concha media		10		
M. Osler		31	10	
Choanalatresie	2			
Endonasale Synechien	7	12	6	
Dacryozystorhinostomie	3			
Polyposis nasi		10	6	

Tabelle 4.2. Bisher verwendete Laser zur Verkleinerung der Nasenmuscheln

Laser	Betriebsart	Wellenlänge [nm]	Eindringtiefe [mm]	Anwendungsmodalität
CO_2	Dauerstrichbetrieb (cw)	10 600	ca. 0,15	Non-Kontakt
Nd:YAG	cw/gepulster Betrieb	1 064	ca. 1,5–4,0	Kontakt u. Non-Kontakt
Diode	cw/gepulster Betrieb	940	ca. 1,5–3,0	Kontakt u. Non-Kontakt
Argonionen	cw-Betrieb	488 und 514	ca. 2,0	Non-Kontakt
KTP	gepulster Betrieb	532	ca. 2,0	Non-Kontakt
Ho:YAG	gepulster Betrieb	2 080	ca. 0,4	Kontakt u. Non-Kontakt

Limitierend für den Einsatz des Lasers in der endonasalen Chirurgie sind die engen anatomischen Verhältnisse; dies gilt besonders für den CO_2-Laser, da für diesen derzeit keine flexiblen Fasern zur Verfügung stehen. Auch zeigen die bisherigen Erfahrungen, dass der Laser im Bereich der endonasalen Nasennebenhöhlenchirurgie, und hier insbesondere im Bereich der hinteren Siebbeinregionen [22], keinen Vorteil gegenüber konventionell chirurgischen Maßnahmen bietet. Der Einsatz des Dioden- oder Nd:YAG-Lasers in der Behandlung der Rezidivpolyposis konnte aus unserer Sicht keine Verbesserung bringen. Hier besitzen Verfahren wie z. B. Shaver-Systeme deutliche Vorteile [15, 16].

4.5
Klinische Beispiele

In Abb. 4.6 bis 4.13 werden Indikationen für endonasal laserchirurgische Eingriffe anhand von Fallbeispielen dargestellt.

4.6
Therapeutischer Effekt verschiedener Lasersysteme bei der Behandlung der Nasenmuschelhyperplasie

4.6.1
Der CO_2-Laser, Wellenlänge 10 600 nm

Dieser Laser nimmt eine Sonderstellung unter den Lasern bei der endonasalen Chirurgie ein. Da seine Strahlung besonders gut von Wasser absorbiert wird, entfaltet er schon in den obersten Gewebeschichten seine Wirkung, so dass je nach Applikationsart Effekte beim oberflächlichen Abtragen und Schneiden von Gewebe erzielt werden können. Daraus ergibt sich, dass der CO_2-Laser nur zur vollen Geltung kommen kann, wenn das Operationsfeld trocken ist. Eine auftretende Blutung führt zur Abschwächung der Laserwirkung, desweiteren gibt es Schwierigkeiten bei der Blutstillung aufgrund der gering koagulierenden Eigenschaften. Weiterhin

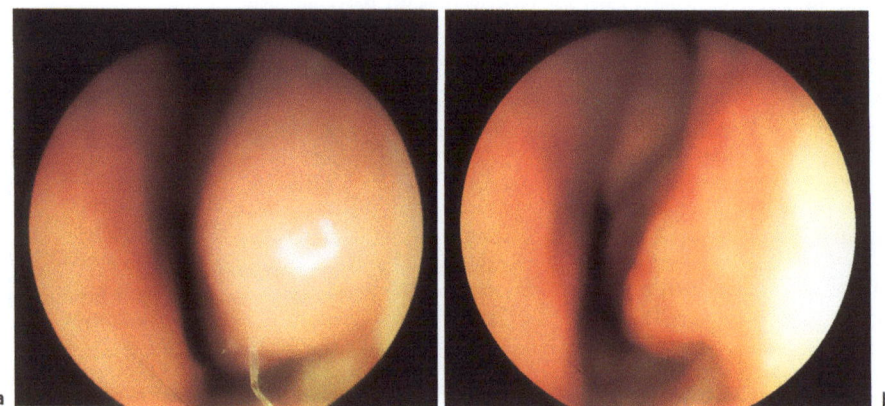

Abb. 4.6a,b. Hyperplastische Nasenmuschel, **a** vor, **b** ein halbes Jahr nach Ho:YAG-Laserbehandlung

muss erwähnt werden, dass der CO_2-Laser nur mit einer technisch aufwendigen Spiegelarmoptik betrieben werden kann, weil eine Weiterleitung mittels einer nicht-toxischen flexiblen Faser noch nicht möglich ist.

In einer Studie von Kawamura [21] wurden 389 Patienten mit einer allergischen Rhinitis mit dem CO_2-Laser behandelt. 72 Patienten davon wurden in einem Zeitraum bis zu 2 Jahren postoperativ nachuntersucht. 27 (37,5%) Patienten unterzogen sich einer Nachbehandlung mit dem CO_2-Laser. 2 Jahre nach der Therapie berichteten 85% der Behandelten eine verbesserte Nasenatmung. Auch Fukutake et al. [12] führten eine kontrollierte Studie mit dem CO_2-Laser durch, in der 140 Patienten behandelt wurden. 25% dieser Patienten konnten ein Jahr nach der Laserbehandlung nach ihrem Befinden befragt werden. Dabei gaben 77% (27/35) an, dass die Nasenatmung immer noch verbessert sei. Lippert und Werner [30] berichten in einer Studie mit 184 Patienten in 87,5% der Fälle über gute oder sehr gute Ergebnisse 6 Monate nach Lasertherapie. Dabei wurden einzelne Ablationspunkte mit einer Leistung von 1–4 Watt (Laserleistungsdichte: 2,038 W/cm^2) auf die untere Nasenmuschel appliziert. Nach einem Jahr waren noch 82,1% der Patienten zufrieden, nach zwei Jahren betrug die Zahl 80,4% und nach fünf Jahren [31] noch 77,1%.

4.6.2
Der Nd:YAG-Laser, Wellenlänge 1064 nm

Die Strahlung dieses Lasers kann sehr tief ins Gewebe eindringen und somit die venösen Plexus der Nasenmuschel koagulieren [14]. Die ins Gewebe einfallenden Laserstrahlen werden stark gestreut, wodurch dieser Laser ausgezeichnete Koagulationseigenschaften aufweist. Diese Eigenschaft wird auch zur Therapie von Hämangiomen, bei der Stillung von kleinen Blutungen, bei Morbus Osler und zur Behandlung von Tumoren im Hals-, Nasen- und Ohrenbereich ausgenützt [50]. Als

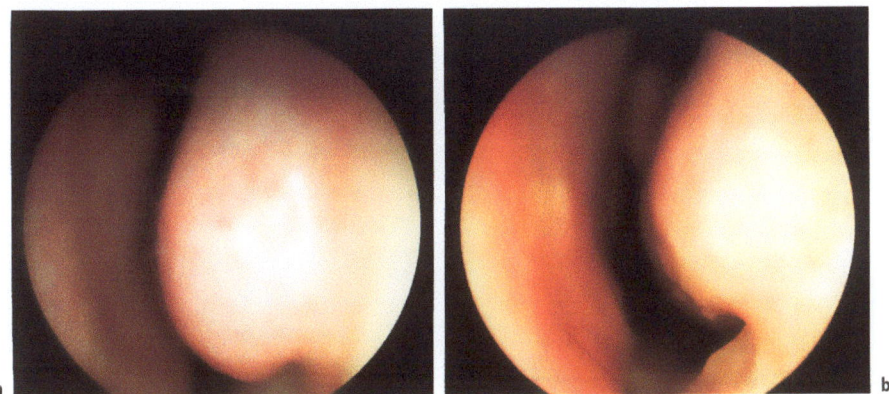

Abb. 4.7 a, b. Hyperplastische Nasenmuschel, **a** vor und **b** ein halbes Jahr nach Dioden-Laserbehandlung

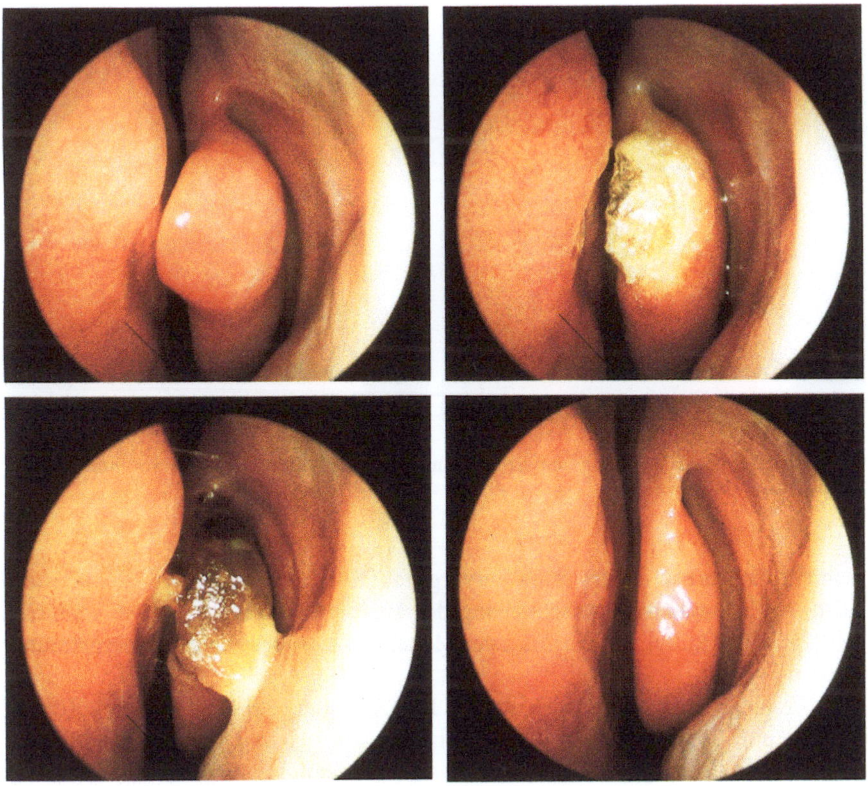

Abb. 4.8 a–d. Hyperplastische Schleimhaut im Bereich des Kopfes der mittleren Muschel, **a** vor und **b** eine Stunde nach, **c** sowie zwei Wochen und **d** vier Monate nach Dioden-Laserbehandlung

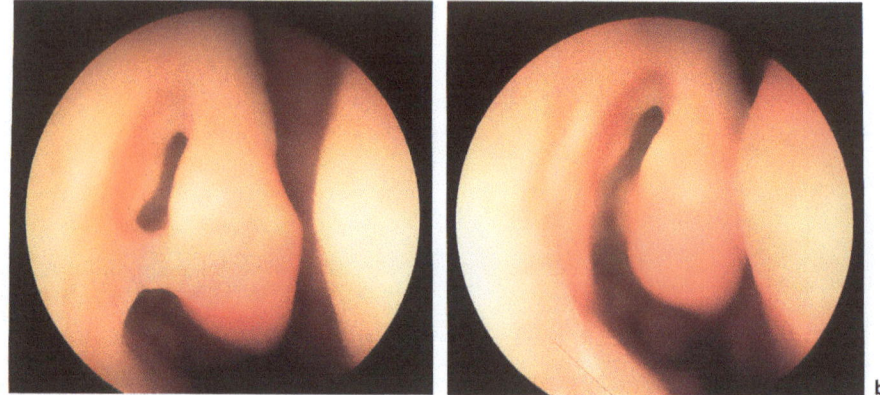

Abb. 4.9 a, b. Synechie zwischen mittlerer Muschel rechts und lateraler Nasenwand, **a** vor und **b** zwei Wochen nach Dioden-Laserbehandlung

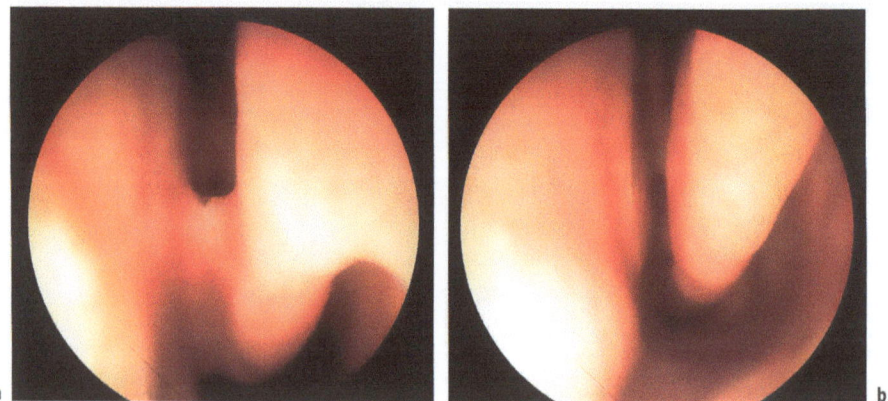

Abb. 4.10 a, b. Synechie zwischen unterer Nasenmuschel links und Septum, **a** vor und **b** nach Nd:YAG-Laserbehandlung

Nachteil des Nd:YAG-Lasers muss hervorgehoben werden, dass es in den meisten Fällen zu einer reaktiven Anschwellung der Muschelschleimhaut kommt, wodurch viele Patienten initial für ein bis zwei Monate eine verschlechterte Nasenatmung angeben [14, 29].

Im Vergleich zum CO_2-Laser weist der Nd:YAG Laser [50] eine geringere Remissionsrate auf. Es wurden 89 Patienten (Rhinitis allergica und Rhinitis vasomotorica) mit einer Leistung von 5–10 Watt (Laserleistungsdichte: 1770–3540 W/cm^2) im Non-Kontaktverfahren behandelt. Dabei zeigte sich jedoch erst später, im Vergleich zum CO_2-Laser, der positive Behandlungseffekt, der auf das stark koagulierende Non-Kontaktverfahren zurückzuführen ist. Nach 12 Monaten war bei 72,5% der Patienten eine Verbesserung der Nasenatmung erreicht. Andere Ergebnisse dagegen wurden in einer zweiten Studie festgestellt [35], bei der im Kontaktverfahren mit

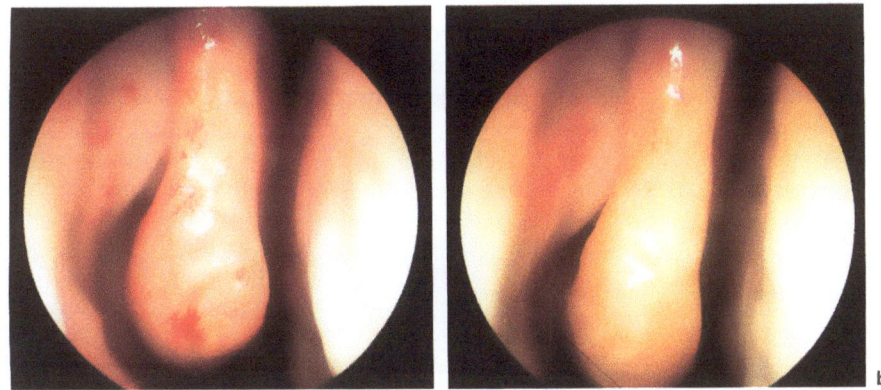

Abb. 4.11 a, b. M. Osler-Herde auf der mittleren Nasenmuschel rechts, **a** vor und **b** vier Monate nach Nd:YAG-Laserbehandlung

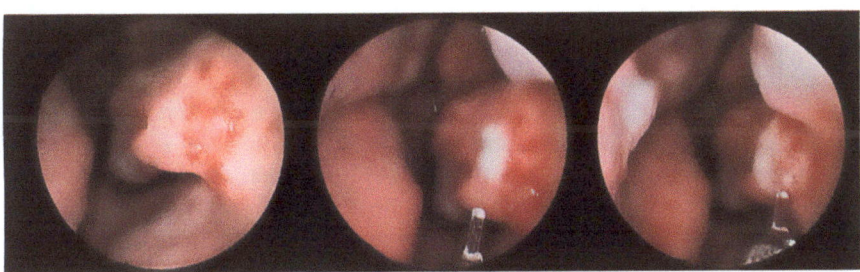

Abb. 4.12. Typisches Bild eines M. Osler mit ektatischen Gefäßen am Kopf der unteren Muschel links. Während der Operation werden die Herde mit dem Diodenlaser im Non-Kontaktverfahren zentripetal umfahren. Die Aufhellungen sind als Zeichen der Koagulation gut sichtbar

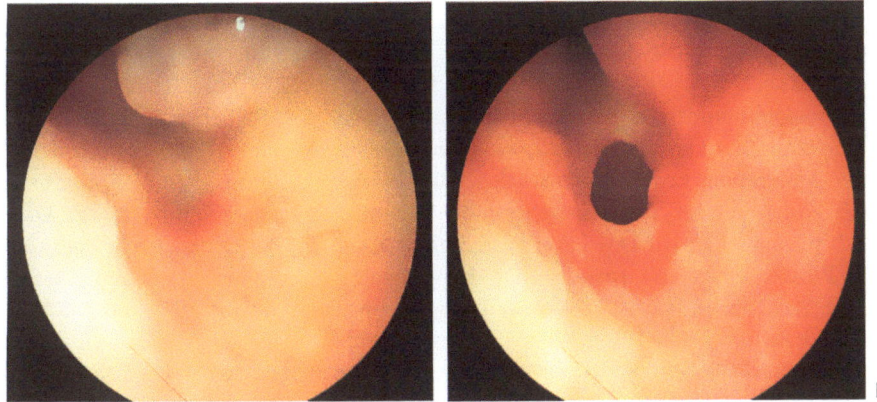

Abb. 4.13 a, b. Choanalatresie, **a** vor und **b** ein halbes Jahr nach Ho:YAG-Laserbehandlung

einer Leistung von 8 Watt Energien zwischen 350–400 J pro Nasenmuschel appliziert wurden. Dies führte schon vier Wochen nach der Laserbehandlung bei 80% der Patienten zu einer verbesserten Nasenatmung, die auch noch nach einem Jahr bestehen blieb. Hier scheint durch das Kontaktverfahren eine bessere Effektivität der Behandlung erreicht worden zu sein, was darauf zurückzuführen ist, dass im Kontaktverfahren neben einer Koagulation auch eine Ablation des Gewebes stattfindet.

4.6.3
Der Diodenlaser, Wellenlänge 940 nm

Der Diodenlaser mit einer Wellenlänge von 940 nm weist sowohl koagulierende als auch schneidende Eigenschaften (im Kontaktverfahren) auf und eignet sich besonders für den Einsatz im HNO-Bereich. Im Gegensatz zum CO_2-Laser wird im kontaktfreien Arbeiten mit dem Nd:YAG-Laser eine tiefe homogene Koagulationszone induziert. Der Diodenlaser wirkt aufgrund der etwas geringeren optischen Eindringtiefe effizienter und erzeugt dadurch einen breiteren und flacheren Koagulationsbereich. Im Gegensatz zu den bisherigen Festkörperlasersystemen zeichnen sich Diodenlaser durch einen höheren Wirkungsgrad und eine erhöhte Zuverlässigkeit aus. Die kompakte Bauform und das geringe Gewicht ermöglichen den interdisziplinären Einsatz und erhöhen somit die Wirtschaftlichkeit in der Lasertherapie. Eine vergleichende Studie von drei unterschiedlichen Lasersystemen zur Behandlung der Nasenmuschelhyperplasie an 46 Patienten mit einer einjährigen Nachbeobachtungszeit ergab keinen signifikanten Unterschied in der Wirksamkeit der Lasersysteme [10]. Eigene Erfahrungen im Vergleich von Dioden-, Nd:YAG-, Ho:YAG- und CO_2-Lasern bestätigen diese Ergebnisse.

4.6.4
Der KTP-Laser, Wellenlänge 532 nm

Der KTP(Kalium-Titanyl-Phosphat)-Laser ist ein frequenzverdoppelter Nd:YAG-Laser, der wie das Argonionenlaserlicht im grünen Farbbereich emittiert. Dadurch nimmt er mit seinen Möglichkeiten eine Zwischenstellung zwischen dem schneidenden und vaporisierenden CO_2-Laser und dem koagulierenden Nd:YAG-Laser ein. Ähnlich wie der Argonionenlaser wird auch der KTP-Laser vorwiegend von Hämoglobin absorbiert und eröffnet dem Operateur die Möglichkeit zur Nasenmuschelreduktion und die Therapie vaskulärer Malformationen [27, 28]. Während seiner Anwendung kann ein Umschalten zum Nd:YAG-Laser möglich sein, wodurch die Vorteile beider Wellenlängen für die Behandlung zur Verfügung stehen. Ähnlich wie nach der Nd:YAG-Laserbehandlung stellte Levine in einer Studie über den KTP-Laser einen erst spät (nach 6–8 Wochen) einsetzenden Therapieeffekt fest [28]. Das Laserlicht wurde in dieser Untersuchung mit einer Leistung von 5–8 Watt bei 63 Patienten kreuzförmig auf die Nasenmuscheln aufgetragen. Nach einer Beobachtungszeit von einem Jahr gaben von 12 kontrollierten Patienten noch 80% eine Verbesserung der Nasenatmung an. Damit war die Erfolgsrate mit dem KTP-Laser gering höher als die des Ho:YAG-Lasers.

4.6.5
Der Argonionenlaser, Wellenlänge 488 und 514 nm

Die Argonionenlaserstrahlung nimmt im Hinblick auf ihre Eindringtiefe eine Art Mittelstellung zwischen CO_2- und Nd:YAG-Laser ein. Durch die Strahlenemission im grünen Farbbereich wird der Argonionenlaser besonders durch Hämoglobin absorbiert und findet deshalb Anwendung in der Behandlung von vaskularisierten Malformationen (z.B. Hämangiome, Teleangiektasien oder Naevi flammei), M. Rendu-Weber-Osler und chronisch-rezidivierendem Nasenbluten [39, 49]. Bei der Nasenmuschellaserbehandlung zeigt diese Wirkung einen besonders großen Effekt auf das rotschimmernde Gefäßsystem der venösen Plexus der Nasenmuschelschleimhaut, wodurch eine effektive Reduktion der venösen Schwellkörper der Nasenmuschel mit Schonung des umliegenden Gewebes möglich wird. Trotzdem ergeben sich durch die hohen Anschaffungskosten, die Gerätegröße und die äußerst schlechte Transportfähigkeit Probleme in der klinischen Routine.

Mit dem Argonionenlaser wurde die größte Studie zur Verkleinerung von Nasenmuscheln durchgeführt [25]. Sie umfaßte den Zeitraum von 1976–1984 mit 2000 behandelten Patienten. 411 Patienten konnten über eine Nachbeobachtungszeit von bis zu fünf Jahren ausgewertet werden. Von diesen gaben 80% eine verbesserte Nasenatmung nach Laserbehandlung an.

4.6.6
Der Ho:YAG-Laser, Wellenlänge 2080 nm

Der Ho:YAG-Laser nimmt eine Mittelstellung zwischen dem CO_2-, Nd:YAG- und Dioden-Lasern ein. Zum einen wird er durch seine Wellenlänge von $\lambda = 2080$ nm auch besonders gut von Wasser absorbiert und ist deswegen für die Vaporisation und zum Schneiden von Gewebe geeignet. Zum anderen hat er aber auch relativ gute Koagulationseigenschaften, wodurch ein blutarmes Arbeiten gewährleistet wird. Weiterhin ist es durch seinen gepulsten Betrieb möglich, Energiedichten von $0{,}10$–10 J/cm^2 im Nanosekundenbereich auf das Gewebe zu applizieren. Dadurch kann das Gewebe zwischen den „Pulsen" abkühlen, wodurch eine Weiterleitung von Wärme auf die Umgebung mit unnötig großen thermisch bedingten Nekrosezonen weitestgehend verhindert wird [13, 33, 36, 45, 46]. Durch diese Effekte wird sogar Knochen abgetragen [45, 46]. Hierbei ist allerdings eine präzise Vorgehensweise notwendig, weil durch fehlapplizierte Strahlung besonders im mittleren Nasengang ernsthafte Verletzungen (z.B. Verletzungen im Bereich der Orbita) möglich sind.

In einer Pilotstudie [36] wurden erstmalig drei Patienten mit hyperplastischen Nasenmuscheln mit dem Ho:YAG-Laser behandelt. In der ersten größeren Studie [44] über den Ho:YAG-Laser zur Reduktion von hyperplastischen Nasenmuscheln, behandelten Serrano et al. 46 Patienten und beobachteten diese bis zu 16 Monaten nach. Als Laserparameter wurde eine Energie von 0,8 Joule pro Puls und eine Repetitionsrate von 5 Hz gewählt, womit im Durchschnitt 265 Joule auf eine Nasenmuschel appliziert wurden. Daraus resultierte im gesamten Patientenkollektiv

6 Monaten nach Behandlung eine Verbesserung der Nasenatmung in 89%. Dies entspricht dem Wert der von uns mit dem Ho:YAG-Laser behandelten Patienten (87% nach 6 Monaten). Im Langzeitergebnis unterscheiden sich die Resultate dieser Studien erheblich. Während Serrano et al. bei 52% der Patienten eine Verbesserung der Nasenatmung 16 Monate nach Behandlung angeben, beträgt der Wert in der von uns durchgeführten Untersuchung noch 77% 12 Monaten nach Behandlung.

4.7
Einsatzmöglichkeiten der Laserchirurgie bei verschiedenen rhinologischen Krankheitsbildern

4.7.1
Nasenmuschelhyperplasie

Die chronisch behinderte Nasenatmung ist eines der häufigsten Symptome bei Erkrankungen im Hals-Nasen-Ohren-Bereich. Bei einer großen Anzahl der Patienten liegt die Ursache der Nasenmuschelhyperplasie in einer allergischen oder vasomotorischen Rhinitis. Da initiale medikamentöse Maßnahmen (abschwellende Nasentropfen, Antihistaminika, topische Steroide) zum Teil nur begrenzten Erfolg zeigen, wird nicht selten eine chirurgische Therapie notwendig. Dafür wurden bisher eine Vielzahl von unterschiedlichen Operationsverfahren zur Verkleinerung der Nasenmuscheln beschrieben (Tabelle 4.3). Da diese Operationstechniken jedoch zum Teil mit erheblichen Nachteilen behaftet sind, wurden in den letzten Jahren Verfahren zur Behandlung von hyperplastischen Nasenmuscheln unter Verwendung der Laserchirurgie entwickelt.

Bei 534 Patienten mit einer Nasenmuschelhyperplasie kam es in 2-6% zu kleineren Blutungen, die jedoch keine Nasentamponade erforderten. Größere Blutungen wurden nicht beobachtet. Eine vorübergehende Nasenatmungsbehinderung nach der Laserbehandlung korrelierte mit dem Ausmaß der durch die Laserbehandlung induzierten intranasalen Fibrinbeläge für eine Dauer von etwa zwei bis drei Wochen. Die durchschnittliche Operationszeit betrug 5 Minuten (3 bis 8 Minuten), die applizierte Gesamtenergie für jede einzelne behandelte Nasenmuschel lag im Mittel für den Ho:YAG-Laser bei 209 Joule und für den Diodenlaser bei 1384 Joule. Etwa drei Wochen nach der Laserbehandlung konnte eine signifikante Verbesserung der Nasenatmung sowohl subjektiv als auch objektiv festgestellt werden. Der Behandlungserfolg zeigte sich bis zu einem Nachbeobachtungszeitraum von einem Jahr und führte in 80% der Fälle zu einer deutlichen Verbesserung der Lebensqualität. Nebenwirkungen wie Trockenheitsgefühl und Schmerzen waren selten (<4%). Operationsparameter und Komplikationen sind in Tabelle 4.4 aufgeführt. Die Auswertung der rhinomanometrischen Untersuchungen ergab eine Zunahme des mittleren nasalen Flusses im Vergleich vor und ein Jahr nach dem Eingriff. Ein Jahr nach der Laserbehandlung zeigten jedoch 3% (Diodenlaser) bzw. 10% der Patienten (Ho:YAG-Laser) eine Verschlechterung der subjektiven Nasenatmung. Keine Veränderungen gaben 24% der mit dem Diodenlaser behandelten Patienten und 12,5% der mit dem Ho:YAG-Laser behandelten Patienten an. Über 76% der Patienten nach Diodenlaserbehandlung sowie 77,5% der Patienten nach Ho:YAG-Laserbehandlung gaben eine Verbesserung der Nasenatmung ein Jahr nach der Laserbehandlung an. Diese Werte konnten mit der Rhinomanometrie objektiviert werden [26]. Die Ergebnisse des mukoziliaren Funktionstests ergaben keine signifikanten Veränderungen der Transportrate von Saccharin nach Laserbehandlung.

Eine Auswertung innerhalb der Untergruppen ergab, unabhängig vom verwendeten Laser, dass bei 85% der Patienten mit vasomotorischer Rhinitis, jedoch nur bei 65% der Patienten mit einer Rhinitis allergica, eine subjektive Verbesserung der Nasenatmung vorlag. Die Beobachtung, dass Patienten mit einer Rhinitis allergica eine geringere Verbesserung der Nasenatmung aufweisen, könnte durch die Tatsache erklärt werden, dass diese Patienten nach der Laserbehandlung in ihre vertraute Umgebung zurückkehren und dadurch mit den für ihre Muschelhyperplasie letztlich verantwortlichen Allergenen abermals in Berührung kommen. Dadurch besteht weiterhin eine chronische Entzündung der nasalen Schleimhaut.

Abb. 4.6 und 4.7 zeigen den endoskopischen Aspekt einer Nasenmuschelhyperplasie vor und ein halbes Jahr nach Laserbehandlung. In seltenen Fällen kann auch ein mit hyperplastischer Schleimhaut verdickter Kopf der mittleren Nasenmuschel die Ursache einer behinderten Nasenatmung darstellen. Auch dieses Problem lässt sich unter Einsatz des Lasers lösen (Abb. 4.8).

In der Mehrzahl der bisher durchgeführten Studien zur Laserbehandlung hyperplastischer Nasenmuscheln wurde nicht zwischen Patienten mit allergischer und vasomotorischer Rhinitis unterschieden. Da bei der Beschreibung der Langzeitergebnisse nur Angaben zur subjektiven Nasenatmungsverbesserung herangezogen wurden, muss auf eine Gegenüberstellung von objektiven Messungen hinsichtlich der Veränderung der Nasenatmung verzichtet werden.

Checkliste zur postoperativen, ambulanten Nachbehandlung

- Nasensalben (z. B. Bepanthen-Salbe)
- Nasenspülungen mit 0,9% Kochsalzlösung (z. B. Rhinomer)
- Bei Bedarf abschwellende Maßnahmen (z. B. Nasivin-soft)

Auch eine sorgfältige Aufklärung über Allergien stellt einen sehr wichtigen Aspekt dar, da bei postoperativer Allergenvermeidung bei Patienten mit Rhinitis allergica bessere Langzeiterfolge erreicht werden können [20].

Bei kritischer Betrachtung der in diesem Abschnitt beschriebenen Ergebnisse wird deutlich, dass bei Vergleich der unterschiedlichen Lasersysteme in Abhängigkeit von den eingestellten Parametern und Applikationsarten (Kontakt, Non-Kontakt, Laserlinien, Laserpunkte) sehr ähnliche Ergebnisse mit unterschiedlichen Lasern erzielt werden können. Daher kann gegenwärtig auch keine eindeutige Aussage über das am besten geeignete Lasersystem zur Reduktion von hyperplastischen Nasenmuscheln gemacht werden.

Tabelle 4.3. Vor- und Nachteile der unterschiedlichen Verfahren zur Nasenmuschelverkleinerung

Verfahren	Vorteile	Nachteile
Laser	Hohe Effektivität Geringe Invasivität Blutungsarm Zeitsparend Tamponadenfrei Komplikationsarm Ambulant in Lokalanästhesie Geringe Traumatisierung des angrenzenden Gewebes	Hohe Anschaffungskosten Sicherheitsvorschriften müssen beachtet werden
Mukotomie	Zeitsparend Ambulant in Lokalanästhesie Geringer Materialaufwand Kostengünstig	Geringe Effektivität Tamponade Blutungsreich
Inferiore Turbinoplastik, submuköse Turbinektomie	Hohe Effektivität Geringer Materialaufwand	Hohe Invasivität Tamponade Systemische Anästhesie notwendig Komplikationsreich Blutungsreich Hohe Kosten, da Operationssaal und evtl. Krankenhausaufenthalt notwendig
Partielle inferiore Turbinektomie	Hohe Effektivität Zeitsparend Geringer Materialaufwand	Hohe Invasivität Tamponade Systemische Anästhesie notwendig Komplikationsreich Blutungsreich Hohe Kosten, da Operationssaal und evtl. Krankenhausaufenthalt notwendig
Muschellateralisierung	Hohe Effektivität Geringer Materialaufwand	Hohe Invasivität Tamponade Systemische Anästhesie notwendig Blutungsreich Hohe Kosten, da Operationssaal und evtl. Krankenhausaufenthalt notwendig
Totale inferiore Turbinektomie	Sehr hohe Langzeiteffektivität Zeitsparend Geringer Materialaufwand	Hohe Invasivität Tamponade Systemische Anästhesie notwendig Sehr komplikationsreich Blutungsreich Hohe Kosten, da Operationssaal und evtl. Krankenhausaufenthalt notwendig
Submuköse Diathermie	Zeitsparend Ambulant in Lokalanästhesie Kostengünstig Geringe Invasivität Blutungsarm	Geringe Effektivität Starke postoperative Ödembildung Unkontrollierte Abtragung von Gewebe Komplikationsreich

Tabelle 4.3 *(Fortsetzung)*

Verfahren	Vorteile	Nachteile
Kryotherapie	Zeitsparend Ambulant in Lokalanästhesie Kostengünstig Geringe Invasivität Blutungsarm	Sehr geringe Effektivität Unkontrollierte Abtragung von Gewebe
Vidianusneurektomie	z. T. gute Effektivität	Hohe Invasivität Tamponade Systemische Anästhesie notwendig Sehr komplikationsreich Blutungsreich Hohe Kosten, da Operationssaal und evtl. Krankenhausaufenthalt notwendig
Chemische Kauterisation	Zeitsparend Ambulant in Lokalanästhesie Kostengünstig Geringe Invasivität Blutungsarm	Sehr geringe Effektivität Unkontrollierte Abtragung von Gewebe Komplikationsreich

Tabelle 4.4. Behandlungsparameter, Nebenwirkungen und subjektiven Verbesserung der Nasenatmung nach Lasertherapie von hyperplastischen unteren Nasenmuscheln mit dem Ho:YAG-Laser und dem Diodenlaser

Behandlungsparameter	Ho:YAG-Laser	GaAlAs-Diodenlaser
Durchschnittliche Operationszeit	5 min (3–8 min)	6 min (4–10 min)
Mittlere applizierte Energie/Nasenmuschel	209 J (40–530 J)	1384 J (670–2500 J)
Nebenwirkungen		
Kleinere Blutungen	2%	6%
Trockenheitsgefühl	1%	8%
Schmerzen	2%	12%
Subjektive Verbesserung		
6 Monate nach Laserbehandlung	87%	86%
1 Jahr nach Laserbehandlung	77%	76%

4.7.2
Synechien

Synechien, die nach endonasalen Siebbeinoperationen (Abb. 4.9), nach Tamponade bei rezidivierender Epistaxis (Abb. 4.10) oder postentzündlich auftreten, können endoskopisch kontrolliert mit verschiedenen Lasersystemen durchtrennt werden. Desweiteren sind auch kleinere Fibrome, Papillome oder Angiome im Bereich des Vestibulum nasi sowie blutende Septum-Polypen laserchirurgisch problemlos abzutragen. Neben dem CO_2-Laser eignen sich hierfür der Nd:YAG- bzw. der Diodenlaser. Befunde im Bereich der Nasenscheidewand müssen mit besonderer Vorsicht laserchirurgisch behandelt werden, da bei unsachgemäßer Anwendung Septumperforationen entstehen können.

4.7.3
M. Osler

Zur Behandlung des M. Osler weist der Nd:YAG- bzw. Diodenlaser gegenüber dem in der Literatur bisher favorisierten Argonlaser Vorteile auf, da für den Erfolg der Behandlung die höhere Gewebeeindringtiefe entscheidend ist [39, 49]. Wesentliche Voraussetzung für eine erfolgreiche Lasertherapie ist neben dem Eingriff selbst auch eine gezielte Vorbehandlung der Patienten mit lokaler Salbenanwendung. Erst nach deutlicher Reduzierung der Blutkrusten können die eigentlichen Gefäßektasien erkannt und gezielt behandelt werden (Abb. 4.11 und 4.12). Bisher wurden von uns 41 Patienten über einen dreijährigen Zeitraum laserchirurgisch behandelt. Die Patienten klagten über regelmäßiges, starkes Nasenbluten und benötigten in der Mehrzahl Bluttransfusionen. Nach der Laserbehandlung gaben 75% (18/24) eine reduzierte Blutungshäufigkeit an. Kombiniert mit den gezielt lokal pflegenden Maßnahmen der Nasenschleimhaut wurde von mehr als 90% der Patienten eine Verbesserung der Lebensqualität nach Laserbehandlung angegeben.

4.7.4
Choanalatresie

Zwei Patienten mit einseitiger Choanalatresie wurden mit guten Langzeitergebnissen unter der Verwendung des Ho:YAG-Lasers behandelt.

Erstmals wurde über den Einsatz des CO_2-Lasers zur Behandlung der Choanalatresie 1978 berichtet [17]. In späteren Jahren folgten weitere Publikationen zum CO_2-Laser [41] sowie über Einsatz des Argonlasers zur Behandlung bei der Therapie dieser Erkrankung [32]. Zunehmende Erfahrungen mit dem Ho:YAG-Laser haben aufgrund der knochenabtragenden Wirkung diesen Laser an Bedeutung gewinnen lassen [37]; durch die präzise Abtragung von Weichteil- und Knochengewebe besitzt er deutliche Vorteile gegenüber dem CO_2-Laser. Zusätzlich ist der Ho:YAG-Laser über flexible Laserfasern applizierbar, wodurch besonders der Einsatz bei endonasalen Eingriffen unter endoskopischer Kontrolle erleichtert wird (Abb. 4.13).

Jedoch ist die laserchirurgische Therapie der Choanalatresie aus unserer Sicht dem klassischen endonasalen Vorgehen nicht überlegen

4.7.5
Dakryozystorhinostomie

Der endonasale Zugang zur Dakryozystorhinostomie (DCR) wurde erstmals von Caldwell beschrieben [6], dennoch war der extranasale Zugang bis zur Einführung der Laserdakryozystorhinostomie der bevorzugte Operationsweg.

Erstmalig wurde auf diesem Gebiet der Argonlaser eingesetzt; später wurde von verschiedenen Arbeitsgruppen auch der Ho:YAG-Laser aufgrund seiner guten knochenabtragenden Eigenschaften verwendet [33]. Erste vorläufige Ergebnisse zum Einsatz des KTP-Lasers liegen in der Literatur ebenfalls vor [4], jedoch stehen hier noch Langzeitnachbeobachtungen aus. Erstmalig wurde der Ho:YAG-Laser im Rahmen der Dakryozystorhinostomie von Woog und Mitarbeitern eingesetzt [24, 33, 51]. In diesen Untersuchungen wurden 82%, 85% bzw. 67% der Patienten mit Einlage eines Stents nach Laserbehandlung erfolgreich behandelt. Hehar et al. berichteten über eine 79%ige Erfolgsrate bei Patienten, die ebenfalls einen Platzhalter erhielten [18]. Vorteilhaft ist vor allem, dass auf einen Bohrer zur Entfernung knöcherner Strukturen verzichtet werden kann, da unter Verwendung des Ho:YAG-Lasers eine Vaporisation mit Entfernung des Knochens möglich ist; außerdem wird eine gute Hämostase erreicht. Reifler et al. berichtete über den Einsatz des KTP-Lasers mit einer Erfolgsrate von 68,5% in einem 16-monatigen Beobachtungszeitraum [40]. Ein weiterer Vorteil des Verfahrens unter Einsatz des Lasers ist der in Lokalanästhesie ambulant durchführbare Eingriff, der gerade bei Risikogruppen Einsatz finden kann [4, 7]. Ein deutlicher Nachteil ist jedoch die erhöhte Zahl von Restenosen im Vergleich zur konventionellen DCR [42, 43].

4.7.6
Rhinophym

Zum Rhinophym s. Kap. 9.

Literatur

1. Andre P, Chavaudra J, Damia E, Guillaume JC, Avril MF (1990) [Lasers in dermatology]. Ann Dermatol Venereol 117: 377–395
2. Aronoff BL (1989) Lasers in cutaneous disease. Semin Surg Oncol 5: 57–60
3. Bailin PL, Ratz JL, Wheeland RG (1987) Laser therapy of the skin. A review of principles and applications. Dermatol Clin 5: 259–285
4. Bakri SJ, Carney AS, Downes RN, Jones NS (1998) Endonasal laser-assisted dacryocystorhinostomy. Hosp Med 59: 210–215
5. Bandieramonte G, Chiesa F, Lupi M, Di-Pietro S (1986) The use of laser in microsurgical oncology. Microsurgery. 7: 95–101
6. Caldwell GW (1997) Two new operations for obstruction of the nasal duct with preservation of the canaliculi and an incidental description of a new lacrymal probe. NY Med J 57: 581
7. Carney AS, Jones NS (1999) Re: Endoscopic inferior dacryocystorhinostomy [letter]. Clin. Otolaryngol 24: 80–81
8. Carruth JA (1982) Resection of the tongue with the carbon dioxide laser. J Laryngol Otol 96: 529–543
9. Crockett DM, Strasnick B (1989) Lasers in pediatric otolaryngology. Otolaryngol. Clin North Am 22: 607–619
10. DeRowe A, Landsberg R, Leonov Y, Katzir A, Ophir D (1998) Subjective comparison of Nd:YAG, diode, and CO_2 lasers for endoscopically guided inferior turbinate reduction surgery. Am J Rhinol 12: 209–212
11. Dobrovic M, Hosch H (1994) Non-contact applications of Nd:YAG laser in nasal surgery. Rhinology. 32: 71–73
12. Fukutake T, Yamashita T, Tomoda K, Kumazawa T (1986) Laser surgery for allergic rhinitis. Arch. Otolaryngol. Head Neck Surg 112: 1280–1282
13. Gleich LL, Rebeiz EE, Pankratov MM, Shapshay SM (1995) The holmium:YAG laser-assisted otolaryngologic procedures. Arch. Otolaryngol. Head. Neck Surg. 121: 1162–1166
14. Goldsher M, Joachims HZ, Golz A, Har EG, Brauerman I, Podoshin L, Elidan J, Krespi YP (1995) Nd:YAG laser turbinate surgery animal experimental study: preliminary report. Laryngoscope 105: 319–321

15. Grevers G (1995) Ein neues Operationssystem für die endonasale Nasennebenhöhlenchirurgie. Laryngo-Rhino-Otol 74: 266–268
16. Grevers G, Leunig A (1996) „Shaver"-Systeme in der endonasalen Nasennebenhöhlenchirurgie. HNO aktuell 4: 171–177
17. Healy GB, McGill T, Jako GJ, Strong MS, Vaughan CW (1978) Management of choanal atresia with the carbon dioxide laser. Ann Otol Rhinol Laryngol 87: 658–662
18. Hehar SS, Jones NS, Sadiq SA, Downes RN (1997) Endoscopic holmium:YAG laser dacryocystorhinostomy-safe and effective as a day-case procedure. J Laryngol Otol 111: 1056–1059
19. Janda P, Sroka R, Tauber S, Baumgartner R, Grevers G, Leunig A (2000) Diode-laser treatment of hyperplastic inferior nasal turbinates. Lasers Surg Med 27(2):129–139
20. Janda P, Sroka R, Baumgartner R, Grevers G, Leunig A (2000) Laser treatment of hyperplastic inferior nasal turbinates: a review. Lasers Surg Med (in press)
21. Kawamura S, Fukutake T, Kubo N, Yamashita T, Kumazawa T (1993) Subjective results of laser surgery for allergic rhinitis. Acta Otolaryngol Suppl Stockh 500: 109–112
22. Kennedy DW, Shaman P, Han W, Selman H, Deems DA, Lanza DC (1994) Complications of ethmoidectomy: a survey of fellows of the American Academy of Otolaryngology – Head and Neck Surgery. Otolaryngol Head Neck Surg 111:589–599
23. Kluger PB, Shapshay SM, Hybels RL, Bohigian RK (1987) Neodymium-YAG laser intranasal photocoagulation in hereditary hemorrhagic telangiectasia: an update report. Laryngoscope 97: 1397–1401
24. Kong YT, Kim TI, Kong BW (1994) A report of 131 cases of endoscopic laser lacrimal surgery. Ophthalmology. 101: 1793–1800
25. Lenz H (1985) 8 years' laser surgery of the inferior turbinates in vasomotor rhinopathy in the form of laser strip carbonization. HNO 33: 422–425
26. Leunig A, Janda P, Sroka R, Baumgartner R, Grevers G (1999) Ho:YAG laser treatment of hyperplastic inferior nasal turbinates. Laryngoscope 109:1690–1695
27. Levine HL (1989) Endoscopy and the KTP/532 laser for nasal sinus disease. Ann Otol Rhinol Laryngol 98: 46–51
28. Levine HL (1991) The potassium-titanyl phosphate laser for treatment of turbinate dysfunction. Otolaryngol. Head Neck Surg 104: 247–251
29. Lippert BM, Werner JA (1996) Nd:YAG laser light-induced reduction of the nasal turbinates. Laryngorhinootologie 75: 523–528
30. Lippert BM, Werner JA (1997) CO_2 laser surgery of hypertrophied inferior turbinates. Rhinology 35: 33–36
31. Lippert BM, Werner JA (1998) Long-term results after laser turbinectomy. Lasers Surg Med 22: 126–134
32. Masing H, Steiner W (1984) [Treatment of choanal atresia]. Laryngol. Rhinol Otol Stuttg 63: 181–183
33. Metson R, Woog JJ, Puliafito CA (1994) Endoscopic laser dacryocystorhinostomy. Laryngoscope 104: 269–274
34. Min YG, Kim HS, Yun YS, Kim CS, Jang YJ, Jung TG (1996) Contact laser turbinate surgery for the treatment of idiopathic rhinitis. Clin Otolaryngol 21: 533–536
35. Olthoff A, Martin A, Liebmann F (1999) Nd:YAG-Laserbehandlung der unteren Nasenmuscheln im Kontaktverfahren bei der hyperreflektorischen und der allergischen Rhinopathie. Laryngo Rhino Otol 78/5: 240–243
36. Oswal VH, Bingham BJG (1992) A pilot study of the holmium YAG laser in nasal turbinate and tonsil surgery. J Clin Laser Med Surg 10/3: 211–216
37. Panwar SS, Martin FW (1996) Transnasal endoscopic holmium: YAG laser correction of choanal atresia. J Laryngol Otol 110: 429–431
38. Porter MJ, Marais J, Tolley N (1991) Comparison of cocaine alone or with adrenaline on nasal mucosal blood flow. J. Laryngol. Otol. 105: 918–920
39. Rebeiz EE, Bryan DJ, Ehrlichman RJ, Shapshay SM (1995) Surgical management of life-threatening epistaxis in Osler-Weber-Rendu disease. Ann Plast Surg 35: 208–213
40. Reifler DM (1993) Results of endoscopic KTP laser-assisted dacryocystorhinostomy. Ophthal Plast Reconstr Surg 9: 231–236
41. Roelly P, Roger G, Bellity A, Garabedian EN (1992) Choanal atresia: management and surgical treatment. Study of 50 cases. Ann Pediatr Paris 39: 479–483
42. Sadiq SA, Hugkulstone CE, Jones NS, Downes RN (1996) Endoscopic holmium:YAG laser dacryocystorhinostomy. Eye 10:43–46
43. Sadiq SA, Ohrlich S, Jones NS, Downes RN (1997) Endonasal laser dacryocystorhinostomy-medium term results. Br J Ophthalmol 81: 1089–1092

44. Serrano E, Percodani J, Yardeni E, Lombard L, Laffitte F, Pessey JJ (1998) The holmium:YAG laser for treatment of inferior turbinate hypertrophy. Rhinology 36: 77-80
45. Shapshay SM, Rebeiz EE, Bohigian RK, Hybels RL, Aretz HT, Pankratov MM (1991) Holmium: yttrium aluminum garnet laser-assisted endoscopic sinus surgery: laboratory experience. Laryngoscope 101: 142-149
46. Shapshay SM, Rebeiz EE, Pankratov MM (1992) Holmium:yttrium aluminum garnet laser-assisted endoscopic sinus surgery: clinical experience. Laryngoscope 102: 1177-1180
47. Sroka R, Rösler P, Janda P, Grevers G, Leunig A (2000) Endonasal laser surgery by means of a new laser application system Laryngoscope 110: 332-334
48. Tarver CP, Noorily AD, Sakai CS (1993) A comparison of cocaine vs. lidocaine with oxymetazoline for use in nasal procedures. Otolaryngol Head Neck Surg 109: 653-659
49. Werner JA, Geisthoff UW, Lippert BM, Rudert H (1997) Treatment of recurrent epistaxis in Rendu-Osler-Weber disease. HNO 45: 673-681
50. Werner JA, Rudert H (1992) Use of the Nd:YAG laser in otorhinolaryngology. HNO. 40: 248-258
51. Woog JJ, Metson R, Puliafito CA (1993) Holmium:YAG endonasal laser dacryocystorhinostomy. Am J Ophthalmol 116: 1-10

KAPITEL 5

Laserchirurgie in der Otologie 5

H. RIECHELMANN, R. HIBST

Lasersysteme werden seit 1979 [21, 91] in der operativen Otologie eingesetzt, am häufigsten in der Mittelohrchirurgie. Es handelt sich somit um Mikrochirurgie vorwiegend an knöchernen Geweben. Diese erfordert hohe Präzision in allen drei Raumebenen, also auch entlang der Tiefenachse. Damit sind nur solche Lasersysteme für die Ohrchirurgie geeignet, die knöchernen Abtrag leisten können, deren Leistung auf einer minimalen Fläche gebündelt werden kann und deren Eindringtiefe in unterschiedliche Gewebe vorhersagbar ist. Im Bereich der Fußplatte und des Vestibulums ist die letztgenannte Eigenschaft besonders wichtig, um akzidentelle Verletzungen des häutigen Labyrinths durch zu tief in das Vestibulum einstrahlendes Laserlicht zu vermeiden.

Der Laser ermöglicht berührungsfreies Arbeiten an unterschiedlichen Strukturen des Ohres. Dadurch kann die Präzision erhöht und das mit dem chirurgischen Eingriff am Ohr untrennbar verbundene mechanische Trauma reduziert werden. Darüber hinaus wird Laserlicht von verschiedenen Geweben unterschiedlich absorbiert, so dass in Grenzen gewebeselektives Arbeiten möglich ist. Diese faszinierenden Möglichkeiten des Lasers in der Otologie sind nur unter bestimmten Bedingungen realisierbar und müssen mit Nachteilen erkauft werden. Die mögliche Reduktion des mechanischen Traumas geht, in Abhängigkeit unterschiedlicher Eigenschaften und Applikationsarten der verwendeten Lasersysteme, mit erhöhter akustischer, thermischer oder metabolischer Gewebeschädigung einher. Die unterschiedliche Gewebsabsorption bedingt, dass Schneideverhalten und Eindringtiefe eines Lasers in einzelnen Gewebearten sehr verschiedenartig ausfallen. Hinzu kommt, dass unterschiedliche Lasertypen spezifische Vorteile und Gefahren aufweisen. Für den Ohrchirurgen ist die Kenntnis der physikalischen Eigenschaften und unterschiedlichen Gewebewirkungen der verwendeten Lasersysteme von wesentlicher Bedeutung.

5.1
Laserarten in der Mittelohrchirurgie

In der Mittelohrchirurgie werden unterschiedliche Lasertypen eingesetzt. Es handelt sich um den Argonlaser, den KTP-532-Laser, den CO_2-Laser und den Er:YAG-Laser. Andere Laser wie der Holmium:YAG-Laser [61], der Neodymium:YAG-Laser, der Excimerlaser [107] und weitere Lasertypen haben für die Ohrchirurgie keine vergleichbare Bedeutung erlangt. Die physikalischen Eigenschaften dieser Lasertypen im Hinblick auf die Eignung in der Mittelohrchirurgie sind in Tabelle 5.1 zusammengestellt. Für die Mittelohrchirurgie sind effizienter Knochenabtrag, hohe Energieabsorption in der Perilymphe (keine Verletzung von Innenohrstrukturen), geringe Schallintensitäten (Vermeidung akustischer Innenohrschäden), geringe Temperaturerhöhung des Gewebes (Vermeidung thermischer Innenohrschäden) und kleine thermische Umgebungsreaktion (Karbonisationszone, Nekrosezone, Ödemzone), kleine Spotgröße (Präzision in xy-Achse) und geringe Fokustiefe (Präzision in z-Achse) vorteilhaft. Ungünstig ist Kristallisation von Knochen durch Schmelzvorgänge (Wirksamkeitsreduktion nachfolgender Laserimpulse, Knochenheilungsstörung) und die Entstehung von Stoßwellen, die das Innenohr schädigen können [40, 41, 65, 98].

Bei Einsatz eines Lasersystems sind zwei maßgebliche laserchirurgische Größen vorgegeben: die Absorptionseigenschaft des bestrahlten Gewebes und die Wellenlänge des emittierten Laserlichts. Je nach Lasertyp und Hersteller können weitere Parameter am Gerät eingestellt werden, um die Gewebewirkungen des Lasers zu beeinflussen. Wesentlich sind bei kontinuierlich strahlenden Lasersystemen (Argon-, KTP- und CO_2-Laser) die Strahlungsleistung in Watt, der Spotdurchmesser in Millimeter und die Bestrahlungszeit in Sekunden. Mit diesen Parametern kann die Bestrahlungsstärke (Intensität) bestimmt werden, die in Watt/cm^2 angegeben wird, sowie Strahlungsenergie in Ws oder Joule, die auf das Gewebe aufgebracht wird (Tabelle 5.2). Bei einer für die Argon- oder KTP-Laseranwendung an der Fußplatte typischen Strahlungsleistung von 1,5 Watt, einem Spotdurchmesser von 0,2 mm und einer Bestrahlungszeit von 0,1 s ergibt sich eine Bestrahlungsstärke von 5000 Watt/cm^2 und eine übertragene Strahlungsenergie von 0,15 J je Einzelapplikation. Werden mit diesen Einstellungen ca. 20 Einzelapplikationen benötigt, um eine Fußplattenperforation von 0,5–0,6 mm Durchmesser zu schaffen, wurde insgesamt eine Energie von 3 Joule auf das Gewebe übertragen. Dies entspricht gängigen Parametereinstellungen für die Laserstapedotomie und in etwa experimentellen Befunden zur Fußplattenperforation mit dem Argon- und KTP-Laser [7, 33, 55]. Mit einem CO_2-Laser werden identische Werte eingestellt, allerdings genügen ca. 6 Einzelapplikationen, um eine 0,5–0,6 mm große Perforation in der Fußplatte zu schaffen [55, 65]; die insgesamt übertragene Strahlungsenergie liegt bei ca. 0,8–1 Joule.

Beim Er:YAG-Laser handelt es sich um einen gepulsten Laser. Hier wird nicht, wie bei kontinuierlich strahlenden Lasern, die Strahlungsleistung in Watt eingestellt, sondern die Strahlungsenergie in Joule, die pro Impuls übertragen wird, sowie der Spotdurchmesser. Der Quotient von Strahlungsenergie und Spotfläche entspricht der Bestrahlung oder Energiedichte in J/cm^2 (Tabelle 5.2). Beim Er:YAG-Laser der Firma Zeiss, Oberkochen, werden zur Stapedotomie 25 mJ pro Impuls und 0,38 mm Spotdurchmesser eingestellt (Defokussier-Drehknopf auf Stellung 0). Die Impulsdauer stellt sich dann automatisch auf 78 μs ein, es ergibt sich eine Bestrahlung von 5,7 J/cm^2 (Tabelle 5.3). Bei diesen Einstellungen wird eine 0,5–0,6 mm große Perforation der Fußplatte mit ca. 12 Impulsen erreicht, es werden demnach ca. 0,3 Joule an Strahlungsenergie auf das Gewebe übertragen.

In der Ohrchirurgie sollte immer im Einzelschuss („single pulse mode"), Betrieb gearbeitet werden, d.h. einmalige Betätigung des Fußschalters löst eine ein-

5.1 Laserarten in der Mittelohrchirurgie

Tabelle 5.1. Eigenschaften unterschiedlicher Lasersysteme für die Ohrchirurgie

	Excimer	Argon	KTP-532	Neodym:YAG	Holmium:YAG	Erb:YAG	CO_2
Wellenlänge	308 nm	488–514 nm	532 nm	1064 nm	2,12 μm	2,94 μm	10,6 μm
Betriebsart	Gepulst (10 ns)	cw	cw	cw	gepulst (300 μs)	gepulst (100 μs)	cw
Absorption							
Wasser	o	–	–	–	+	++++	+++
Hämoglobin	+++	++	++	o	–	++	+++
Melanin	+++	+	+	–	–	+++	+++
Hydroxyapatit	++	–	–	o	+	+++	+
Knochen	++	o	o	o	++	o	++
Knochenabtrag	o	o	++++	++++	++	+	o
Thermische Nebenwirkung	o	++++	++++	++++			
Mechanische Nebenwirkung	+++	o	o	o			

– minimal, o gering, + mäßig, ++ hoch, +++ sehr hoch, ++++ maximal

Tabelle 5.2. Zusammenstellung der wichtigsten Strahlungsgrößen

Physikalische Größe	Einheit	Häufige Synonyme	Englische Bezeichnung
Strahlungsleistung	W (Watt)	Leistung	radiant flux (radiant power)
Bestrahlungsstärke	W/cm^2	Leistungsdichte, Intensität	irradiance
Strahlungsenergie	J(Joule) = Ws	Energie (= Leistung × Zeit)	radiant energy
Bestrahlung	J/cm^2	Energiedichte	radiant exposure (veraltet: fluence)

Tabelle 5.3. Bestrahlung (Energiedichte) in J/cm^2, Impulsdauer[a] und Spotdurchmesser beim TWIN Er Erbium:YAG-Lasermikroskop (Fa. Zeiss, Oberkochen) bei unterschiedlichen Energieeinstellungen und Stellungen des Defokussierungs-Drehknopfes

Energieein-stellung [mJ]	Impuls-dauer [µs]	Stell. 0[b]	Stell. 1	Stell. 2	Stell. 3	Stell. 4	Stell. 5	Stell. 6	Stell. 7	Stell. 8	Stell. 9
10	50	2,3[c]	2,0	1,6	1,3	1,1	0,8	0,6	0,5	0,4	0,3
15	60	3,4	3,0	2,5	2,0	1,6	1,2	0,9	0,8	0,6	0,5
20	70	4,5	4,0	3,3	2,7	2,1	1,6	1,3	1,0	0,8	0,7
25	78	5,7	5,0	4,1	3,3	2,6	2,0	1,6	1,3	1,1	0,9
30	85	6,8	6,0	4,9	4,0	3,2	2,4	1,9	1,5	1,3	1,0
35	98	8,0	7,0	5,8	4,6	3,7	2,8	2,2	1,8	1,5	1,2
40	100	9,1	8,0	6,6	5,3	4,2	3,2	2,5	2,0	1,7	1,4
45	115	10,2	9,0	7,4	6,0	4,7	3,6	2,8	2,3	1,9	1,6
50	120	11,4[d]	9,9	8,2	6,6	5,3	4,0	3,2	2,6	2,1	1,7
60	125	13,6	11,9	9,9	8	6,3	4,8	3,8	3,1	2,5	2,1
70	135	15,9	13,9	11,5	9,3	7,4	5,6	4,4	3,6	2,9	2,4
80	150	18,2	15,9	13,2	10,6	8,4	6,4	5,1	4,1	3,4	2,8
90	170	20,5	17,9	14,8	11,9	9,5	7,2	5,7	4,6	3,8	3,1
100	185	22,7	19,9	16,4	13,3	10,5	8	6,3	5,1	4,2	3,5
Spotdurchmesser (mm)		0,38	0,4	0,44	0,49	0,55	0,63	0,71	0,79	0,87	0,96

[a] wird vom Gerät selbsttätig in Abhängigkeit von der gewählten Impulsenergie eingestellt.
[b] Stellung des Defokussier-Drehknopfes.
[c] Angaben in J/cm^2.
[d] Die Energiedichten im schraffierten Bereich führen möglicherweise zu mechanischen Innenohrschäden bei direkter Einstrahlung in das offene Vestibulum.

zelne Laserapplikation von festgesetzter Dauer bzw. einen einzelnen Laserimpuls aus. Automatische Wiederholung („repeat mode") oder Dauerstrichbetrieb, solange der Fußschalter gedrückt wird („continuous mode"), sind weniger geeignet. Da sich die Lasersysteme einzelner Hersteller unterscheiden, müssen die vom Hersteller für die Ohrchirurgie empfohlenen Einstellungen berücksichtigt, die Geräte nach dem Aufstellen kalibriert und die Einstellungen an Probegeweben kontrolliert werden, bevor am Patienten eine Laseranwendung erfolgt. Die Laserschutzbestimmungen (vgl. Anhang) müssen berücksichtigt werden.

5.1.1
Argonlaser

Das blaugrüne Argonlaserlicht wird von komplementärfarbigen, also roten Farbstoffen, insbesondere Hämoglobin, absorbiert und entfaltet dementsprechend in Blut und gut durchbluteten Geweben seine Wirkung. Die Schneidwirkung ist schlecht, insbesondere wird der weiße bis cremefarbige Knochen kaum abgetragen. Die thermischen Schäden (Tabelle 5.4) in Form von Hydroxylapatitaufschmelzungen, Karbonisation und Koagulation sind erheblich [55]. Infolge der schlechten Absorptionseigenschaften des Knochens kommt es in der Fußplatte zu inkonstantem Gewebeabtrag, Verkohlungszonen und ausgefransten Rändern (Abb. 5.1), die manuell mit einer so genannten Ovalfensterraspel [48] entfernt und geglättet werden müssen. Hierdurch ist der Vorteil berührungslosen Arbeitens an der Fußplatte teilweise aufgehoben, und es besteht die Gefahr des Abgleitens von Verkohlungspartikeln in das Vestibulum. Die gängigen Einstellungen für die Stapedotomie sind in Tabelle 5.5 aufgeführt. Die geringe Absorption in Knochen führt außerdem da-

Tabelle 5.4. Folgen der Erwärmung von biologischen Geweben

Temperatur [°C]	Effekt
43–45	Deaktivierung von Enzymen
58	Hyalinierung von Knorpel
65	Koagulation von Haut-Epithel
73	Denaturierung von Kollagenfasern der Haut
100	Wasserverdampfung, Vakuolenbildung
100 +	Ruptur von Gewebe
140	Denaturierung von Elastin
250 +	Oxidation und Pyrolyse
1280	Schmelzen von natürlichem Hydroxylapatit
3550	Verdampfen von Kohlenstoff

Temperaturen, bei denen der Effekt einsetzt; + und höher

Tabelle 5.5. Gängige Einstellungen gebräuchlicher Lasersysteme für die Mittelohrchirurgie. Benötigte Applikationen/Impulse für Fußplattenperforation, Leistungs-/Energiedichte und übertragene Strahlungsmenge. Die Einstellungen sind abhängig von Gerätetyp und Hersteller

	Argonlaser	KTP-Laser	CO_2-Laser[a]	Erbium:YAG
Pulsart (single, repeat, continuous)	single	single	single	single
Bestrahlungszeit/Impulsdauer	0,1 s	0,1 s	0,1 s	ca. 0,0001 s[b]
Leistung/Energie	1,5 W	1,5 W	1,5 W	0,025 J[c]
Repetitionsfrequenz	max. 1/s	max. 1/s	1/s	1/s
Anzahl Applikationen/Impulse[d]	ca. 20	ca. 20	ca. 4	ca. 10
Leistungs-/Energiedichte	5000 W/cm^2	5000 W/cm^2	1000 W/cm^2	5,7 J/cm^2
übertragene Energie	3 J	3 J	0,6 J	0,25 J
Spotgröße	0,2 mm	0,2 mm	0,2 mm	0,38 mm

[a] Teilweise differierende Einstellungen in Superpulsbetrieb und Dauerstrichbetrieb.
[b] Die Impulsdauer wird beim OPMI TWIN Er (Zeiss, Oberkochen) in Abhängigkeit von der gewählten Leistung automatisch eingestellt (s. Tabelle 5.3).
[c] Bei gepulsten Lasern ist es sinnvoll, statt der Leistung die Energie je Impuls anzugeben.
[d] Für 0,6 mm Perforation einer normalen Fußplatte.

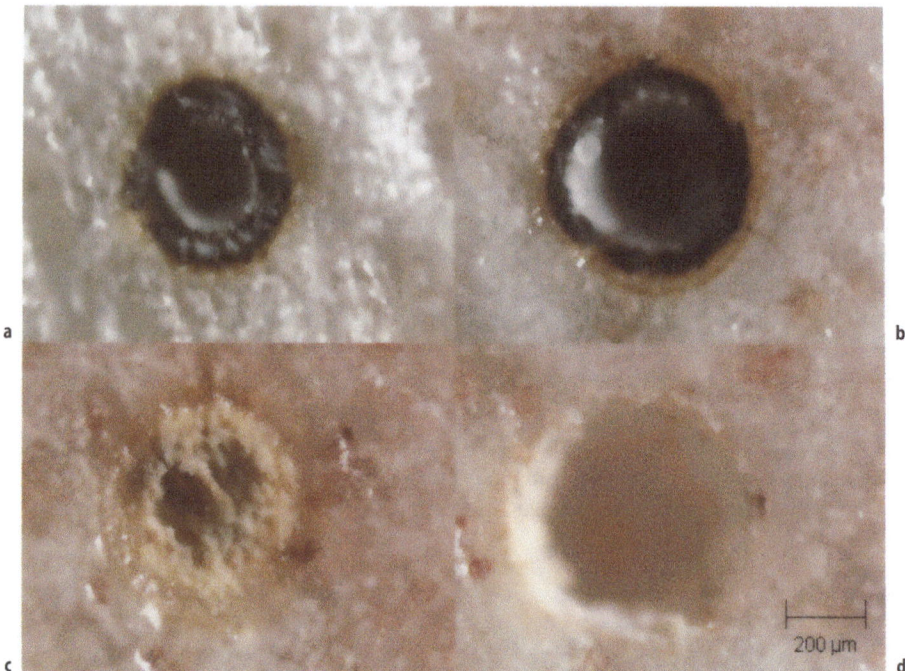

Abb. 5.1 a–d. Vergleich der Gewebewirkung von Argon-, CO_2-, Holmium- und Erbium-Laser auf Knochen (fokussierte Bestrahlung, Spotdurchmesser jeweils 0,5 mm). Alle Krater wurden mit derselben Gesamtenergie von 1 J erzeugt und demonstrieren den Einfluss von Absorption und Leistung. Bei denselben Bestrahlungsbedingungen (Ar+/CO_2 und Ho/Er) führen jeweils die Laser mit höherer Absorption im Knochen (CO_2, Erbium) zu einem besseren Abtrag und geringeren thermischen Schäden. Bei hoher Absorption (CO_2, Erbium) wirkt sich die höhere Leistung des Erbium-Lasers deutlich positiv auf die Abtragsqualität aus. Die sehr geringe Absorption beim Holmium-Laser wird durch die hohe Leistung nicht kompensiert. Damit ein Abtrag einsetzt, muss hier die Knochenoberfläche zunächst karbonisiert werden. **a** Ar^+-Laser: 5 W, 0,2 s; Krater stark konisch, Maximaltiefe 0,7 mm, **b** CO_2-Laser: 5 W, 0,2 s; Kratertiefe maximal 0,7 mm, **c** Ho:YAG-Laser: vier Pulse mit 250 mJ, kaum Katerbildung, <0,1 mm, **d** Er:YAG-Laser: vier Pulse mit 250 mJ, Kratertiefe 0,7 mm

zu, dass ca. 50% der auf eine 150 µm dicke Stapesfußplatte eingestrahlten Lichtleistung in das Vestibulum fortgeleitet wird [65]. Es kommt zu einer Erwärmung der Perilymphe, im Vestibulummodell bis zu 12 °C [57]. Aus Sicherheitsgründen sollte die Repetitionsfrequenz nicht über 1/s liegen [33, 72, 88]. Bei direkter Einstrahlung zeigten sich in Modellversuchen Temperaturerhöhungen bis auf 50 °C [57]. In der Perilymphe wird das Licht eines Argonlasers praktisch nicht absorbiert, es wird also mit unverminderter Leistung in die Tiefen des Vestibulums fortgeleitet, wo es von pigmentierten Zellen und Gefäßen des häutigen Labyrinths oder der gegenüberliegenden inneren Knochenwand absorbiert wird. In tierexperimentellen Untersuchungen an Katzen kam es mit dem Argonlaser mit Mikroskop-gekoppeltem Mikromanipulator zu 3 Sacculusperforationen in 8 Ohren [65].

Argonlaserlicht kann über einen am Mikroskop befestigten Mikromanipulator oder über ein Glasfaserhandstück in das Operationsgebiet eingebracht werden. Der

Tabelle 5.6. Vorteile und Nachteile unterschiedlicher Laserapplikationssysteme in der Ohrchirurgie

Applikation	Vorteile	Nachteile
Mikroskop-gekoppelter Mikromanipulator	Direkt verfügbar	Zielungenauigkeit bei Vibrationen
	Keine Sterilitätsprobleme	Mögliche Inkongruenz von Zielstrahl und Wirkstrahl
	Keine zusätzlichen Geräte im Operationsgebiet	Schlechte Erreichbarkeit verdeckter Strukturen
	Hohe Präzision	Hoher Preis
		Laseraufsatz behindert Instrumentenhandhabung
Glasfaser-Handstück	Erreichbarkeit verdeckter Strukturen (insbesondere vorderer Stapesschenkel)	Muss sterilisiert werden
		Zusätzliche Gerätschaften im OP-Gebiet
	Kurze Fokustiefe schützt tiefergelegene Strukturen	Verlust der Kohärenz und Parallelität im Lichtleiter
	Gewohnte Instrumentenhandhabung (Hände bleiben im Operationsfeld)	Nicht für alle Wellenlängen geeignet
		Verschmutzen der Lichtleiter durch versprengte Gewebepartikel
		Unregelmäßige Austrittsöffnung bedingt inhomogene Energieverteilung

Zielstrahl ist der abgeschwächte Wirkstrahl, so dass beide immer koaxial und konfokal sind. Bei Einstrahlen des Lichts über einen Mikroskopmikromanipulator liegt der Divergenzwinkel der Laserstrahlung hinter der Fokusebene bei 2–3°. Dies führt zu hohen Leistungsdichten auch in der Tiefe des Vestibulums. Es ist deswegen günstiger, das Argonlaserlicht über feine Glasfaserlichtleiter (in der Regel 0,2 mm Durchmesser) einzustrahlen. Die Glasfaser kann von einem Handstück gefasst werden, das in Gewicht und Dimension den Anforderungen der Ohrchirurgie genügt [33, 34, 48, 124]. Der Divergenzwinkel (Lichtkegelwinkel) nach Austritt aus der Öffnung liegt bei kommerziellen Glasfasersystemen (Endo-Otoprobe, HGM, Salt Lake City, USA) bei 14°, so dass die Leistungsdichte und damit die Wirkung nach Austritt aus der Glasfaser stark abnimmt. Sacculus und Utriculus sind deswegen im Regelfall nicht gefährdet. Durch Ändern der Entfernung der Austrittsöffnung von der Zielstruktur können die Spotgröße und die Leistungsdichte reguliert [82, 124] und die Gewebewirkung modifiziert werden. Vor- und Nachteile von Glasfaserhandstück und Mikromanipulator in der Ohrchirurgie sind in Tabelle 5.6 aufgeführt.

5.1.2
KTP-Laser

Bei dem häufig als KTP-Laser bezeichnetem Typ handelt es sich um einen frequenzverdoppelten Nd:YAG-Laser ($\lambda = 1.064$ nm). Der für die Frequenzverdopplung benutzte Kristall ist das KTP, Kalium Titanyl Phosphat. Die Wellenlänge beträgt 532 nm (=1/2 1064 nm). Der in der HNO eingesetzte KTP-Laser ähnelt bezüglich der abgegebenen Laserstrahlung dem Argonlaser, hat aber gegenüber diesem den technischen Vorteil eines Festkörperlasers. Die Absorption in Hämoglobin ist etwas stärker als bei 488 nm oder 514 nm, die Wirkung in den Geweben [19, 63] und die weiteren Eigenschaften entsprechen weitgehend denen des Argonlasers.

5.1.3
CO_2-Laser

Die hohe Absorption des CO_2-Laserlichts in klaren Flüssigkeiten schützt die Innenohrstrukturen vor akzidenteller Verletzung. Mit dem CO_2-Laser ergab sich bei Modellversuchen und in tierexperimentellen Untersuchungen eine Temperaturerhöhung der perilymphäquivalenten Probenflüssigkeit von 0,3 °C (bei 4 W, 0,05 s Bestrahlungszeit, und 0,5 mm Spotdurchmesser) bis 4,4 °C (bei 0,47–3,05 W, 0,2 s Bestrahlungszeit und 0,15 mm Spotdurchmesser) [17, 63] bei einer standardisierten Fußplattenperforation mit 0,6 mm Durchmesser. In 1 mm Abstand von der Perforationsstelle ermittelten Jovanovic et al. im Superpulsbetrieb bei 8 W, 0,05 s Bestrahlungszeit und einer Leistungsdichte von 344 W/cm^2 eine Temperaturerhöhung von im Mittel 13,1 °C [57].

Beim Knochen reicht die von cw-Lasern abgegebene Lichtleistung für saubere Bohrungen oder Schnitte nicht aus. Sie sind immer von einem Karbonisationssaum umgeben [55]. Der „Superpuls-Modus" bringt eine gewisse Verbesserung, doch karbonisationsfreie Bohrungen werden erst durch eine echte gepulste Applikation möglich. In tierexperimentellen Untersuchungen zeigten sich bei Perforation der Fußplatte im Superpulsbetrieb (4 W, 0,18 mm Spotdurchmesser, 0,05 s Impulsdauer) bei 3 von 8 Meerschweinchen nach Perforation der Fußplatte Schwellenabwanderungen der kochleären Summationspotentiale, während der Laser im Dauerstrichbetrieb nicht zu Veränderungen führte [54]. Die Autoren vermuten die Entstehung von Stoßwellen in der Kochlea durch die hohen Pulsspitzenleistungen im Superpulsbetrieb als Ursache.

Wegen der Wellenlänge ist eine Leitung des CO_2-Laserlichts über flexible Lichtleiter nicht möglich, es muss ein Mikroskop-gekoppelter Mikromanipulator benutzt werden. Der Mikromanipulator nimmt Platz zwischen Mikroskop und Ohr ein, so dass die Instrumente nicht unbehindert in das OP-Gebiet eingebracht werden können. Deswegen muss die Brennweite der Linse des Operationsmikroskops von üblichen 200 mm auf 250–300 mm verlängert werden.

5.1.4
Erbium:YAG- und Erbium:YSGG-Laser

Er:YAG- und Er:YSGG-Laser sind Festkörperlaser. Herzstück ist ein mit Erbiumionen dotierter Granatkristall (Yttrium-Aluminium-Granat bzw. Yttrium-Scandium-Gallium-Granat). Für die Laseremission verantwortlich sind die Erbiumionen, die Emissionswellenlänge wird aber durch den Wirtskristall beeinflusst. Sie beträgt 2,94 µm beim Er:YAG- und 2,79 µm beim Er:YSGG-Laser. Die medizinisch einsetzbaren Erbium-Laser sind alle gepulst mit Pulsdauern um 100–300 µs.

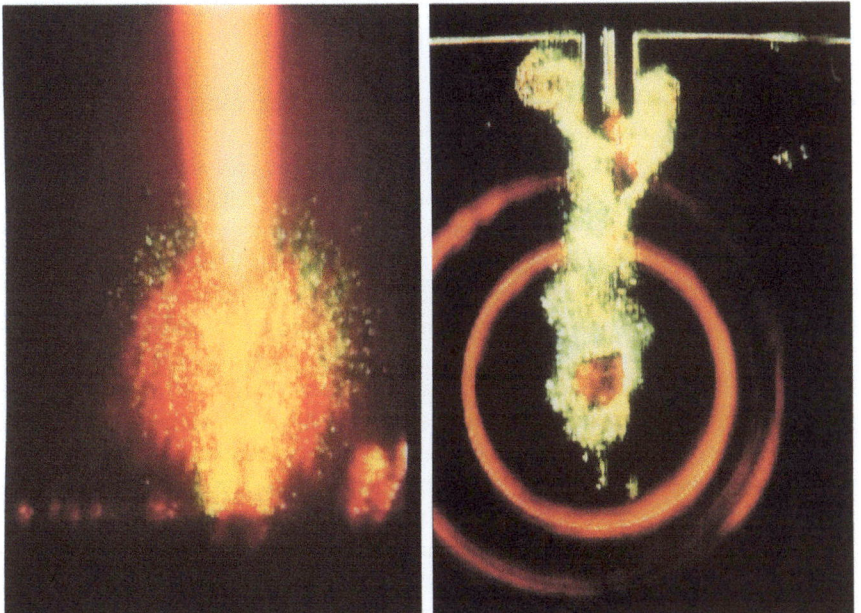

Abb. 5.2 a, b. Laserblitzaufnahmen von Ablationsvorgängen in Schlierentechnik. **a** Knochenabtrag mit dem Er:YAG-Laser (500 mJ). Das Laserlicht wurde von oben auf ein Felsenbein eingestrahlt. Das Bild stellt zwei Momentaufnahmen kurz nach Einsetzen des Laserpulses dar (rot: 12 μs, grün: 17 μs). Durch die hohe Leistung des gepulsten Er:YAG-Lasers und die starke Absorption im Wassers kommt es zu einem raschen Druckanstieg im Gewebe und in der Folge zu einer Fragmentierung (Mikroexplosion). Die kleinen Fragmente werden durch den expandierenden Wasserdampf etwa mit Schallgeschwindigkeit ausgeworfen. Die axiale, weiße bis rötliche Leuchterscheinung wird durch im Laserstrahl aufgeheizte Ablationsprodukte verursacht. **b** Stoßwellenbildung durch zerfallende Kavitationsblase. Das Laserlicht wurde über einen Lichtleiter in das Wasser eingestrahlt, wo sich eine Dampfblase ausbildete. Im Bild sind das unter der Wasseroberfläche befindliche Ende des Lichtleiters, die Schlieren der kollabierten Blase und zwei hierdurch verursachte sich kugelförmig ausbreitende Stoßwellen zu sehen

Die Emissionswellenlänge des Er:YAG-Lasers von 2,94 μm deckt sich genau mit dem Absorptionsmaximum von Wasser im infraroten Bereich. Die optische Eindringtiefe ist 0,7 μm. Für den 2,79 μm-Er:YSGG-Laser ist die Absorption halb so stark, die Eindringtiefe damit etwa 1,5 μm. Aufgrund der starken Absorption und der hohen Laserleistung ist der Abtrag von allen biologischen Geweben sehr präzise, ohne Karbonisationssaum, und mit einer Koagulationsnekrose von nur etwa 30–40 μm in Weichgewebe und ca. 10 μm im Knochen ([30, 45, 56, 86, 98]; Abb. 5.1). Die Ablationsschwelle liegt bei unter 5 J/cm^2 [86]. Mit einer Energie von 25 mJ und einem Spotdurchmesser von 0,38 mm wird dieser Wert überschritten, es kann also mit diesen Einstellungen photoablativ gearbeitet werden (Abb. 5.2). Die Schmelztemperatur des Knochens von ca. 1500 °C wird im Gegensatz zu Argon-, KTP-, CO_2- und Ho:YAG-Lasern nicht erreicht, weswegen es nicht zur Kristallisierung des Knochens kommt [98]. Die Erwärmung der Flüssigkeit des Vestibulums war bei mehreren Untersuchungen mit maximal 2,5° C vergleichsweise gering [30, 58, 109]. Die Distorsionsprodukte otoakustischer Emissionen bei Meerschweinchen änderten sich bis zu einer endokochleären Temperaturerhöhung von ca. 4,2 °C nicht [85], so dass die beobachteten Temperaturerhöhungen unschädlich sein dürften. Die sehr kurzen, hohen Energieimpulse des Er:YAG-Lasers können nachteilige mechanische Wirkungen auf die Innenohrorgane haben. Dies trifft insbesondere dann zu, wenn nach Perforation der Fußplatte Laserlicht direkt auf die Perilymphflüssigkeit trifft. In der Perilymphflüssigkeit bildet sich dann ein Verdampfungskanal, der unter Aussenden von Druckwellen kollabiert (Abb. 5.2). Bei sehr hohen Energiedichten von 40 J/cm^2 können Druckspitzen bis 9 bar entstehen. Bei in der Klinik üblichen Energiedichten von bis zu 10 J/cm^2 entstehen typischerweise Druckspitzen bis 500 mbar im Ultraschallbereich [98]. Untersuchungen unter anderem des „American Institute of Ultrasound in Medicine" ergaben, dass Ultraschall bis zu einer Energiedichte von 50 J/cm^2 keine nachteiligen Wirkungen aufweist [1]. Aufgrund des Energieerhaltungssatzes können die entstehenden akustischen Energien nicht höher sein als die eingestrahlten Lichtenergien, und eine räumliche Energiefokussierung im Labyrinth ist nicht zu erwarten. Man kann deswegen davon ausgehen, dass bis zu einer Energiedichte von 10 J/cm^2, dies entspricht beim Er:YAG-Laser der Firma Zeiss in etwa einer Leistung von 45 mJ/Impuls, keine zellschädigenden Druckwellen im Innenohr entstehen, auch wenn direkt in das offene Labyrinth eingestrahlt wird.

In tierexperimentellen Untersuchungen zeigten sich keine Veränderungen kochleärer Summenaktionspotentiale bei Meerschweinchen bis zu 25 Impulsen à 85 mJ bei einer Repetitionsfrequenz von 5 Hz, wobei fast ausschließlich in die offene Kochlea eingestrahlt wurde [53]. Pfalz et al. applizierten an narkotisierten Meerschweinchen bis zu 200 Impulse à 50 mJ mit einer Impulsdauer von 250 µs und einem Spotdurchmesser von 0,2 mm limbusnah auf die Gehörgangshaut sowie auf den Hammer. Applikation an diesen Stellen hatte bei Voruntersuchungen zu den höchsten Schalldruckpegeln geführt. Es ergaben sich keine Veränderungen kochleärer Mikrophonpotentiale [94].

Aufgrund der guten Knochenabtragseigenschaften (Abb. 5.1), der geringen Gewebserwärmung und der sehr hohen Resorption der Laserenergie in der Perilymphe erscheint der Er:YAG-Laser für die Mittelohrchirurgie besonders geeignet [95]. Er kann über Zirkonium-Fluorid-Fasern (ZF4) in ein Handstück geleitet [41] oder über einen Mikroskop-gekoppelten Mikromanipulator in das Operationsgebiet eingestrahlt werden.

5.2
Klinische Laseranwendungen in der Mittelohrchirurgie

5.2.1
Laserassistierte Stapesplastik

In den 70er-Jahren wurde die Technik der totalen Fußplattenentfernung allmählich unter anderem von McGee, Fisch, Shea u. Smyth [26, 50, 101] durch die partielle hintere Fußplattenentfernung und dann durch die Stapedotomie verdrängt. Die Bindegewebsdrahtprothese wurde durch Draht-Teflon-Kolbenprothesen ersetzt [114]. Vorteile der Stapedotomie mit Kolbenprothesen gegenüber der Stapedektomie mit Bindegewebsdrahtprothesen sind die höhere Lage- und Formstabilität der eingesetzten Prothese und das geringere perioperative Innenohrtrauma [26, 28, 114]. Die Stapedotomie war die entscheidende Entwicklung, die zum verbreiteten Einsatz des Lasers in der Stapeschirurgie führte, denn sie erfordert die Perforation der Fußplatte in situ. Herkömmlich erfolgt dies mit Hilfe eines Perforators oder Bohrers. Bei fest fixiertem Stapes und etwas verdickter Fußplatte ist dies gut durchführbar. Bei unvollständiger Stapesfixation kann es zur Hypermobilität kommen („floating footplate") und bei sehr dünner Fußplatte zur Fraktur. Bei stark verdickter Fußplatte oder obliterativer Otosklerose kann durch die Vibrationen der Bohrtätigkeit das Innenohr geschädigt werden, und bei der Osteogenesis imperfecta kann selbst die abnorm verdickte Fußplatte leicht durch mechanische Manipulationen vorzeitig mobilisiert werden. Die Perforation der Fußplatte ist mit einem Laser in der Regel einfach und schonend durchführbar, auch wenn ungünstige Verhältnisse vorherrschen.

Indikation zur laserassistierten Stapesplastik ist die Fixation des Stapes bei Otosklerose, Ringbandfixation, Osteogenesis imperfecta [22], kleineren Mittelohrfehlbildungen [117] sowie in besonderen Fällen bei der Tympanosklerose. Die Mittelohrkomponente bei 500 und 1000 Hz sollte mindestens 15 dB betragen und der Rinne-Test in diesen Frequenzen negativ ausfallen [80], manche Autoren empfehlen eine Operation ab 20–25 dB Mittelohrkomponente [16, 101]. Die Indikation sollte nicht nur die Ausprägung der Mittelohrkomponente berücksichtigen, sondern auch die mögliche Verbesserung einer Carhart-Senke.

Bei einseitiger Otosklerose ist die Stapesplastik indiziert, um stereophones Hören und Richtungshören zu ermöglichen. Darüber hinaus fühlen sich Patienten bei einseitiger Hörminderung über 40 dB im Hauptsprachbereich gravierend bei der Arbeit und im sozialen Leben beeinträchtigt [67]. Bei beidseitiger Otosklerose wird das schlechter hörende Ohr zuerst operiert. Eine Verbesserung eines Ohrgeräusches tritt bei ungefähr der Hälfte der Patienten ein [80]. Alternativ zur Operation besteht die Möglichkeit einer Hörgeräteversorgung.

Kontraindikationen sind letzthörendes Ohr (Indikation zur Hörgeräteversorgung), gleichzeitig bestehendes aktives Menière-artiges Krankheitsbild [110], akute entzündliche Veränderungen des Mittelohres, eine vorbestehende Trommelfellperforation oder andere chronisch entzündliche Mittelohrveränderungen sowie eine wesentlich beeinträchtigte Tubenbelüftung. Differenziert muss die Indikation bei sehr schlechter Innenohrleistung betrachtet werden. Eine Stapesoperation ist indiziert, wenn hierdurch die Möglichkeiten der Hörgeräteversorgung substantiell gebessert werden können [35].

Für die Stapesplastik wurden unterschiedliche Prothesenarten entwickelt [114]. Bei laserassistierten Stapesplastiken werden fast ausschließlich Kolbenprothesen eingesetzt. Neben der individuell für den Patienten anzupassenden Länge sind der Durchmesser des Kolbens im Vestibulum, das Gewicht und die verwendeten Materialien sowie Form, Beschaffenheit und Bioverträglichkeit der Öse wesentliche Parameter [104]. Bei einem Prothesendurchmesser von weniger als 0,4 mm sind die Schallübertragungseigenschaften insbesondere im unteren Frequenzbereich ungenügend [36]. Causse geht davon aus, dass durch eine 0,4 mm Kolbenprothese die Haarzellen im Bereich der basalen Windung gut, in der mittleren und apikalen Windung aber unzureichend stimuliert werden [16]. Andere Autoren konnten keine unterschiedlichen audiologischen Ergebnisse bei 0,4 mm und 0,6 mm dicken Prothesen feststellen [26, 28, 44, 108]. Auch das Gewicht der Prothese scheint die Hörergebnisse zu beeinflussen. De Bruijn und Mitarbeiter verglichen die audiologischen Ergebnisse nach Einsetzen einer 0,4 mm Voll-Teflonprothese und einer 0,4 mm Goldprothese. Die audiologischen Ergebnisse bei den tiefen Frequenzen und im Hauptsprachbereich waren bei den schwereren Goldprothesen besser als bei den leichteren Vollteflonprothesen [20].

Als Materialien für den Kolben eignen sich Teflon (Tetrafluorethylen), Platin, Titan und Gold. Glatte Oberflächen erlauben einen reibungsarmen Lauf im Fußplattenfenster. Es dürfen auch nach manuellem Kürzen der Prothese keine scharfen Kanten auftreten und die Materialien dürfen keine Innenohr-toxischen Substanzen freisetzen. Die oben genannten Materialien haben eine vergleichbar geringe Bioreaktivität [114], Unverträglichkeitsreaktionen sollten demnach in etwa gleich selten auftreten. Teflonkolben weisen herstellungsbedingte Rillen in der Oberfläche auf, die die Dislokation in das Vestibulum begünstigen und durch ungünstige Winkelbelastungen die Entstehung einer Inkusnekrose begünstigen sollen [104].

Die Prothese wird mit einer Öse am Inkusfortsatz angeschlossen. Material und Formgebung der Öse spielen eine wesentliche Rolle. Es wurde vermutet, dass herkömmlicher Runddraht bei Draht-Teflon-Prothesen (House-Drahtschlingenprothese, Schuhknecht-Draht-Teflonprothese) die Arrosion des langen Ambossschenkels begünstigt, weil er vergleichsweise hart ist und in das Gewebe einschneidet. Platinband oder Goldband (Band: engl. „ribbon") ist als Ösenmaterial weicher, besser formbar und schneidet aufgrund der größeren Oberfläche weniger ein. Es soll seltener zu Knochennekrosen an der Verbindungsstelle zwischen Prothese und Ambossschenkel kommen [104, 114].

Operatives Vorgehen
Bei der manuellen Stapedotomie, z. B. mit dem Perforator nach Fisch, wird die Stapessuprastruktur zunächst erhalten, und das Inkudostapedialgelenk bleibt intakt, um die Gefahr einer akzidentellen Stapesmobilisation zu reduzieren. Bei Verwenden eines Lasers kann die Suprastruktur vor der Fußplattenperforation abgebaut werden. Dies erhöht die Übersichtlichkeit wesentlich. Es ist zudem möglich, eine schwimmende Fußplatte zu perforieren. Aus diesen Gründen ist die Stapesoperation mit dem Laser technisch leichter als in konventioneller Technik. Verwendetes Lasersystem, Anzahl eingestrahlter Einzelapplikationen, Bestrahlungszeit bzw. Impulsdauer und verwendete Leistungen bzw. Energien müssen im Operationsbericht festgehalten werden. Typische Einstellungen für unterschiedliche Lasersysteme sind in Tabelle 5.5 und typische Abstandsmaße für Mittelohrchirurgie sind in Tabelle 5.7 zusammengestellt.

Die lasergestützte Stapesplastik kann in Lokalanästhesie oder in Intubationsnarkose durchgeführt werden. Vorteil der Lokalanästhesie ist die Möglichkeit, während der Operation mit dem Patient Kontakt aufzunehmen und ihn zu seinen subjektiven Eindrücken (Hörverbesserung, Schwindelgefühl) zu befragen. Die Impulse gepulster Laser werden in Lokalanästhesie vom Patienten als lauter Knall wahrgenommen, worüber der Patient rechtzeitig informiert werden muss.

Im Folgenden ist das derzeit von uns praktizierte operative Vorgehen dargestellt. Der Eingriff erfolgt über einen endauralen Zugang (Abb. 5.3). Wie von Fisch [28]

Tabelle 5.7. Abstandsmaße und Gewichte für die Mittelohrchirurgie [2, 9, 28, 80, 90]

Maße und Gewichte von Mittelohrstrukturen	Typischer Wert	Variationsbreite
Abstand Stapesfußplatte vorne/Sacculus	1,2 mm[a]	0,5 mm
Abstand Stapesfußplatte Mitte/Sacculus	2 mm[a]	0,25 mm
Abstand Stapesfußplatte Mitte/Utriculus	1,75 mm[a]	0,75 mm
Abstand Stapesfußplatte hinten/Utriculus	1,5 mm[a]	1 mm
Dicke Fußplatte	0,25 mm	Bei Otosklerose erhebliche Unterschiede
Länge Fußplatte	3 mm	±0,4 mm
Breite Fußplatte	1,5 mm	±0,2 mm
Gesamthöhe Stapes	3,25 mm	±0,5 mm
Abstand Inkusfortsatz (Unterkante)/Fußplattenoberfläche	4,25 mm	±0,75 mm
Abstand Hammergriff (Unterkante)/Fußplattenoberfläche	6 mm	±1,5 mm
Länge Hammer	8 mm	±1 mm
Länge Hammergriff	5 mm	
Gewicht Hammer	25 mg	
Gewicht Amboss	27,5 mg	
Gewicht Stapes	3,4 mg	

[a] Nach Pauw [90], von Anson [2] und Beck [9] werden teils deutlich niedrigere Werte angegeben.

Abb. 5.3.
Inzision der Gehörgangshaut in 3–5 mm Abstand vom Limbus

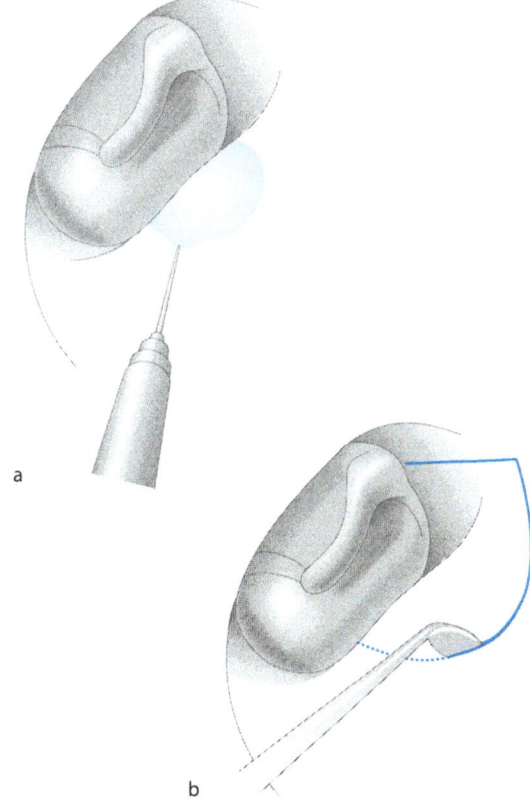

Abb. 5.4.
Resektion der hinteren oberen Gehörgangswand mit Meißel und House-Löffel

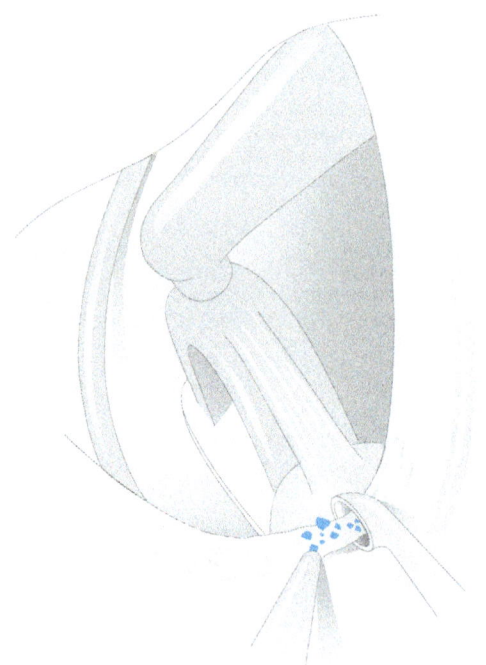

beschrieben, wird über die Pars flaccida in die Pauke eingegangen und der Hammerhals und die Chorda visualisiert. Jetzt wird mit dem Sichelmesser oder dem abgewinkelten Raspatorium nach Fisch der Anulus posterosuperior ausgelöst und die Chorda gemeinsam mit dem Trommelfell nach vorne gehoben.

Teile der hinteren oberen Gehörgangswand, die den Einblick in die ovale Nische behindern, werden abgetragen, bis die ovale Nische und die Stapediussehne gut überschaut werden können (Abb. 5.4). Es wird davon abgeraten, die hintere Gehörgangswand mit dem Bohrer zurückzuschleifen, weil mit der Spülflüssigkeit Erreger aus dem Gehörgang in das Mittelohr gebracht werden können [28], der Bohrstaub postoperative Tubenbelüftungsstörungen begünstigen soll [14, 15, 16] und weil es öfter zu Verletzungen der Chorda kommen soll [125].

Die Stapediussehne wird mit einem Belucci-Scherchen durchtrennt. Alternativ kann hierzu ein Laser eingesetzt werden (Abb. 5.5). Die Durchtrennung des hinteren Stapesschenkels erfolgt zwischen dem unteren und mittleren Drittel mit dem Laser. Bei Verwenden des Zeiss OPMI TwinER Er:YAG-Lasers wird Einzelpulsbetrieb verwendet und die Laserenergie auf 25 mJ eingestellt. Die Impulsdauer wird dann vom Gerät auf 78 µs eingestellt (Tabelle 5.3). Der Defokussierdrehknopf wird in Stellung 0 gebracht, also der kleinstmögliche Spotdurchmesser von 0,38 mm eingestellt. Gängige Einstellungen mit anderen Lasersystemen sind in Tabelle 5.5 aufgeführt.

Um vorzeitige akzidentelle Perforationen der Fußplatte zu vermeiden, wird der Sauger mit offenem Unterbrecherloch unter den hinteren Stapeschenkel gehalten. In der Regel sind etwa 10–15 Impulse erforderlich (Abb. 5.6). Es ist wichtig, den

Abb. 5.5.
Durchtrennen der Stapediussehne nach Prüfen der Kettenbeweglichkeit mit 5-6 Erbium:YAG-Impulsen à 25 mJ. Das Aerosol aufgeschleuderter Partikel wird abgesaugt

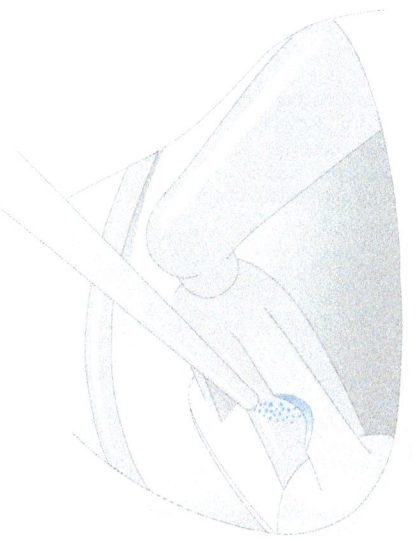

hinteren Schenkel vollständig mit dem Laser zu durchtrennen und nicht zu frakturieren, weil beim Frakturieren starke Auslenkungen der Fußplatte zu Innenohrschäden oder Fußplattendislokation führen können.

Nach Durchtrennen von Stapediussehne und hinterem Stapesschenkel wird mit dem 30° abgewinkelten Tellermesser das Inkudostapedialgelenk durchtrennt (Abb. 5.7) und der vordere Stapesschenkel frakturiert. Der vordere Stapesschenkel ist gelegentlich mit dem Laserstrahl eines Mikromanipulators erreichbar und kann dann auch mit dem Laser durchtrennt werden, manche Autoren verwenden Mikrospiegel, um einen kräftigen vorderen Stapesschenkel mit dem Laser zu durchtrennen. Mit einem über ein fiberoptisches Handstück herangeführten Laser ist die Durchtrennung des vorderen Stapesschenkels meist gut möglich [34]. Insgesamt bedingt die Fraktur des vorderen Stapesschenkels im Regelfall kein nennenswertes Innenohrtrauma [72]. Die Stapessuprastruktur wird mit einem feinen Hartmann-Zängchen entfernt.

Die jetzt gut einsehbare und bequem zugängliche Fußplatte wird entweder mit einer Nadel oder mit 4-6 etwas defokussierten Laserimpulsen (Stellung 3 oder 4 am Defokussierstellknopf) mit 10-15 mJ Leistung entepithelisiert. Dann wird der Abstand zwischen Fußplatte und Ambossschenkel mit dem Längenmessinstrument ausgemessen (Abb. 5.8). Die Prothese soll 0,3-0,4 mm ins Vestibulum hineinreichen. Misst man den Abstand von der Fußplattenoberfläche aus, müssen bei durchschnittlicher Fußplattendicke von 0,2-0,3 mm dem gemessenen Abstand also insgesamt ca. 0,5-0,7 mm an Prothesenlänge zugegeben werden. Meist sind Kolbenlängen zwischen 4,5 mm und 5 mm (Öse nicht mitgerechnet) geeignet. Im Regelfall ist die Fußplatte ausreichend breit, um eine 0,6 mm starke Prothese zu ver-

Abb. 5.6.
Durchtrennen des hinteren Stapesschenkels mit 10–15 Erbium:YAG-Impulsen à 25 mJ. Der Sauger wird zwischen Stapesschenkel und Fußplatte gestellt, um eine vorzeitige akzidentelle Laserperforation der Fußplatte zu vermeiden

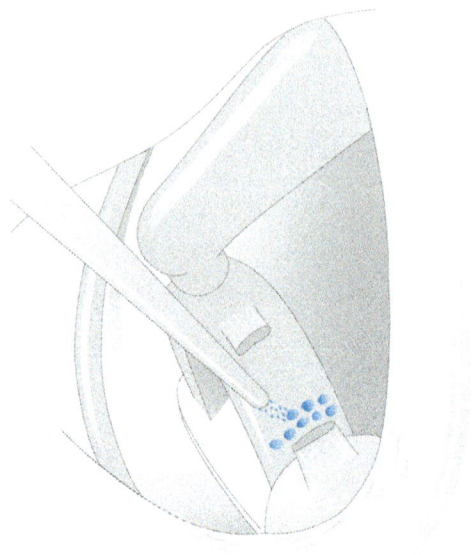

wenden, bei schmaler Fußplatte oder überhängendem N. facialis wird eine 0,4 mm Prothese verwendet.

Die Fußplatte wird im mittleren bis hinteren Drittel mit dem Laser perforiert, da hier Sacculus und Utriculus am weitesten entfernt liegen (Abb. 5.9). Beim Er:YAG-Laser werden Einzelpulse von 25 mJ verwendet. Die Repetitionsfrequenz sollte nicht über 1/s liegen. Bei sichtbaren Lasern (Argon, KTP) ist es ratsam, zwischen den einzelnen Laserapplikationen einige Sekunden zu warten, damit sich die Perilymphe nicht zu stark erwärmt. Die einzelnen Impulse werden rosettenartig und in möglichst gleichmäßiger Tiefe nebeneinander gereiht (Abb. 5.10). Kommt es zu Austritt von Perilymphe auf die Fußplatte, muss diese mit offenem Unterbrecherloch am Rand der Fußplatte in sicherer Entfernung von der Perforation abgesaugt werden. Da beim Er:YAG-Laser keine Karbonisation und Kristallisation entsteht, brauchen die Perforationsränder nicht wie beim Argonlaser oder KTP-Laser gereinigt zu werden.

Im Anschluss wird die gewählte Prothese eingesetzt und die Öse am Ambossschenkel mit der McGee-Zange geschlossen. Die Fußplattenperforation wird mit kleinen Bindegewebsstückchen abgedichtet (Abb. 5.11) und das freie Spiel der Prothese in der Fußplatte durch vorsichtiges Bewegen des Hammergriffs oder des Ambossschenkels überprüft. Die Öse darf kein Spiel haben. Anschließend wird das Trommelfell zurückgeklappt.

Postoperativ wird 24 Stunden gelockerte Bettruhe eingehalten, d.h. der Patient darf in Begleitung des Pflegepersonals auf die Toilette. Am 1. postoperativen Tag wird eine Knochenleitungskurve bestimmt, am 2.–3. postoperativen Tag wird der

Abb. 5.7.
Durchtrennen des Incudostapedialgelenks mit dem 30° abgewinkelten Tellermesser

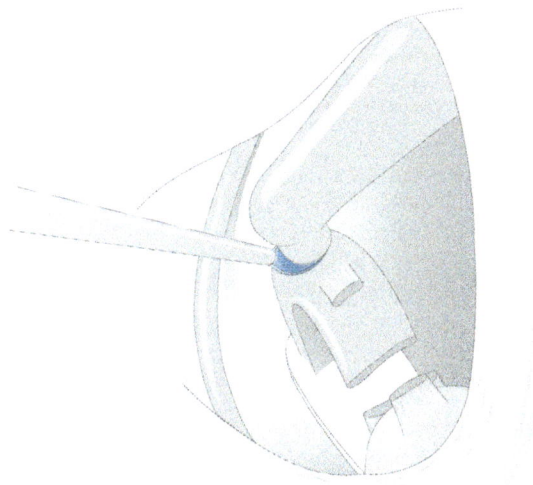

Patient je nach Befinden entlassen. Die Detamponade und Fädenentfernung erfolgt am 7. postoperativen Tag.

Besondere intraoperative Situationen und Komplikationen

Der dargestellte Operationsverlauf muss gelegentlich modifiziert werden, um besonderen Situationen gerecht zu werden. Das laserchirurgische Vorgehen bei typischen intraoperativen Problemsituationen weicht teilweise von den konventionellen Verfahren ab. Auf die Besonderheit bei Fixation von Hammer oder Amboss wird weiter unten eingegangen.

Die hypermobile Fußplatte („floating footplate") beeinflusst das operative Vorgehen mit dem Laser nicht wesentlich, da auch eine hypermobile Fußplatte problemlos perforiert werden kann. Steht kein Laser zur Verfügung, handelt es sich um ein erhebliches Problem, insbesondere wenn die Fußplatte in das Vestibulum abtaucht [80]. Bei obliterativer Otosklerose ist die ovale Nische gelegentlich kaum noch auszumachen. Mit dem Laser allein ist die Entfernung der otosklerotischen Veränderungen zu zeitaufwendig. Stattdessen wird mit dem Diamantbohrer das Vestibulum an typischer Stelle „blue line" geschliffen und die verbleibende dünne Knochenschale mit dem Laser perforiert.

Die Osteogenesis imperfecta ist eine Erbkrankheit mit reduzierter oder abnormer Kollagen-Typ-I-Produktion [120]. Bei der Osteogenesis imperfecta ist der Knochen verdickt, fibrös und gefäßreich. Dennoch ist die Fußplatte sehr fragil. Die berührungslose Abtragung der Suprastruktur und Perforation der Fußplatte mit Laser ist deswegen vorteilhaft. Es kann zu diffusen Blutungen aus dem verdickten Knochen kommen. Der Er:YAG-Laser weist zwar keine guten koagulierenden Eigenschaften auf, dennoch ist unterhalb der Ablationsschwelle eine Koagulation

Abb. 5.8.
Nach Frakturieren des vorderen Stapesschenkels und Entnahme der Suprastruktur Abmessen der Distanz zwischen Fußplatte und Inkusunterkante. Die Kolbenlänge der Prothese ohne Öse wird ca. 0,5 mm länger gewählt

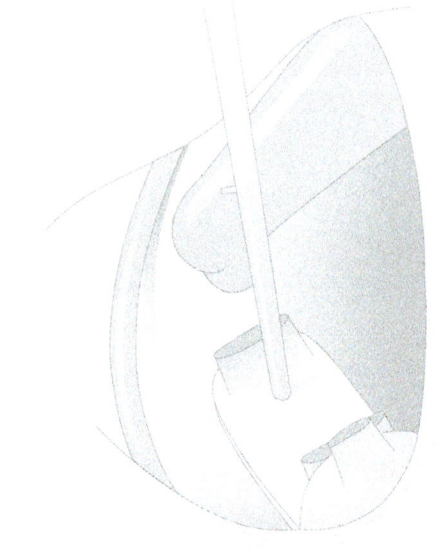

Abb. 5.9.
Lagebeziehung von Sacculus und Utriculus zur Fußplatte. Der Abstand ist im Bereich des mittleren und hinteren Fußplattendrittels am größten, dies ist die sicherste Region zur Perforation der Fußplatte
1 Promontorium
2 Sakkulus
3 Vesticulum
4 Utriculus
5 dorsale Wand der ovalen Nische
6 Stapes

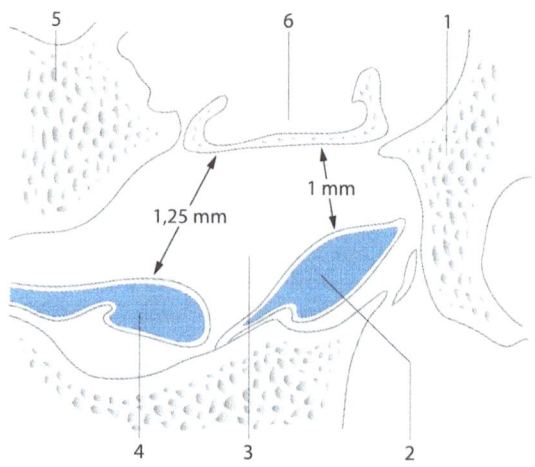

kleiner Gefäße bei Energien um 2–8 mJ und rascher Impulsabfolge möglich. Argon- oder CO_2-Laser verfügen über bessere koagulierende Eigenschaften, was in dieser Situation vorteilhaft ist.

Ein Liquordrucklabyrinth (Gusher) findet sich bei ca. 0,03% der Stapesoperationen [125]. Bei offenem Aquaeductus cochleae kommt es zum Übertritt von Liquor cerebrospinalis in den Perilymphraum, der nach Perforation der Fußplatte schwallartig austritt. Dies Phänomen tritt bei angeborener Stapesankylose gehäuft auf [13,

Abb. 5.10.
Nach Entepithelisieren der Fußplatte werden ca. 12–25 Erbium:YAG-Impulse à 25 mJ rosettenförmig eingestrahlt, um die Fußplatte im hinteren Drittel mit einem Durchmesser von 0,5–0,7 mm zu perforieren. Bei stark verdickter Fußplatte werden gelegentlich bis zu 50 Impulse benötigt. Dabei wird möglichst gleichmäßig flächig vorgegangen. Es ist ungünstig, initial eine kleine Perforation in der Mitte zu schaffen und diese dann zirkulär zu erweitern, weil dann Laserlicht unabgeschwächt ins Vestibulum einstrahlt. Der Perilymphpegel soll vor jedem applizierten Impuls knapp unter der Fußplatte sichtbar sein, andernfalls wird gewartet, bis sich das Vestibulum füllt. Lasergesprengte Partikel werden abgesaugt

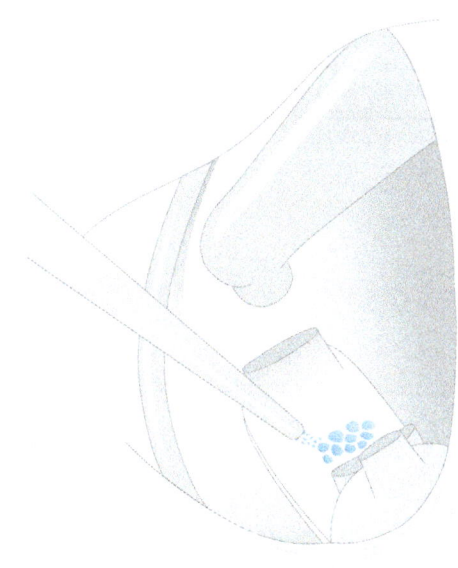

121]. Gelegentlich sollen Fehlbildungen des inneren Gehörgangs für das Liquordrucklabyrinth verantwortlich sein. Typische intraoperative Warnhinweise sollen ein avaskuläres Mittelohr und ein weit anterior inserierender hinterer Stapesschenkel sein [15]. Bei Auftreten eines Gushers wird der Kopf hochgelagert und etwas Faszie auf die Fußplattenperforation aufgelegt, die mit einem Piston auf den Defekt gedrückt wird [15, 80].

Ursache einer Trommelfellperforation ist im Regelfall eine zu kräftige Verlagerung des Anulus nach vorne, solange er noch nicht ausreichend weit ausgelöst ist. Der Defekt wird mit etwas Faszie unterfüttert und heilt in der Regel folgenlos ab [15]. Alternativ kann man etwas „tissue-fascie" oder Zigarettenpapier auf kleine Defekte legen [125]. Eine Inkusdislokation ist in der Regel Folge einer unvollständigen Disartikulation des Inkudostapedialgelenks. Bei geringer Dislokation kann der Inkus reponiert werden, bei stärkerer Dislokation mit Ruptur des Bandapparates muss die Stapesprothese an den Hammergriff angeschlossen werden (s. Malleovestibulopexie) [15]. Bei Nekrose des langen Inkusfortsatzes und beweglichem Stapes kann mit unterschiedlichen Materialien eine Reparatur versucht, oder eine Überbrückung des Inkus durch ein autogenes Transplantat oder ein Implantat geschaffen werden [28, 32]. Bei Nekrose des Inkusfortsatzes und gleichzeitig bestehender Stapesfixation oder bei Stapesrevisionsoperationen kommt in erster Linie eine Malleovestibulopexie in Frage (s. dort).

Profuser Blutung bei aktiver Otosklerose liegt oft eine Hyperämie der Mittelohrschleimhaut zugrunde, die als Schwartze-Zeichen bei transluzentem Trommelfell präoperativ festgestellt werden kann. In diesen Fällen ist die Instillation von 1:100 000 verdünntem Suprarenin in das Mittelohr gleich nach Eingehen in die

Abb. 5.11.
Nach Einsetzen der Kolbenprothese und Schließen der Öse wird die Fußplattenperforation mit kleinen Bindegewebsstückchen abgedeckt

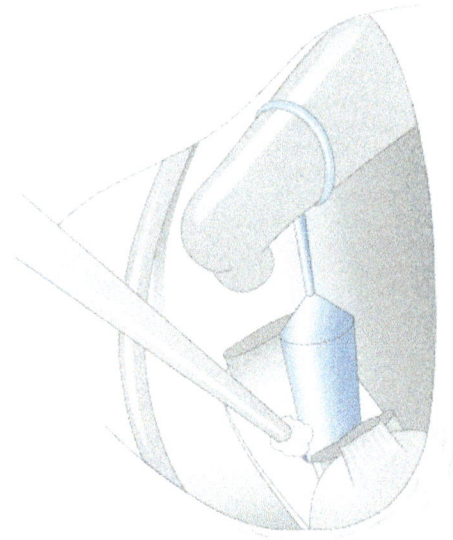

Pauke sinnvoll [80]. Selten findet sich eine persistierende A. stapedia, die meist bipolar gekautert werden kann.

Ein überhängender N. facialis kann die ovale Nische weit verlegen. Es ist nicht empfehlenswert, den Knochen über dem N. facialis so weit zurückzuschleifen, dass der Nerv aus der Lücke hervorquellen und den Zugang weiter verschlechtern kann. Durch Zurücknehmen des Promontorialknochens zur mittleren Schneckenwindung, also vor dem vorderen Stapesschenkel, ist meist der Zugang etwas zu verbessern. Vorsicht ist entlang des Unterrandes der Fußplatte geboten, da hier die Knochendicke des Promontoriums zum basalen Ende der basalen Schneckenwindung (Ligamentum spirale) ca. 0,2 mm beträgt [9]. Eine länger bemessene Prothese kann etwas gebogen werden, um den überhängenden N. facialis zu umgehen. Eine instrumentelle Verletzung des Nerven ist sehr selten. Es muss unverzüglich eine geeignete operative Maßnahme erfolgen, im Regelfall die Reanastomosierung. Ursache war in den in der Literatur beschriebenen Fällen eine Dehiszenz des knöchernen Fazialiskanals und ein in einen Bindegewebsblock eingebetteter Nerv, der über die ovale Nische hing [125]. Bei kongenital fehlender Stapessuprastruktur kann der N. facialis direkt auf der Fußplatte verlaufen und einen Zugang zum Vestibulum auf diesem Weg ohne Nervenverlagerung unmöglich machen [117]. Durchtrennung, Dehnung und Austrocknen der Chorda tympani führen zu Schmeckstörungen der vorderen 2/3 der Zunge. Chordaverletzungen sollen in ca. 30% der Eingriffe auftreten, besonders beim Zurückschleifen der hinteren oberen Gehörgangswand mit dem Bohrer [125]. Bei einseitiger Verletzung verspürt der Patient meist für einige Tage bis Wochen einen metallartigen Geschmack, bei beidseitiger Schädigung kann es selten zu erheblicher Einschränkung des Geschmackssinnes kommen. Liegt die Öffnung des knöchernen Kanals der Chorda ungünstig und verwehrt den Einblick in die ovale Nische, kann mit einem 90°-Häkchen in den Kanal eingegangen und der Knochen zum Mittelohr hin ausgebrochen werden, um die Chorda zu mobilisieren [15].

Eine vollständige otosklerotische Obliteration des runden Fensters ist selten. Für ein positives Wechseldruckphänomen und somit funktionelle Integrität genügt ein minimaler Spalt in der runden Nische. Während einige Autoren bei der vollständigen Obliteration der runden Nische die Abtragung mit dem Diamanten empfehlen [80], raten andere Autoren hiervon strikt ab [15]. Publikationen über die laserassistierte Abtragung einer otosklerotischen Obliteration des runden Fensters liegen nicht vor.

Postoperative Komplikationen

Die Kenntnis unterschiedlicher Komplikationen und Folgezustände ist Voraussetzung für die verantwortungsvolle ärztliche Nachsorge von Patienten nach Steigbügeloperation. Dabei können Komplikationen noch Monate nach dem Eingriff manifest werden, und eine rechtzeitige Intervention kann schwerwiegende Folgen verhindern.

Bei der bakteriellen Labyrinthitis sind Erreger in das Innenohr gelangt und haben dort zu einer Infektion geführt. Da das Labyrinth mit den Meningen in Kontakt steht, ist die Entstehung einer letal verlaufenden Meningitis möglich [125]. Diese sehr seltene Komplikation teils Monate oder Jahre nach Stapesoperation ist Folge einer akuten Otitis media. Berichte über bakterielle Labyrinthitis durch intraoperative Kontamination liegen nicht vor. Fisch warnt vor der Verschleppung von Erregern aus dem Gehörgang in das Operationsgebiet durch Spülflüssigkeit [28]. Eine perioperative Antibiotikaprophylaxe wird von einigen Autoren routinemäßig empfohlen [15]. Klinisch entwickelt sich binnen weniger Tage ein persistierender vollständiger kochleovestibulärer Ausfall. Therapeutisch werden hochdosiert intravenös liquorgängige Antibiotika und hochdosiert Kortison gegeben. Zusätzlich zum Erregerspektrum akuter Otitiden sollte Pseudomonas aeruginosa antibiotisch erfasst werden.

Die vollständige Ertaubung des operierten Ohres ist ein seltenes Ereignis. Es tritt bei der Stapedektomie in weniger als 1% der Fälle auf, nach Stapedotomie noch seltener [28]. Als gravierender Innenohrabfall wird die Verschlechterung der Knochenleitungsschwelle im Hauptsprachbereich über 20 dB angesehen. Fisch und Dillier fanden einen gravierenden Innenohrabfall binnen eines Jahres nach Stapedektomie in 8,5% und nach Stapedotomie bei 0,8% der untersuchten Patienten [27]. Der postoperative Abfall der Innenohrleistung kann unterschiedliche Formen und Ursachen haben [14, 15]. Causse teilt die postoperativen Innenohrabfälle in 5 Gruppen ein. Bei ca. 50% der Fälle mit postoperativem Innenohrabfall beobachtete er folgenden Verlauf: Am Abend der Operation sind die Befunde regelrecht, am 1. Tag kommt es zu rauschendem Tinnitus, ferner zunächst zu einem Nystagmus in das operierte Ohr und später in das nicht operierte Ohr, sowie zu einem progredienten Abfall der Knochenleitungskurve, wobei zunächst die tiefen Frequenzen, später auch die hohen Frequenzen betroffen sind. Postoperative Störungen der Tubenbelüftung mit Mittelohrunterdruck werden für ursächlich erachtet. Sie sollen zu einer progredienten Verlagerung der Prothese in das Vestibulum führen. Bohrstaub soll eine postoperative Tubenbelüftungsstörung begünstigen. Es werden systemische Kortisontherapie und vorsichtiges Valsalvieren ab dem 2. postoperativen Tag empfohlen [14]. Bei dem vermuteten Pathomechanismus erscheinen abschwellende Nasentropfen sinnvoll.

Als seltenere Ursache werden Innenohrdurchblutungsstörungen infolge vertebrobasilärer Insuffizienz angenommen. Durch die Seitlagerung des Kopfes während des Eingriffs soll es zu einer kochleären Minderperfusion kommen. Typische klinische Zeichen sind nach Causse hochfrequenter Tinnitus, gelegentlich Schwindel und Nystagmus sowie ein Innenohrabfall bei 1000, 2000 und 4000 Hz. Bei einer dritten Gruppe wird ein gleichzeitig bestehender Endolymph-Hydrops vermutet. Es kommt zu einem meniériformen Krankheitsbild [15, 105]. Außerdem sollen Autoimmunprozesse für postoperativen Innenohrabfall verantwortlich sein können und zuletzt direkte Traumatisierungen von Innenohrstrukturen während des Eingriffs. Bei 1160 Stapedektomien traten Innenohrabfälle in 2% auf, die überwiegend reversibel waren [14].

Nach Stapesoperationen kommt es unregelmäßig zu einer Verbesserung eines Ohrgeräusches. Insbesondere niederfrequenter Tinnitus soll eine Tendenz zur Besserung nach Stapesoperation haben. Hochfrequente Ohrgeräusche sollen schlechter beeinflussbar sein [15], dies betrifft auch Ohrgeräusche, die erst nach der Stapesoperation aufgetreten sind. Bei neuaufgetretenem Ohrgeräusch nach Stapesoperation bei sonst unauffälligem postoperativen Verlauf ist eine rheologische Therapie mit Kortisongabe empfehlenswert sowie frühzeitiges Valsalvieren.

Besteht direkt postoperativ eine Fazialisparese, sollte zunächst 2-3 Stunden abgewartet werden, bis das Lokalanästhetikum zu wirken aufhört. Bleibt die direkt postoperativ festgestellte Fazialisparese über mehr als drei Stunden bestehen, sollte sofort revidiert werden [80]. Tritt eine Fazialisparese erst einige Tage (typischerweise 5 Tage) nach dem Eingriff auf, so handelt es sich am ehesten um eine metabolische Schädigung des N. facialis im Rahmen der Heilentzündung. Als andere Kausalfaktoren werden reaktivierte latente Virusinfektionen mit Varicella zoster- oder Herpes simplex-Viren diskutiert [81]. Die verzögert eintretende Fazialisparese ist binnen einiger Wochen vollständig reversibel [15, 125]. Unterstützend ist eine systemische Kortisontherapie indiziert. Schmeckstörungen treten bei ca. 30% der Patienten nach Eingriffen am Stapes auf und persistieren bei ca. 15% [28, 40, 80, 125]. Sie sind in der Regel Folge einer Traumatisierung der Chorda tympani.

In den ersten 2 Tagen nach Eingriffen am Stapes tritt bewegungsabhängiger, kurzfristiger Schwindel ohne Nystagmus bei ca. 1/3 der Patienten auf. Er wird als Folge der Labyrinthreizung durch den Eingriff aufgefasst, bei dem geringe Mengen Blut ins Vestibulum gelangen können und sich durch Perilymphverlust eine vorübergehende Verschiebung des Gleichgewichts zwischen Endolymphe und Perilymphe ergeben kann. Persistierende, überwiegend diskrete Schwindelbeschwerden treten bei bis zu 5% der Patienten nach Stapesoperationen auf [25]. Persistierende Schwindelbeschwerden können im Wesentlichen vier Ursachen haben. Hierzu zählen eine persistierende oder erneut aufgetretene Perilymphfistel (s. dort), gelegentlich mit im CT nachweisbaren kleinen vestibulären Lufteinschlüssen [128]. Darüber hinaus kann selten eine zu lange Prothese, insbesondere nach Malleovestibulopexie [128], oder eine Prothesenverlagerung in das Vestibulum in Folge einer Tubenbelüftungsstörung [15] oder nach Sporttauchen [118] zu Schwindelbeschwerden führen. Beide Veränderungen gehen mit einem progredienten sensorineuralen Hörverlust einher, sollten durch ein Dünnschicht-CT des Felsenbeins abgeklärt werden und eine rasche operative Revision nach sich ziehen [128]. Nach Steigbügeloperationen kann es durch Ablösen von Partikeln aus der Otokonienmembran zu einem benignen paroxysmalen Lagerungsschwindel kommen, der klinisch durch das Fehlen anderer otologischer Symptome von der Perilymphfistel abgrenzbar ist. Ein Repositionsversuch soll gelegentlich Erfolge bringen [18, 122]. Schließlich kann es im Rahmen eines gleichzeitig bestehenden meniériformen Krankheitsbildes zu typischen Beschwerden kommen [15, 105, 110]. Es kann möglicherweise auch zu Schwindel durch otosklerotische Herde kommen [52].

Bei einer Stapedotomie wird definitionsgemäß der Perilymphraum eröffnet, der sich im postoperativen Verlauf durch Ausbilden einer endostalen Membran verschließt. Bei primären Perilymphfisteln erfolgt dieser Verschluss nicht, und Austritt von Perilymphe persistiert unmittelbar im Anschluss an die Operation. Sekundäre Perilymphfisteln bilden sich nach primär erfolgtem Verschluss. Die Entwicklung einer Perilymphfistel wird durch besonders atraumatischen Operationsverlauf, unzureichendes Entepithelisieren der Fußplatte, eine überlange Prothese sowie durch die Verwendung von „gelfoam" zum Abdichten der Fußplatte begünstigt. Da die Knochenheilung nach Anwendung aller bisher bekannter Lasertypen verzögert ist [43], ist zumindest theoretisch die Gefahr von Perilymphfisteln nach Laserstapedotomie höher als nach konventioneller Fußplattenperforation. Das führende klinische Symptom ist sensorineuraler Hörverlust, der gelegentlich fluktuiert. Schwindel, Gleichgewichtsstörungen und Ohrgeräusche treten in unterschiedlicher Häufigkeit hinzu [76, 125]. Die Behandlung besteht in der frühzeitigen operativen Revision mit Fistelverschluss, wobei Muskelfaszie besonders zuverlässiges Verschlussmaterial sein soll [76].

Beim Reparationsgranulom handelt es sich um eine überschießende Gewebsproliferation ungeklärter Ursache im Fußplattenbereich. Es tritt in bis zu 1% der Stapesoperationen auf [125]. Typischerweise kommt es bei initial regelrechtem postoperativem Verlauf nach 1-3 Wochen zu rasch progredienter sensorineuraler Schwerhörigkeit, oft kombiniert mit Schwindel und Ohrgeräusch. Bei der Trommelfellinspektion ist meist eine rötliche Verfärbung im posterosuperioren Quadranten feststellbar. Das Reparationsgranulom geht typischerweise mit einer serösen oder serofibrinösen Labyrinthitis einher, die jedoch auch ohne Reparationsgranulom auftreten kann. Im Regelfall wird bei Auftreten dieser Veränderung die sofortige operative Revision und Abtragung des Granuloms empfohlen [125]. Elies und Hermes haben bei einer Analyse ihrer Fälle jedoch das sehr gute Ansprechen auf konservative Therapie mit einem Breitbandantibiotikum, rheologischer Therapie und hochdosierter systemischer Kortisongabe gezeigt [24].

Ursachen einer persistierenden oder rekurrierenden Schallleitungsschwerhörigkeit sind die Ösenlockerung, die Inkusarrosion oder -nekrose, die zu kurze Prothese oder Prothesendislokation, die Reokklusion des ovalen Fensters, narbige Adhäsionen, die Kettenluxation und die Kettenfixierung [80]. Eine lockere Öse besteht entweder primär oder sekundär infolge Knochenabbau am Ambossfortsatz oder infolge Materialveränderungen. Es kommt zu freiem Spiel des Inkusfortsatzes in der Prothesenöse und damit zu unvollständiger Schallübertragung. Typisch ist die vorübergehende Hörverbesserung nach Valsalvaversuch (Spannungsphänomen). Durch den Valsalvaversuch bewegen sich das Trommelfell und der lange Inkusfortsatz nach lateral, und die Öse hat vorübergehend festeren Halt. Therapeutisch wird die Öse im Rahmen einer Tympanotomie nachgezogen oder die Prothese gewechselt. Eine Inkusarrosion und/oder Inkusnekrose entsteht in Folge der mechanischen Belastung des Knochens durch die Prothesenöse. Diese kann zu Knochenabbau und schließlich zum Verlust des Inkusfortsatzes führen. Solche Veränderungen sind möglicherweise nach Verwendung eines Teflon-Platinband-Pistons häufiger als nach Verwendung eines Gold-Pistons [104]. Eine leichte Bewegungseinschränkung der Prothese insbesondere bei den durch statische Luftdruckschwankungen bedingten großhubigen Bewegungen [51] kann die Entstehung einer Inkusarrosion möglicherweise begünstigen. In dieser Hinsicht kann es nachteilig sein, die Perforation der Fußplatte zu passgenau auf den Prothesendurchmesser abzustimmen [104]. Eine sehr passgenaue Perforation einer dicken Fußplatte kann zudem dazu führen, dass bei leichter Verwinkelung der Perforation zur Hubachse der Prothese die Prothesenbeweglichkeit behindert wird [80]. Bartels vermutet hierin eine Ursache von persistierender Schallleitungsschwerhörigkeit im Tieftonbereich [7].

Während die Auslenkungen des Kettenprothesenkomplexes nach Stapesoperation durch Schallwellen im Submikrometerbereich liegen, kann es bei Änderungen des statischen Luftdruckes (Niesen, rascher Luftdruckwechsel) zu erheblichen Auslenkungen der Prothese kommen [51]. Bei zu kurzer Prothese kann es unter diesen Umständen zum Ausheben der Prothese aus dem Vestibulum und Prothesendislokation kommen [90]. Typisch ist plötzliche Mittelohrschwerhörigkeit nach Niesen. Ist die Prothese schon initial so kurz, dass keine ausreichende Schallübertragung auf das Vestibulum erfolgt, besteht die Schallleitungsschwerhörigkeit direkt postoperativ weiter. Bei Zustand nach Stapedektomie und Einsetzen einer Bindegewebsdrahtprothese kann die Prothese an den hinteren Rand des ovalen Fensters wandern und dort aufsitzen. Diese Form der Dislokation ist von einer mittelgradigen Schallempfindungsschwerhörigkeit begleitet. Die Reokklusion der Fußplatte tritt insbesondere nach Stapedektomie und Einsetzen einer Bindegewebsdrahtprothese auf. Klinisch zeigt sich eine progrediente Verschlechterung der Schallleitung nach initial gutem Ergebnis. Ähnlich kann auch nach Stapedotomie bei zu kurzer Prothese, die im Fußplattenniveau liegt, aber nicht in das Vestibulum hineinragt, eine knöcherne Reokklusion erfolgen. Narbige Adhäsionen im Mittelohrbereich können die Beweglichkeit von Trommelfell, Kette und Prothese einschränken und dadurch eine progrediente Schallleitungsschwerhörigkeit bewirken. Begünstigende Faktoren sind Schleimhautverletzungen im Mittelohr, Verwendung von Gelatine oder Kollagen im Mittelohr sowie individuelle Disposition. Zur Lösung solcher Verwachsungen ist der Laser hervorragend geeignet, da das Umgebungstrauma gering ist und bei manchen Lasertypen simultan eine Blutstillung erfolgt. Eine primär nicht erkannte oder sich im postoperativen Verlauf ausbildende Kettenfixation und/oder unzureichende Schallübertragung durch Inkusdislokation zeigt sich in ungenügender Verbesserung der Schallleitung und kann durch Mobilisation oder Malleovestibulopexie angegangen werden.

Ergebnisse lasergestützter Stapesoperationen
Die Hörergebnisse mittelohrchirurgischer Eingriffe können auf sehr unterschiedliche Weise dargestellt werden. Geht es um die Bewertung unterschiedlicher Operationstechniken, stehen monaurale reintonaudiometrische Verfahren im Vordergrund.

Kenngrößen sind der postoperative Mittelohrhörverlust, die Verbesserung des Mittelohrhörverlustes und die Veränderung der Knochenleitungsschwelle (Tabelle 5.8). Um den Nutzen des Mittelohreingriffs für alltägliche Situationen des Patienten zu erfassen, sind binaurale Auswertungsmethoden geeignet. Geht es um den subjektiv empfundenen Nutzen für den Patienten, kann mit Hilfe validierter Symptom- und Bewertungsfragebögen eine Auswertung erfolgen. Die Selbsteinschätzung des Operationserfolges durch den Patienten stimmt häufig nicht mit den gängigen audiometrischen Erfolgskriterien überein [67, 115]. Über das Hörergebnis hinaus spielen weitere Faktoren eine Rolle. Hierzu zählen Besserung oder Verschlimmerung eines Ohrgeräusches oder von Schwindelbeschwerden sowie die Klangqualität des operierten Ohres. Die Kriterien zur Bewertung des Hörergebnisses bei Mittelohroperationen nach den Empfehlungen des „Committee on Hearing and Equilibrium American Academy of Otolaryngology – Head and Neck Surgery" sind in Tabelle 5.8 zusammengefasst [75]. Dabei werden Knochenleitungsschwelle und Luftleitungsschwelle desselben Audiogramms zur Berechnung des verbleibenden Mittelohrhörverlustes („residual air-bone gap") ausgewertet. Die früher gebräuchliche Praxis wurde verlassen, den verbleibenden Hörverlust als Differenz aus postoperativer Luftleitungsschwelle und präoperativer Knochenleitungsschwelle zu bilden. Durch die häufige Rückbildung der Carhart-Senke („overclosure") kommt es bei dieser Berechnung zu unrealistisch günstigen Ergebnissen [10].

Um den Nutzen eines Mittelohreingriffes auf alltägliche Lebenssituationen des Patienten zu erfassen, ist die Auswertung allein des operierten Ohres unzureichend. Orientierend ist der Vergleich des binauralen Sprachverständnisses im Freifeld vor und nach dem Eingriff sinnvoll. Gelegentlich werden die Messungen im Störschall vorgenommen, um die reale Hörsituation besser zu simulieren. Eine differenzierte binaurale Bewertung der Hörergebnisse erfolgt mit dem Glasgow Benefit Plot [12, 96], bei dem die mittleren Schallleitungsschwellen im Hauptsprachbereich beider Ohren in einem xy-Diagramm prä- und postoperativ dargestellt werden.

Manche Autoren halten die Erfassung von Hörresultaten in den ersten vier Wochen nach Stapeseingriffen nicht für sinnvoll, weil eine vorübergehende Verschlechterung der Knochenleitung ein häufiger, aber in der Regel harmloser Befund ist [5, 7]. Andere Autoren begnügen sich in den ersten postoperativen Tagen mit Stimmgabeluntersuchungen und einer orientierenden Untersuchung mit der Frenzel-Brille, um relevante kochleovestibuläre Störungen zu erfassen [128]. Es wird im Gegensatz hierzu für wesentlich erachtet, am ersten postoperativen Tag eine Knochenleitungshörschwelle zu bestimmen, um perioperativ entstandene Innenohrschäden zu erfassen [14]. Gerade solche frühen Veränderungen der Hörschwelle für Knochenleitung sind Gegenstand mehrerer neuerer Publikationen [40, 41]. Über den geeigneten Zeitpunkt einer abschließenden Ergebnisermittlung liegen Empfehlungen des „Committee on Hearing and Equilibrium of the American Academy of Otolaryngology–Head and Neck Surgery" vor [75]. Demnach können ab sechs Wochen postoperativ Veränderungen der Knochenleitung und ab einem Jahr postoperativ Veränderungen des Mittelohrhörverlustes beurteilt werden.

Ein zusätzlicher wesentlicher Aspekt bei der Otosklerose ist der weitere Verlauf einer gleichzeitig bestehenden sensorineuralen Schwerhörigkeit. Ramsay und Linthicum [99] beobachteten bei 9% von 146 Patienten nach Stapesoperation die Ent-

Tabelle 5.8. Kriterien zur Bewertung des Hörergebnisses nach Mittelohroperationen nach den Empfehlungen des Committee on Hearing and Equilibrium der American Academy of Otolaryngology – Head and Neck Surgery [75]

Kriterium	Frequenzen	Berechnung	Maße für Gesamtkollektiv
Postoperativer Mittelohrhörverlust[a]	500, 1000, 2000, 3000 Hz	Für jeden Patienten Mittelwertbildung der postoperativen Schwellen für Luft- und Knochenleitung. Bilden der Differenz von gemittelter Luftleitungsschwelle – Knochenleitungsschwelle	Mittelwert, Standardabweichung, Minimum und Maximum
Verbesserung des Mittelohrhörverlustes[a]	500, 1000, 2000, 3000 Hz	S. oben. Zusätzlich Bilden der Differenz präoperativer Wert minus postoperativer Wert	Mittelwert, Standardabweichung, Minimum und Maximum
Veränderung der Knochenleitungsschwelle[b]	1000, 2000, 4000 Hz	Mittelwertbildung der Knochenleitungsschwelle der genannten Frequenzen präoperativ minus postoperativ	Mittelwert, Standardabweichung, Minimum und Maximum
Kategorisierter postoperativer Mittelohrhörverlust[a,c]	500, 1000, 2000, 3000 Hz	Auszählen der Patienten, deren postoperative Mittelohrkomponenten in die folgenden Kategorien fallen: 0–10 dB, 11–20 dB, 21–30 dB, >30 dB	Anzahl der Patienten und Prozent am Gesamtkollektiv

[a] Nur Ergebnisse mindestens 1 Jahr nach dem Eingriff sollten berichtet werden.
[b] Nur Ergebnisse mindestens 6 Wochen nach dem Eingriff sollten berichtet werden.
[c] Diese Form hat sich als Standard zur kurzgefassten Darstellung der Ergebnisse mittelohrchirurgischer Eingriffe durchgesetzt.

stehung einer profunden sensorineuralen Schwerhörigkeit (>65 dB im Hauptsprachbereich) über 13 Jahre. Dabei handelte es sich fast ausschließlich um Patienten, die schon bei der Operation eine kombinierte Schwerhörigkeit aufwiesen. Bei diesen Patienten konnte die sensorineurale Schwerhörigkeit durch Natriumfluorid gebessert bzw. deren Fortschreiten aufgehalten werden. Die Langzeitergebnisse über 5–11 Jahre bei 35 Patienten untersuchten Dornhoffer et al. Die operierten Ohren zeigten eine altersentsprechende Zunahme des sensorineuralen Hörverlustes, während die nicht operierten Ohren eine deutlich ausgeprägtere Zunahme der sensorineuralen Schwerhörigkeit zeigten [23]. Der postoperative Mittelohrhörverlust des operierten Ohres blieb bei beiden Untersuchungen im Wesentlichen über Jahre konstant.

Ergebnisse der Stapesplastik mit unterschiedlichen Lasersystemen

Die operativ erzielte Verbesserung einer Mittelohrschwerhörigkeit wird theoretisch nicht durch die Wahl des Instruments für die Fußplattenperforation beeinflusst [70, 106]. Dennoch sind die Schallleitungsergebnisse nach laserassistierten Stapesoperationen in manchen klinischen Untersuchungen besser als mit herkömmlicher Technik [112]. Außerdem ist Häufigkeit und Ausprägung von postoperativem Schwindel und Innenohrabfall nach Perforation der Fußplatte mit dem Laser an-

5.2 Klinische Laseranwendungen in der Mittelohrchirurgie

scheinend geringer [70, 72, 91, 92, 124]. Trotz der erheblichen Unterschiede der klinisch eingesetzten Lasertypen (Argon, KTP, CO_2, Er:YAG) ergeben sich bei den klinischen Ergebnissen kaum relevante Unterschiede. Möglicherweise ist die Frage, welches Lasersystem benutzt wird, weniger relevant als die Frage, mit welchen Einstellungen gearbeitet wird [124].

- **Argon- und KTP-Laser.** Über Mikroskop-gekoppelte Argon- oder KTP-Laser [7, 70, 72, 91, 92] und über mit Glasfaserhandstück applizierte Laser, insbesondere über den Argonlaser Endo-Otoprobe (HGM Medical Laser Systems Inc., Salt Lake City), liegen Publikationen mit sehr guten klinischen Ergebnissen vor [48]. Mit einem anderen Argonlasersystem ermittelten Häusler und Mitarbeiter analoge Resultate [40]. Trotz der theoretischen Nachteile und der ungünstigen Ergebnisse in experimentellen Untersuchungen wie Erwärmung der Perilymphe und Karbonisationszonen an der Fußplatte, sind Innenohrschädigungen, Perilymphfisteln oder postoperative Schwindelbeschwerden selten. Typische publizierte Ergebnisse sind in Tabelle 5.9 aufgeführt. Über vermehrtes Auftreten von postoperativem Schwindel und über zwei Fälle von gravierendem Innenohrabfall mit dem KTP-Laser berichteten Silverstein und Mitarbeiter [112]. Es sind zwei Fälle von postoperativer Fazialisparese nach KTP-Laserstapedotomie beschrieben, die sich vollständig zurückbildeten [81]. Bei Verwendung des Argon- und KTP-Lasers über Mikromanipulator darf nicht in das teileröffnete Vestibulum hinein gelasert werden, weil die Energie nicht durch die Perilymphe resorbiert wird. Die Fokustiefe ist dann ausreichend, um in der Tiefe des Vestibulums Schäden zu bewirken.

- **CO_2-Laser.** Publikationen mit sehr guten Ergebnissen (Tabelle 5.10) liegen auch für die Stapedotomie mit dem CO_2-Laser vor [8, 65, 124]. Bei einem direkten Vergleich der Ergebnisse von 100 Patienten nach Stapedotomie mit dem CO_2-Laser (n=48) und dem KTP-Laser (n=52) ergaben sich annähernd identische Ergebnisse [123], wobei bei 92% der Patienten der postoperativ verbliebene Mittelohrhörverlust (postoperative Schallleitung minus präoperative Knochenleitung für 500, 1000 und 2000 Hz) unter 10 dB und bei 98% unter 20 dB lag. Ähnlich gute Resultate berichtete Lesinski bei 153 Patienten nach CO_2-laserassistierten Stapedotomien [65].

- **Er:YAG-Laser.** Über die Ergebnisse der Stapedotomie mit dem Er:YAG-Laser liegen bisher nur wenige Zahlen vor (Tabelle 5.10). Nagel berichtete über eine Serie von 32 Stapesplastiken mit Hilfe des Er:YAG-Lasers (TWIN Er, Zeiss, Oberkochen) [79]. Es wurden im Regelfall 6–8 Laserimpulse a 25 mJ zur Perforation der Fußplatte eingesetzt. Die Interpretation der Ergebnisse ist erschwert, weil kein übliches Bewertungsschema verwendet wurde. Ein Innenohrverlust über 20 dB trat nicht auf. In einem Fall kam es zu einer Perilymphfistel, die auf den Erhalt des Fußplattenepithels zurückgeführt wurde. Bei 95 Patienten, die konsekutiv mit dem Er:YAG-Laser stapedotomiert wurden (TWIN Er, Zeiss, Oberkochen), kam es in einem Fall zu einem Innenohrverlust von mehr als 20 dB [100].

Häusler et al. berichten über die Ergebnisse der fiberoptischen (Zirkonium-Fluorid-Faser) Stapedotomie mit einem Er:YAG-Laser bei 15 Patienten und mit dem Zeiss Twin Er (Zeiss, Oberkochen) Mikromanipulator-gesteuerten Er:YAG- Laser bei 3 Pa-

Tabelle 5.9. Hörergebnisse nach Stapesplastik mit Argon- oder KTP-Laser. Angegeben ist die Anzahl Patienten in Prozent mit postoperativem Mittelohrhörverlust <10 dB bzw. <20 dB im Hauptsprachbereich. Zum leichteren Vergleich sind auch bei niedrigen Fallzahlen relative Häufigkeiten in Prozent angegeben

Autor	Laser und Applikation	<10 dB	<20 dB	Anzahl Eingriffe	Innenohrabfall >20 dB	Ertaubung
Bartels [7][a]	KTP-Laser, Mikromanipulator	89%	100%	55	4% (8000 Hz)	0
Gherini et al. [33][b]	Argonlaser, Handstück	100%		10	0	0
Häusler [40][a,d]	Argonlaser, Handstück	98%		54	2% (4000 Hz)	0
Hodgson [47][c]	Argonlaser, Handstück	87%	95%	75		1,3%
Horn et al. [48][a,d]	Argonlaser, Handstück	91%	100%	43		
McGee [70][a,d]	Argonlaser, Mikromanipulator	93%	k. A.	100		
Perkins [91][a]	Argonlaser, Mikromanipulator	100%		11		
Silverstein [112][a,d]	KTP-Laser, Mikromanipulator	91%	94%	39	2,5%	2,5%

[a] Ausgewertete Frequenzen: 500, 1000 und 2000 Hz.
[b] Ausgewertete Frequenzen: 500, 1000, 2000 und 4000 Hz.
[c] Ausgewertete Frequenzen: 500, 1000, 2000 und 3000 Hz.
[d] Es wurden die postoperativen Schallleitungsschwellen von den besten präoperativen Knochenleitungsschwellen abgezogen.

Tabelle 5.10. Hörergebnisse nach Stapesplastik mit CO_2 und Erbium:YAG-Laser. Angegeben ist die Anzahl Patienten in Prozent mit postoperativem Mittelohrhörverlust <10 dB bzw. <20 dB im Hauptsprachbereich. Zum leichteren Vergleich sind auch bei niedrigen Fallzahlen relative Häufigkeiten in Prozent angegeben.

Autor	Technik/Laser	<10 dB	<20 dB	Anzahl	Innenohrabfall >20 dB	Ertaubung
Lesinski [65][a]	CO_2-Laser, Mikromanipulator	87%	96%	153	4%[e]	0%
Vernik [124][a,d]	CO_2-Laser, Mikromanipulator	93%	98%	48	2%	0%
Häusler [41][c]	Erbium:YAG-Laser, Mikromanipulator	100%	100%	3	0%	0%
Molony [74][a]	CO_2-Laser, Mikromanipulator	91%		82		
Häusler [41][c]	Erbium:YAG-Laser, Handstück	93%	100%	15	7%[e]	0%

[a] Ausgewertete Frequenzen: 500, 1000 und 2000 Hz.
[b] Ausgewertete Frequenzen: 500, 1000, 2000 und 4000 Hz.
[c] Ausgewertete Frequenzen: 500, 1000, 2000 und 3000 Hz.
[d] Es wurden die postoperativen Schallleitungsschwellen von den besten präoperativen Knochenleitungsschwellen abgezogen.
[e] Abfall >20 dB bei 4000 Hz.

tienten [41]. Bei den 15 Patienten mit fiberoptischer Er:YAG- Laserstapedotomie erreichten alle einen postoperativen Mittelohrhörverlust von weniger als 20 dB und in 14/15 Fällen von weniger als 10 dB. Bei 3 Patienten bestand 2 Monate postoperativ ein Abfall der Knochenleitung bei 4000 Hz von mehr als 10 dB, die in einem Fall persistierte. Bei den 3 Patienten mit Mikromanipulator-gesteuerter Stapedotomie kam es zu keinem persistierenden Abfall der Knochenleitung und alle 3 Patienten erreichten einen postoperativen mittleren Mittelohrhörverlust von unter 10 dB. In dieser Arbeit untersuchten die Autoren zwei Stunden nach dem Eingriff die Hörschwelle für Knochenleitung und stellten Schwellenabwanderungen bis 75 dB fest. Diese Veränderungen waren reversibel, 6 Stunden nach dem Eingriff hatten die Hörschwellen für Knochenleitung wieder präoperative Werte erreicht. Nach Auffassung der Autoren handelt es sich bei diesem Phänomen um eine vorübergehende Schwellenverschiebung durch Stoßwellen, die im Rahmen der explosionsartigen Gewebsablation durch den Er:YAG-Laser entstehen. Es liegen jedoch keine Vergleichsdaten mit anderen Stapedotomietechniken zu einem so frühen postoperativen Zeitpunkt vor und es ist unklar, ob die perioperative Medikation zum Zeitpunkt des ersten postoperativen Audiogramms schon abgeklungen war.

Laserassistierte Revisionsoperationen bei Otosklerose

Die häufigsten pathologischen Befunde bei Stapesrevisionsoperationen sind Prothesendislokation, Ösenlockerung und Inkusnekrose, Perilymphfistel, neu aufgetretene Otoskleroseherde und Reokklusion des ovalen Fensters sowie Verwachsungen im Mittelohr [37, 42, 93, 126]. Die Verbesserung eines Mittelohrhörverlustes bei Stapesrevision ist erschwert, wenn pathologische Veränderungen von Hammer und Amboss (Nekrose, Fixation) vorliegen. Mit herkömmlicher Technik war bei Stapesrevisionen bei 50% der Patienten eine Verringerung der Schallleitungskomponente unter 10 dB im Hauptsprachbereich zu erreichen, und substantielle Knochenleitungsverluste traten bei 3-4% der Behandelten auf [126]. Shea rechnete bei herkömmlicher Stapesrevisionstechnik mit bis zu 10% Ertaubungen. Von einer extensiven Manipulation an der Prothese oder dem Bindegewebe über der ovalen Nische wurde deswegen abgeraten [111].

Eine Literaturauswertung [65] und eine statistisch untermauerte Metaanalyse [126] von Revisionseingriffen nach Stapesplastik zeigte deutlich bessere Hörergebnisse und weniger Innenohrschäden, wenn zur Revision ein Laser eingesetzt wurde. So wurde eine Verringerung der Schallleitungskomponente unter 10 dB im Hauptsprachbereich nach laserassistierter Stapesrevision bei 69% der Patienten ermittelt, und substantielle Innenohrhörverluste traten bei 0,5% auf [126]. Die Ergebnisse laserassistierter Stapesrevisionen sind in Tabelle 5.11 dargestellt.

Möglicherweise sind die Ergebnisse jedoch zugunsten der laserassistierten Stapesrevision verzerrt und sollten zurückhaltend interpretiert werden. Bei diesen Auswertungen überwogen nämlich Revisionsoperationen ohne Laser aus den 80er-Jahren, bei denen als Erstoperation eine totale Stapedektomie durchgeführt worden war. Die Untersuchungen über laserassistierte Revisionsoperationen stammen vorwiegend aus den 90er-Jahren. Bei diesen Eingriffen war als Erstoperation überwiegend eine partielle Stapedektomie oder meist eine Stapedotomie durchgeführt worden. Nach histologischen Untersuchungen von Linthicum [66] bildet sich nach Stapedektomie im ovalen Fenster eine Neomembran. Hierbei kommt es zu Verwachsungen mit Sacculus und Utriculus. Bei Revisionsoperationen nach Stapedektomie besteht demnach die Gefahr, dass die Entfernung der Prothese gemeinsam mit der Neomembran zu einer Verletzung des häutigen Labyrinths führt. Dies ist möglicherweise der wesentliche Grund für die hohe Inzidenz von Hörverlusten bei Revisionsoperationen nach Stapedektomie. Nach Stapedotomie ist die Gefahr von Verwachsungen zwischen Sacculus und Utriculus naturgemäß geringer. Wahrscheinlich führt die Stapedotomie auch zu weniger Adhäsionen im Mittelohr. Dies könnte erklären, dass bei laserassistierten Revisionsoperationen jüngeren Datums weniger Adhäsionen als nach konventionellen Revisionsoperationen vorgefunden wurden [126].

Trotz dieser Einschränkungen stimmen die Mehrzahl der Autoren darin überein, dass mit einem Laser im Rahmen einer Revisionsoperation die oft bindegewebig verschlossene ovale Nische schonender dargestellt und die Prothese mit geringerer mechanischer Traumatisierung aus einer Neomembran befreit werden kann als mit kalten Instrumenten [39, 42, 71, 113]. Zunächst werden hierzu die Grenzen des ovalen Fensters vollständig dargestellt, wobei das Bindegewebe in der ovalen Nische mit niedriger Energiedichte sukzessive vaporisiert wird. Dabei wird auf ganzer Front vorgegangen und nicht punktuell in die Tiefe gearbeitet. Dann wird direkt um die Prothese kreisförmig das Bindegewebe vaporisiert, bis die vorhandene Prothese vollständig befreit ist und entnommen werden kann. Beim Er:YAG-Laser erfolgt dies mit einer Energie von 20 mJ pro Impuls, bei CO_2-Lasersystemen wird hierzu die Spotgröße auf 0,3 mm eingestellt, die Intensität auf 2 Watt und die Pulsdauer auf Superpulsbetrieb und 0,1 s Impulsdauer [65], und bei Argonlasern mit Handstück auf 1 Watt und 0,1 s Impulsdauer in einem Abstand von 0,5-1 mm [126]. Es wird eine ausreichend große Perforation im Vestibulum geschaffen, um eine neue Prothese einzusetzen. Zeigt die Kettenprüfung eine Fixierung, kommt eine Mobilisierung oder eine Malleovestibulopexie in Frage.

Tabelle 5.11. Hörergebnisse nach laserassistierter Stapesrevisionsoperation. Angegeben ist die Anzahl Patienten in Prozent mit postoperativem Mittelohrhörverlust <10 dB bzw. <20 dB im Hauptsprachbereich. Zum leichteren Vergleich sind auch bei niedrigen Fallzahlen relative Häufigkeiten in Prozent angegeben.

Autor	Laser und Applikation	<10 dB	<20 dB	Anzahl Eingriffe	Innenohrabfall >20 dB	Ertaubung
Bartels [7][a]	KTP-Laser, Mikromanipulator	75%	17%	12	k.A.	k.A.
McGee [71][d]	KTP-Laser, Mikromanipulator	80,5%	92%	77	2,3%	0%
Haberkamp [39][a]	CO_2-Laser	65%	76%	25	k.A	k.A.
Han [42][b]	Argonlaser, Handstück	53%	85%	26	k.A.	k.A.
Horn [49][c,d]	Argonlaser, Handstück	75%	91%	32	0%	0%
Lesinski [65]	CO_2-Laser, Mikromanipulator	71%	91%	102	4%[f]	0%
Silverstein [113][d]	KTP-Laser, Mikromanipulator[e]	51%	70%	37	8%	2,7%

[a] Ausgewertete Frequenzen: 500, 1000 und 2000 Hz.
[b] Ausgewertete Frequenzen: 500, 1000, 2000 und 4000 Hz.
[c] Ausgewertete Frequenzen: 500, 1000, 2000 und 3000 Hz.
[d] Es wurden die postoperativen Schallleitungsschwellen von den besten präoperativen Knochenleitungsschwellen abgezogen.
[e] 3 Eingriffe wurden mit anderen Lasertypen (Argon/CO_2) durchgeführt.
[f] Abfall >15 dB bei 4000 Hz.

5.2.2
Weitere Anwendungsgebiete des Lasers bei Eingriffen am Mittelohr, N. facialis und innerem Gehörgang

Bei keiner anderen Anwendung in der Otologie haben Lasersysteme vergleichbare Bedeutung erzielt wie bei Eingriffen am Stapes. Die im Folgenden dargestellten Laseranwendungen im Mittelohr wurden zum Teil nicht systematisch untersucht, sondern von unterschiedlichen Autoren kursorisch referiert, teils handelt es sich um Spekulationen über weitere Anwendungsmöglichkeiten.

Chronische Otitis media

Der Laser kann bei unterschiedlichen Formen der chronischen Otitis media angewendet werden. Nagel setzte den Er:YAG-Laser ein, um die Perforationsränder bei chronisch mesotympanaler Otitis media anzufrischen [78]. KTP-Laser wurden eingesetzt, um Trommelfelladhäsionen zu lösen, einen medialisierten langen Hammerfortsatz bei intakter Kette vom Promontorium zu lösen und einzukürzen, um fibrotische Mittelohrveränderungen nach Voroperation abzutragen, Trommelfellränder anzufrischen, Transplantate punktuell in das Resttrommelfell einzuschweißen sowie zur Blutstillung bei hyperämischer Mittelohrschleimhaut [21, 102]. Argon- und KTP-Laser wurden zudem verwendet, um Cholesteatommatrix aus schlecht zugänglichen Regionen des Mittelohres zu koagulieren und zu devitalisieren [102]. Es liegen jedoch keine Daten zu den mit diesen Verfahren erzielten Ergebnissen vor, etwa zur Rezidivhäufigkeit derart entfernter Cholesteatome oder zur Vernarbungstendenz und Adhäsionsbildung nach Koagulation von Blutungen der Mittelohrschleimhaut mit dem Laser.

Fixation von Hammer und Amboss

Die kongenitale Hammerkopffixation ist neben der Fusion von Hammer und Amboss die häufigste angeborene kleine Mittelohrfehlbildung. Eine Hammerkopffixation kann außerdem primär ohne weitere Mittelohrerkrankungen im mittleren Lebensalter auftreten. Die primäre Hammerkopffixation ist meist Folge einer Verknöcherung des oberen und vorderen Hammerbandes, die zu einer Fixation des Hammerkopfes an der seitlichen und vorderen Kuppelraumwand führt. Sie tritt überwiegend gemeinsam mit otosklerotischer Stapesfixation auf [125]. Häufig liegt eine kombinierte Schwerhörigkeit vor [60, 125]. Die Fixation von Hammer oder Inkus kann darüber hinaus auch sekundär Folge chronisch-entzündlicher Mittelohrveränderungen mit tympanosklerotischer Fixation sein (sekundäre Hammerkopffixation) [6, 76, 103, 119].

Klinische Kennzeichen der primären Hammerkopffixation sind, abgesehen von der kongenitalen Form, höheres Lebensalter, fehlende Beweglichkeit des Hammergriffes bei der pneumatischen Otoskopie oder der Palpation, eine Mittelohrkomponente von ca. 15–25 dB sowie gelegentlich ein hypermobiles Trommelfell bei der Impedanzmessung [97].

Zeigt sich intraoperativ eine isolierte Hammerkopffixation bei normaler Stapesbeweglichkeit, kommen unterschiedliche Verfahren in Betracht. Die von Causse, Guilford und anderen Autoren [6, 16, 38, 60] in einigen Fällen durchgeführte Epitympanotomie und Fraktur des ossifizierten vorderen und seitlichen Hammerbandes geht möglicherweise mit einer hohen Refixationsrate einher [97]. Um das obere und vordere Hammerband oder eine Fixation des Inkuskörpers zu lösen, müssen erhebliche Teile der lateralen Attikwand entfernt werden. Der entstandene Defekt kann mit einem dünnen Knorpelchip abgedeckt werden.

Die Durchtrennung der Verknöcherung zwischen Hammerkopf und Kuppelraum mit dem Laser erfordert in der Regel ebenfalls eine ausgedehnte Epitympanotomie. Die laterale Attikwand mit einem Laser zu entfernen, ist ein zeitaufwendiges, aber schonendes Verfahren. Die Ergebnisse nach Epitympanotomie und Durchtrennen der Fixationsstellen mit dem Laser sind nicht systematisch untersucht, es liegen jedoch einzelne Berichte vor [21, 103, 124].

Eine weitere Therapieoption besteht in der Durchtrennung des Hammerhalses und dem Umgehen der fixierten Kettenanteile. McGee empfiehlt als schonende Methode die Durchtrennung des Hammerhalses mit dem Laser, wobei er einen Argon- oder KTP-Laser mit Mikromanipulator mit 7–8 Watt/cm^2, 0,2 s Impulsdauer und 150 μm Spotdurchmesser wählt [72]. Wie nach konventioneller Hammerhalsdurchtrennung erfolgt dann die Interposition eines Transplantates oder Implantates zwischen Hammergriff und Stapes, wobei sich die autologe Inkusinterposition oder Hammerkopfinterposition anbietet [119]. Es ist wesentlich, das vordere Hammerband zusätzlich gezielt von der vorderen Attikwand zu lösen [28], da es nahe am Ansatz der Tensorsehne inseriert und durch das Abtrennen des Hammerkopfes das Manubrium oft noch nicht frei beweglich ist. Die Tensorsehne sollte dabei erhalten bleiben. Liegt eine Hammerkopffixation gemeinsam mit einer Stapesfixation vor, bietet sich die Malleovestibulopexie an (siehe dort). Eine Malleovestibulopexie ist mit dem Laser auch ohne Stapesfixation möglich, weil eine normal bewegliche Fußplatte mit dem Laser problemlos perforiert werden kann [72].

Malleovestibulopexie

Guilford beschrieb das konventionelle Vorgehen bei gleichzeitiger otosklerotischer Fixation des Stapes und Fixation des Hammers [38]. Diese Konstellation tritt bei ca. 1% der Stapedektomien auf. Im Regelfall ist die Malleovestibulopexie das Vorgehen der Wahl [28, 80]. Hierzu wird das Inkudostapedialgelenk durchtrennt und dann der Hammerhals, der kurze Hammerfortsatz und der Hammergriff auf ca. 2 mm dargestellt. Zum Ablösen des Trommelfells vom Hammergriff kann ein Laser vorteilhaft eingesetzt werden. Der Hammerkopf wird dann mit der Hammerkopfstanze abgesetzt und gemeinsam mit dem Inkus entnommen. Ist der jetzt an der Tensorsehne verbliebene Teil des Hammers (Manubrium, kurzer Fortsatz und Hals) nicht frei beweglich, wird das vordere Hammerband, das teilweise am Hammerhals inseriert, von der vorderen Attikwand gelöst. Dies erfolgt wegen der Verknöcherung mit einem kleinen Diamantbohrer [28] oder dem Laser. Nach Abmessen der Distanz von der Fußplatte bis zum freigelegten Teil des Hammergriffs wird die Stapessuprastruktur entnommen und die Stapedotomie wie beschrieben mit Hilfe des Lasers durchgeführt. Die Prothese wird dann in die Perforation eingesetzt und am Hammergriff knapp unterhalb des kurzen Fortsatzes fixiert.

Osteosynthese von Gehörknöchelchen, Rekonstruktion der Schallübertragung

Mit Lasersystemen können Gehörknöchelchen berührungsfrei in situ perforiert werden. Dies eröffnet neue Möglichkeiten der Osteosynthese mit Golddraht oder anderen Materialien. Ergebnisse von Nagel [78] zeigen, dass die Anwendungsmöglichkeiten für diese Verfahren beschränkt sind und gegenüber den üblichen Ersatztechniken keine Vorteile bestehen.

Bei Fehlen von Hammer und/oder Inkus sowie der Stapessuprastruktur wird die Schallübertragung durch unterschiedliche Mittelohrtotalprothesen wiederhergestellt (TORP). Ein Problem hierbei ist die Fixierung der Prothese auf der beweglichen Stapesfußplatte. Von Fisch wurde für diese Situation eine zweiteilige Titanprothese entwickelt. Der basale Teil besteht aus einer Hülse, die am Boden mit einem Dorn versehen ist. Für diesen Dorn wird in der Fußplatte eine nicht perforierende Vertiefung geschaffen, um seitliches Abrutschen zu verhindern. Hierfür sind die berührungsfreien Arbeitstechniken mit Lasersystemen gut geeignet.

Implantierbare und teilimplantierbare Hörgeräte

Für die sichere Ankopplung implantierbarer oder teilimplantierbarer Hörgeräte an die Gehörknöchelchenkette sind Aufnahmevertiefungen in Hammer oder Amboss vorteilhaft. Hierfür sind unterschiedliche Lasersysteme experimentell und klinisch eingesetzt worden [29, 64, 68]. Lasersysteme erwiesen sich als gut geeignet, berührungsfrei und passgenau Vertiefungen oder Perforationen für die Aufnahme von Kopplungselementen in Gehörknöchelchen zu schneiden.

Eingriffe am inneren Gehörgang und der Otobasis

Nissen berichtet über Erfahrungen mit dem KTP-Laser bei Tumoren des inneren Gehörgangs und der Otobasis. Dabei wird der KTP-Laser zur Blutstillung und Tumorreduktion durch Schneiden und Vaporisation als sehr vorteilhaft geschildert. Wegen der guten Handhabbarkeit werden ausschließlich Glasfaserhandstücke eingesetzt. Außerdem können die Gewebewirkungen Schneiden, Vaporisation und Koagulation durch einfaches Verändern des Abstands zwischen Austrittsöffnung und Gewebeoberfläche beeinflusst werden [82].

5.3
Anwendungen am Innenohr

Tierexperimentelle Untersuchungen in den 60er- und 70er-Jahren schufen die Grundlagen der Laseranwendung am Innenohr. Hieraus wurden die Laserbehandlung des benignen paroxysmalen Lagerungsschwindels, die partielle Laserlabyrinthektomie und die Makulaablation bis zur klinischen Anwendung entwickelt. Insgesamt handelt es sich um seltene klinische Anwendungen bei speziellen Indikationen.

5.3.1
Tierexperimentelle Untersuchungen

Die ersten Untersuchungen über Anwendungen des Lasers in der Otologie überhaupt befassten sich mit den Wirkungen auf Innenohrstrukturen. Stahle und Hogberg [116], Kelemen et al. [62] und später Wilpizeski et al. [127] untersuchten die Effekte unterschiedlicher Laser auf Bogengangssystem, Makulaorgane, Stria vascularis und Kochlea.

Es zeigte sich, dass es durch Bestrahlung des lateralen Bogenganges mit unterschiedlichen Lasern möglich ist, eine fibrotische Obliteration des Lumens zu induzieren. Dabei musste die knöcherne Wand nicht abgetragen und der Perilymphraum nicht unbedingt geöffnet werden. Nomura et al. sowie Okuno et al. untersuchten Ende der 80er-Jahre die Wirkungen des Argonlasers am Innenohr. Bei Meerschweinchen und Affen bestrahlten sie das Vestibulum mit 1 W durch das geöffnete ovale Fenster. Sie stellten fest, dass sich das Sinnesepithel und die Stützzellen der Makula des Utriculus von der Basalmembran abhoben, anschließend degenerierten und nach zwei Wochen die Otolithen verschwunden waren. Zehn Wochen nach der Laserexposition waren die Makulaorgane vollständig verschwunden und durch kubisches Epithel ersetzt. Das membranöse Labyrinth war bei diesen Vorgängen immer verschlossen geblieben. Es ist zu vermuten, dass die Energie des Argonlasers durch das farblose häutige Labyrinth ohne wesentliche Absorption hindurchgetreten und erst in den pigmentierten Zellen der Makula absorbiert und in Wärmeenergie umgesetzt worden ist. Es handelt sich demnach bei diesen Beobachtungen um eine gewebeselektive Wirkung des Argonlasers [83, 87].

5.3.2
Laserbehandlung des benignen paroxysmalen Lagerungsschwindels

Der benigne paroxysmale Lagerungsschwindel (BPLS) wird durch Partikel verursacht, die sich von den Otokonien der Makulaorgane abgelöst haben. Sie können zu einer inadäquaten Ablenkung der Kupula in der Ampulle des hinteren, selten des lateralen oder oberen Bogenganges führen. Entgegen der Vorstellung Schuhknechts (Kupulolithiasis) geht man heute davon aus, dass die Partikel in den Bogengängen liegen und bei Kopfbewegungen zu Flüssigkeitsverlagerungen im Endolymphraum führen (Kanalolithiasis [11]). Im Rahmen von Bogengangsobliterationen wurden die flottierenden Partikel inzwischen vielfach visualisiert, und es existieren mehrere eindrucksvolle Photo- und Videodokumentationen. Parnes und McClure berichteten 1990 über die Obliteration des hinteren Bogenganges bei 2 Patienten mit therapieresistentem BPLS. Diese operative Therapieform wurde in den folgenden Jahren zu einem Routineverfahren weiterentwickelt [89].

Basierend auf den tierexperimentellen Untersuchungen von Stahle et al. sowie Wilpizeski et al. wurde der Argonlaser seit 1991 von Anthony zur Obliteration des hinteren Bogenganges eingesetzt [3]. Ziel ist die fibröse Obliteration des hinteren Bogengangs. Dadurch wird nach der zugrunde liegenden Hypothese die Flüssigkeitssäule im Endolymphraum zwischen der flüssigkeitsundurchlässigen Kupula und der Obliterationsstelle fixiert, wodurch partikelinduzierte Auslenkungen verhindert werden.

Der von Anthony [3] beschriebene Operationsablauf wird im Folgenden wiedergegeben: In Intubationsnarkose wird über einen retroaurikulären Zugang eine Mastoidektomie durchgeführt und der Sinus sigmoideus, das Tegmen sowie der Knochen der hinteren Schädelgrube und die knöcherne Gehörgangswand dargestellt. Dann werden der knöcherne Fazialiskanal, der kurze Inkusfortsatz, sowie der laterale Bogengang identifiziert. Zur Identifikation des hinteren Bogengangs wird der laterale Bogengang in seinem Winkel von 30° zum Tegmen bis 7-8 mm von der Spitze des kurzen Inkusfortsatzes verfolgt. Die Region des hinteren Bogenganges wird im Regelfall im Bereich von 2 mm antero-inferior bis 2 mm posterosuperior der Ebene des lateralen Bogenganges dargestellt. Der hintere Bogengang wird dann „blue line" geschliffen und mit einem fiberoptischen Argonlaser mit 200 µm Durchmesser (HGM, Salt Lake City) werden mehrere Impulse in 1 mm Abstand mit 12 Watt und 0,1 s Dauer appliziert, bis das Endost verkohlt ist. Bei unsicherer Perforation wird zusätzlich eine Perforation mit einer Nadel durchgeführt. Die Perforationsstelle wird mit Faszie abgedeckt und die Wunde schichtweise verschlossen.

Bei 14 Patienten bildete sich der BPLS zurück, bei einem nicht. Dabei bestand typischerweise für 3-4 Wochen ein bewegungsabhängiges Unsicherheitsgefühl, bei 4 Patienten bestanden vorübergehend erhebliche Gleichgewichtsstörungen. Bei 4 Patienten kam es zu passageren Gleichgewichtsstörungen bei Druck auf die Ohrmuschel, bei 5 Patienten zu einem vorübergehenden Innenohrabfall und bei einem Patienten im weiteren Verlauf zu einem beidseitigen progredienten Hörverlust, der nicht als Operationsfolge angesehen wurde [3].

Die Obliteration des lateralen Bogenganges bei Patienten mit therapierefraktärem BPLS wurde auch mit einem CO_2-Laser durchgeführt [4, 59]. Bei diesen Patienten wurde der hintere Bogengang über einige Millimeter eröffnet und die Perilymphe mit Gelatineschwämmchen aufgenommen. Dann wurde der Endolymphschlauch mit dem CO_2-Laser eingeschrumpft und die Öffnung im knöchernen Bogengang mit Knochenmehl verschlossen. Postoperativ bestanden für längere Zeit bewegungsabhängige Gleichgewichtsstörungen, es kam jedoch zu keinen Schwindelattacken mehr. Ein Hörverlust trat nicht auf.

Eine operative Behandlung des BPLS ist sehr selten indiziert, da die Erkrankung eine hohe Spontanheilungsrate zeigt und mit der Trainingstherapie und unterschiedlichen Lagerungsmanövern wirksame konservative Therapieverfahren zur Verfügung stehen. Wenn eine operative Therapie indiziert ist, scheint die laserassistierte Obliteration des betroffenen Bogengangs Vorteile gegenüber der von Gacek et al. beschriebenen Durchtrennung des N. ampullaris posterior (Singularisneurektomie) [31] zu haben.

5.3.3
Partielle Laserlabyrinthektomie

Die kochleäre Funktion konnte bei partieller Resektion des vestibulären Anteils des Labyrinths mehrfach erhalten werden [46, 69, 73]. Es wird davon ausgegangen, dass der Endolymphraum nach Resektion einzelner oder mehrerer Bogengänge spontan kollabiert und sich der Perilymphraum durch Fibrosierung verschließt. Von Anthony [3] wurde ein Fall beschrieben, bei dem drei Monate vor geplanter translabyrinthärer Entfernung eines Akustikusneurinoms eine Laserobliteration des oberen Bogengangs durchgeführt wurde. Bei der dann folgenden Operation am inneren Gehörgang wurde die kochleäre Funktion trotz Resektion des oberen Bogenganges primär erhalten. Während die Obliteration nach Bestrahlung des Bogengangs mit dem Argonlaser erst nach einigen Wochen erfolgt und somit ein zweizeitiges Vorgehen erforderlich ist, kann die Laserobliteration mit dem CO_2-Laser prinzipiell einzeitig erfolgen [3]. Ob die Vorteile der Obliteration mit dem Laser gegenüber herkömmlichen Methoden den operativen Mehraufwand rechtfertigen, ist derzeit nicht abzusehen.

5.3.4
Makulaablation

Die tierexperimentellen und präklinischen Untersuchungen zur gewebeselektiven Wirkung des Argonlasers auf die pigmentierten Zellen der Makulaorgane [83, 84] wurden von Anthony in die Klinik übertragen. Er berichtete über 14 Patienten, die sich einer Makulaablation unterzogen. Dabei wurde in Lokalanästhesie mit einem fiberoptischen Argonlaser die Fußplatte posterior perforiert und eine an der Spitze um 45° abgebogene Glasfaser von 200 µm Durchmesser in das Vestibulum eingeführt. Es wurde ein einzelner Laserimpuls von 3,5 Watt und 0,5 s Dauer in das Vestibulum appliziert. Der Fußplattendefekt wurde mit etwas Bindegewebe abgedeckt und der Zugang verschlossen. Es kam zu keinen Hörverlusten, die Schwindelsymptomatik der Patienten besserte sich substantiell mit einer medianen Verbesserung der Symptomscores um 87% [3].

Literatur

1. American Institute of Ultrasound in Medicine. Bioeffects Committee (1988) Bioeffects considerations for the safety of diagnostic ultrasound. J Ultrasound Med 7 [Suppl 9]: 1–38
2. Anson BJ, Donaldson JA (1973) Surgical anatomy of the temporal bone and ear. W. B. Saunders Company, Philadelphia London Toronto
3. Anthony PF (1996) Laser applications in inner ear surgery. Otolaryngol Clin North Am 29: 1031–1048
4. Antonelli PJ, Lundy LB, Kartush JM, Burgio DL, Graham MD (1996) Mechanical versus CO_2 laser occlusion of the posterior semicircular canal in humans. Am J Otol 17: 416–420
5. Antonelli PJ, Gianoli GJ, Lundy LB, LaRouere MJ, Kartush JM (1998) Early post-laser stapedotomy hearing thresholds. Am J Otol 19: 443–446
6. Armstrong BW (1976) Epitympanic malleus fixation: correction without disrupting the ossicular chain. Laryngoscope 86: 1203–1208
7. Bartels LJ (1990) KTP laser stapedotomy: is it safe? Otolaryngol Head Neck Surg 103: 685–692
8. Beatty TW, Haberkamp TJ, Khafagy YW, Bresemann JA (1997) Stapedectomy training with the carbon dioxide laser. Laryngoscope 107: 1441–1444
9. Beck Ch (1979) Anatomie und Histologie des Ohres. In: Berendes J, Link R, Zöllner F (Hrsg) Hals- Nasen- Ohren-Heilkunde in Praxis und Klinik, Bd 5. Thieme, Stuttgart
10. Berliner KI, Doyle KJ, Goldenberg RA (1996) Reporting operative hearing results in stapes surgery: Does choice of outcome measure make a difference? Am J Otol 17:521–528
11. Brandt TH, Steddin S, Daroff RB (1994) Therapy for benign paroxysmal positioning vertigo, revisited. Neurology 44: 796–800
12. Browning GG, Gatehouse S, Swan IR (1991) The Glasgow benefit plot: a new method for reporting benefits from middle ear surgery. Laryngoscope 101: 180–185
13. Carlson DL, Reeh HL (1993) X-linked mixed hearing loss with stapes fixation: case reports. J Am Acad Audiol 4: 20–25
14. Causse JB (1980) Etiology and therapy of cochlear drops following stapedectomy. Am J Otol 1: 221–224
15. Causse JB, Causse JR, Wiet RJ, Yoo TJ (1983) Complications of stapes surgery. Am J Otol 4: 275–280
16. Causse JB (1985) Stapedotomy techniques and results. Am J Otol 6: 68–71
17. Coker NJ, Ator GA, Jenkins HA, Neblett CR, Morris JR (1985) Carbon dioxide laser stapedotomy. Thermal effects in the vestibule. Arch Otolaryngol 111: 601–605
18. Collison PJ, Kolberg A (1998) Canalith repositioning procedure for relief of post-stapedectomy benign paroxysmal positional vertigo. S D J Med 51: 85–87
19. Coticchia JM, Fredrickson JM, el-Mofty S, Miller DA (1993) Effect of KTP laser ablation of endochondral bone on bone healing. Am J Otol 14: 230–237
20. de Bruijn AJ, Tange RA, Dreschler WA (1999) Comparison of stapes prostheses: a retrospective analysis of individual audiometric results obtained after stapedotomy by implantation of a gold and a teflon piston. Am J Otol 20: 573–580
21. DiBartolomeo JR (1980) The argon laser in otology. Laryngoscope 90: 1786–1796
22. Dieler R, Müller J, Helms J (1997) Stapes surgery in osteogenesis imperfecta patients. Eur Arch Otorhinolaryngol 254: 120–127
23. Dornhoffer JL, Bailey HA Jr, Graham SS (1994) Long-term hearing results following stapedotomy. Am J Otol 15: 674–678
24. Elies W, Hermes H (1990) Frühkomplikationen nach Stapedektomie – operative oder konservative Behandlung? HNO 38: 67–70
25. Fisch U (1965) Vestibuläre Symptome vor und nach Stapedektomie. Acta Otolaryngol 60: 515–530
26. Fisch U (1982) Stapedotomy vs. stapedectomy. Am J Otol 4: 112–117
27. Fisch U, Dillier N (1987) Technik und Spätresultate der Stapedotomie. HNO 35: 252–254
28. Fisch U (1994) Tympanoplasty, mastoidectomy, and stapes surgery. Thieme, Stuttgart New York
29. Fredrickson JM, Coticchia JM, Khoslas S (1995) Ongoing investigations into an implantable electromagnetic hearing aid for moderate to severe sensorineural hearing loss. Otolaryngol Clin North Am 28: 107–120
30. Frenz M, Romano V, Pratisto H, Weber HP, Altermatt HJ, Felix D, Grossenbacher R (1994) Stapedotomy: New results of the erbium laser. ORL Aktuelle Probleme der Otolaryngologie. Hans Huber Verlag, Bern, pp 335–343
31. Gacek RR (1991) Singular neurectomy update. II. Review of 102 cases. Laryngoscope 101: 855–862

32. Geyer G (1992) Implantate in der Mittelohrchirurgie. Eur Arch Otorhinolaryngol Suppl I: 185–221
33. Gherini SG, Horn KL, Bowman CA, Griffin G (1990) Small fenestra stapedotomy using a fiberoptic hand-held argon laser in obliterative otosclerosis. Laryngoscope 100: 1276–1282
34. Gherini SG, Horn KL (1990) Laser stapedotomies. Laryngoscope 100: 209–211
35. Glasscock ME, Storper IS, Haynes DS, Bohrer PS (1996) Stapedectomy in profound cochlear loss. Laryngoscope 106: 831–833
36. Grolman W, Tange RA, de Bruijn AJ, Hart AA, Schouwenburg PF (1997) A retrospective study of the hearing results obtained after stapedotomy by the implantation of two Teflon pistons with a different diameter. Eur Arch Otorhinolaryngol 254: 422–424
37. Grünwald P, Lomas A, Müller J, Helms J (1998) Postoperative Ergebnisse nach Stapesrevision. Laryngo-Rhino-Otol 77: 67–69
38. Guilford FR (1961) Personal experience with the Shea oval window vein graft technique. Laryngoscope 71: 484–503
39. Haberkamp TJ, Harvey SA, Khafagy Y (1996) Revision stapedectomy with and without the CO_2 laser: an analysis of results. Am J Otol 17: 225–229
40. Häusler R, Messerli A, Romano V, Burkhalter R, Weber HP, Altermatt HJ (1996) Experimental and clinical results of fiberoptic argon laser stapedotomy. Eur Arch Otorhinolaryngol 253: 193–200
41. Häusler R, Schär PJ, Pratisto H, Weber HP, Frenz M (1999) Advantages and dangers of erbium laser application in stapedotomy. Acta Otolaryngol 119: 207–213
42. Han WW, Incesulu A, McKenna MJ, Rauch SD, Nadol JB Jr, Glynn RJ (1997) Revision stapedectomy: intraoperative findings, results, and review of the literature. Laryngoscope 107: 1185–1192
43. Hendrick DA, Meyers A (1995) Wound healing after laser surgery. Otolaryngol Clin North Am 28: 969–986
44. Herzog JA (1991) 0.4 mm stapedotomy: a consistent technique for otosclerosis. Am J Otol 12: 16–19
45. Hibst R (1992) Mechanical effects of Erbium:YAG laser bone ablation. Lasers Surg Med 12: 125–130
46. Hirsch BE, Cass SP, Sekhar LN, Wright DC (1993) Translabyrinthine approach to skull base tumors with hearing preservation. Am J Otol 14: 533–543
47. Hodgson RS, Wilson DF (1991) Argon laser stapedotomy. Laryngoscope 101: 230–233
48. Horn KL, Gherini SG, Griffin GM Jr (1990) Argon laser stapedectomy using an endo-otoprobe system. Otolaryngol Head Neck Surg 102: 193–198
49. Horn KL, Gherini SG, Franz DC (1994) Argon laser revision stapedectomy. Am J Otol 15:383–388
50. House HP (1993) The evolution of otosclerosis surgery. Otolaryngol Clin North Am 26: 323–333
51. Hüttenbrink KH (1988) Die Bewegungen von Stapes-Piston-Prothesen bei Änderungen des statischen Luftdruckes. Laryngol Rhinol Otol 67: 240–244
52. Igarashi M, Jerger S, O-Uchi T, Alford BR (1982) Fluctuating hearing loss and recurrent vertigo in otosclerosis. Arch Otorhinolaryngol 236: 161–171
53. Jovanovic S, Anft D, Schönfeld U, Berghaus A, Scherer H (1995) Experimental studies on the suitability of the erbium laser for stapedotomy in an animal model. Eur Arch Otorhinolaryngol 252: 422–427
54. Jovanovic S, Anft D, Schönfeld U, Berghaus A, Scherer H (1995) Tierexperimentelle Untersuchungen zur CO_2-Laser-Stapedotomie. Laryngorhinootologie 74: 26–32
55. Jovanovic S, Schönfeld U, Prapavat V, Berghaus A, Fischer R, Scherer H, Müller G (1995) Die Bearbeitung der Steigbügelfußplatte mit verschiedenen Lasersystemen. Teil I: Kontinuierlich strahlende Laser. HNO 43: 149–158
56. Jovanovic S, Schönfeld U, Prapavat V, Berghaus A, Fischer R, Scherer H, Müller G (1995) Die Bearbeitung der Steigbügelfußplatte mit verschiedenen Lasersystemen. Teil II: Gepulste Laser. HNO 43: 223–233
57. Jovanovic S, Schönfeld U, Fischer R, Doring M, Prapavat V, Müller G, Scherer H (1995) Thermische Belastung des Innenohres bei der Laserstapedotomie. Teil I: Kontinuierlich strahlende Laser. HNO 43: 702–709
58. Jovanovic S, Schönfeld U, Fischer R, Doring M, Prapavat V, Müller G, Scherer H (1996) Thermische Belastung des Innenohres bei der Laserstapedotomie. Teil II: Gepulste Laser. HNO 44: 6–13
59. Kartush J, Sargent E (1995) Posterior semicircular canal occlusion for benign paroxysmal positional vertigo – CO_2 laser assisted technique. Preliminary results. Larngoscope 105: 268

60. Katzke D, Plester D (1981) Idiopathic malleus head fixation as a cause of a combined conductive and sensorineural hearing loss. Clin Otolaryngol 6: 39-44
61. Kautzky M, Trodhan A, Susani M, Schenk P (1991) Infrared laser stapedotomy. Eur Arch Otorhinolaryngol 248: 449-451
62. Kelemen G, Laor Y, Klein E (1967) Laser induced ear damage. Arch Otolaryngol 86: 603-609
63. Kodali S, Harvey SA, Prieto TE (1997) Thermal effects of laser stapedectomy in an animal model: CO_2 versus KTP. Laryngoscope 107: 1445-1450
64. Lehner RL, Maassen MM, Plester D, Zenner HP (1997) Ossikelankopplung eines implantierbaren Hörgerätes mittels eines Er:YAG-Lasers. HNO 45: 867-871
65. Lesinski SG, Newrock R (1993) Carbon dioxide lasers for otosclerosis. Otolaryngol Clin North Am 26: 417-441
66. Linthicum F (1971) Histologic evidence of the cause of failure in stapes surgery. Ann Otol Rhinol Laryngol 80: 67-77
67. Lundman L, Mendel L, Bagger-Sjöbäck D, Rosenhall U (1999) Hearing in patients operated unilaterally for otosclerosis. Self-assessment of hearing and audiometric results. Acta Otolaryngol 119: 453-458
68. Maniglia AJ, Ko WH, Zhang RX, Dolgin SR, Rosenbaum ML, Montague FW (1988) Electromagnetic implantable middle ear hearing device of the ossicular-stimulating type: principles, designs, and experiments. Ann Otol Rhinol Laryngol 97 [Suppl 136]: 1-16
69. McElveen JT Jr, Wilkins RH, Molter DW, Erwin AC, Wolford RD (1993) Hearing preservation using the modified translabyrinthine approach. Otolaryngol Head Neck Surg 108: 671-679
70. McGee TM (1983) The argon laser in surgery for chronic ear disease and otosclerosis. Laryngoscope 93: 1177-1182
71. McGee TM, Diaz-Ordaz EA, Kartush JM (1993) The role of KTP laser in revision stapedectomy. Otolaryngol Head Neck Surg 109: 839-843
72. McGee TM (1990) Laser applications in ossicular surgery. Otolaryngol Clin North Am 23: 7-18
73. Molony TB, Kwartler JA, House WF, Hitselberger WE (1992) Extended middle fossa and retrolabyrinthine approaches in acoustic neuroma surgery: case reports. Am J Otol 13: 360-363
74. Molony TB (1993) CO_2 laser stapedotomy. J La State Med Soc 145: 405-408
75. Monsell EM, Balkany TA, Gates GA, Goldenberg RA, Meyerhoff WL, House JW (1995) Committee on Hearing and Equilibrium guidelines for the evaluation of results of treatment of conductive hearing loss. Otolaryngol Head Neck Surg 113: 176-178
76. Moon CN (1970) Perilymph fistulas complicating the stapedectomy operation. A review of forty-nine cases. Laryngoscope 80: 515-531
77. Moon CN, Hahn MJ (1981) Primary malleus fixation: Diagnosis and treatment. Laryngoscope 91: 1298-1306
78. Nagel D (1996) Laser in der Ohrchirurgie. HNO 44: 553-554
79. Nagel D (1997) The Er:YAG laser in ear surgery: first clinical results. Lasers Surg Med 21: 79-87
80. Naumann HH, Wilmes E (1996) Operationen bei Stapesankylose. In: Helms J, Jahrdoerfer RA: Kopf- und Hals-Chirurgie, Bd 2 Ohr. Thieme, Stuttgart New York
81. Ng M, Maceri DR (1999) Delayed facial paralysis after stapedotomy using KTP laser. Am J Otology 20: 421-424
82. Nissen AJ (1997) Surgical applications of the laser in the ear and brainstem. J Ky Med Assoc 95: 12-18
83. Nomura Y, Hara M, Okuna T (1988) Application of argon laser to inner ear. Acta Otolaryngol 105: 439-444
84. Nomura Y, Okuno T, Young YH, Hara M (1991) Laser labyrinthectomy in humans. Acta Otolaryngol Stockh 111: 319-326
85. Noyes WS, McCaffrey TV, Fabry DA, Robinette MS, Suman VJ (1996) Effect of temperature elevation on rabbit cochlear function as measured by distortion-product otoacoustic emissions. Otolaryngol Head Neck Surg 115: 548-552
86. Nuss RC, Fabian RL, Sarker R, Puliafito CA (1988) Infrared laser bone ablation. Lasers Surg Med 8: 381-391
87. Okuno T, Nomura Y, Young YH, Hara M (1990) Argon laser irradiation of the otolithic organ. Otolaryngol Head Neck Surg 103: 926-930
88. Palva T (1987) Argon laser in otosclerosis surgery. Acta Otolaryngol 104: 153-157
89. Parnes LS (1996) Update on posterior canal occlusion for benign paroxysmal positional vertigo. Otolaryngol Clin North Am 29: 333-342
90. Pauw BK, Pollak AM, Fisch U (1991) Utricle, saccule, and cochlear duct in relation to stapedotomy. A histologic human temporal bone study. Ann Otol Rhinol Laryngol 100: 966-970

91. Perkins RC (1980) Laser stapedotomy for otosclerosis. Laryngoscope 90: 228–241
92. Perkins RC, Curto FS Jr (1992) Laser stapedotomy: a comparative study of prostheses and seals. Laryngoscope 102: 1321–1327
93. Peter B, Grossenbacher R (1995) Stapesrevisionen: Befunde und Resultate. Laryngo-Rhino-Otol 74: 399–402
94. Pfalz R, Nagel D, Bald N, Hibst R (1993) Vergleich von BERA-Schwellen und kochleären Mikrophonpotentialen (CM) vor und nach Er:YAG-Laserung im Mittelohr narkotisierter Meerschweinchen. Eur Arch Otolaryngol (Suppl 2): 36–37
95. Pfalz R (1995) Eignung verschiedener Laser für Eingriffe vom Trommelfell bis zur Fussplatte (Er:YAG-, Argon-, CO_2 sp-, Ho:YAG-Laser). Laryngo-Rhino-Otol 74: 21–25
96. Porter MJ, Zeitoun H, Brookes GB (1995) The Glasgow benefit plot used to assess the effects of bilateral stapedectomy. Clin Otolaryngol 20: 68–71
97. Powers WH, Sheehy JL, House HP (1967) The fixed malleus head. A report of 35 cases. Arch Otolaryngol 85: 177–181
98. Pratisto H, Frenz M, Ith M et al. (1996) Temperature and pressure effects during erbium laser stapedotomy. Lasers Surg Med 18: 100–108
99. Ramsay HA, Linthicum FH Jr (1994) Mixed hearing loss in otosclerosis: indication for long-term follow-up. Am J Otol 15: 536–539
100. Riechelmann H, Tholen M, Keck T, Rettinger G (2000) Perioperative glucocorticoid treatment does not influence early post-laser stapedotomy hearing thresholds. Am J Otol 21: 809–812
101. Rizer FM, Lippy WH (1993) Evolution of techniques of stapedectomy from the total stapedectomy to the small fenestra stapedectomy. Otolaryngol Clin North Am 26: 443–451
102. Saeed SR, Jackler RK (1996) Lasers in surgery for chronic ear disease. Otolaryngol Clin North Am 29: 245–256
103. Sands CJ, Napolitano N (1990) Use of the argon laser in the treatment of malleus fixation. Arch Otolaryngol Head Neck Surg 116: 975–976
104. Schimanski G (1997) Die Arrosion und Nekrose des langen Ambossschenkels nach Otoskleroseoperation. HNO 45: 682–689
105. Schuhknecht H, Mendoza AM (1981) Cochlear pathology after stapedectomy. Am J Otolaryngol 2: 173–187
106. Sedwick JD, Louden CL, Shelton C (1997) Stapedectomy vs stapedotomy. Do you really need a laser? Arch Otolaryngol Head Neck Surg 123: 177–180
107. Segas J, Georgiadis A, Christodoulou P, Bizakis J, Helidonis E (1991) Use of the excimer laser in stapes surgery and ossiculoplasty of middle ear ossicles: preliminary report of an experimental approach. Laryngoscope 101: 186–191
108. Shabana YK, Ghonim MR, Pedersen CB (1999) Stapedotomy: does prosthesis diameter affect outcome? Clin Otolaryngol 24: 91–94
109. Shah UK, Poe DS, Rebeiz EE, Perrault DF Jr, Pankratov MM, Shapshay SM (1996) Erbium laser in middle ear surgery: in vitro and in vivo animal study. Laryngoscope 106: 418–422
110. Shea JJ, Ge X, Orchik DJ (1994) Endolymphatic hydrops associated with otosclerosis. Am J Otol 15: 348–357
111. Sheehy JL, Nelson RA, House HP (1981) Revision stapedectomy: a review of 258 cases. Laryngoscope 91: 43–51
112. Silverstein H, Rosenberg S, Jones R (1989) Small fenestra stapedotomies with and without KTP laser: a comparison. Laryngoscope 99: 485–488
113. Silverstein H, Bendet E, Rosenberg S, Nichols M (1994) Revision stapes surgery with and without laser: a comparison. Laryngoscope 104: 1431–1438
114. Slattery WH, House JW (1995) Prostheses for stapes surgery. Otolaryngol Clin North Am 28: 253–264
115. Smyth GDL, Patterson CC (1985) Results of middle ear reconstruction: Do patients and surgeons agree? Am J Otol 6: 276–279
116. Stahle J, Hogberg L (1965) Laser and the labyrinth: Some preliminary experiments on pigeons. Acta Otolaryngol 60: 367–373
117. Strohm M, Bachler U (1992) Die Stapeschirurgie bei Otosklerose und kleiner Mittelohrmissbildung. Laryngo-Rhino-Otol 71: 15–21
118. Strutz J (1993) Otorhinolaryngologische Aspekte zum Sporttauchen. HNO 41: 401–511
119. Subotic R, Mladina R, Risavi R (1998) Congenital bony fixation of the malleus. Acta Otolaryngol 118: 833–836
120. Sykes B, Ogilvie D, Wordsworth P et al. (1990) Consistent linkage of dominantly inherited osteogenesis imperfecta to the type I collagen loci: COL1A1 and COL1A2. Am J Hum Genet 46: 293–307

121. Teunissen B, Cremers WR, Huygen PL, Pouwels TP (1990) Isolated congenital stapes ankylosis: surgical results in 32 ears and a review of the literature. Laryngoscope 100: 1331–1336
122. Tribukait A, Bergenius J (1998) The subjective visual horizontal after stapedotomy: evidence for an increased resting activity in otolithic afferents. Acta Otolaryngol 118: 299–306
123. Vernick DM (1996) A comparison of the results of KTP and CO_2 laser stapedotomy. Am J Otol 17: 221–224
124. Vernick DM (1996) Laser applications in ossicular surgery. Otolaryngol Clin North Am 29: 931–941
125. Wiet RJ, Harvey SA, Bauer GP (1993) Complications in stapes surgery. Options for prevention and management. Otolaryngol Clin North Am 26: 471–490
126. Wiet RJ, Kubek DC, Lemberg P, Byskosh AT (1997) A metaanalysis review of revision stapes surgery with argon laser: effectiveness and safety. Am J Otol 18: 166–171
127. Wilpizeski C, Sataloff J, Doyle C, Leonard J, Behrendt T (1972) Selective vestibular ablation in monkeys by laser irradiation. Laryngoscope 82: 1045–1058
128. Woldag K, Meister EF, Kosling S (1995) Diagnostik bei persistierenden Gleichgewichtsstörungen nach Operationen am Stapes. Laryngo-Rhino-Otol 74: 403–407

KAPITEL 6

Laserchirurgie der Gesichtshaut 6

D. MÜLLER, C. BORELLI, R. STAUDENMAIER

Die Möglichkeit der Laserbehandlung kutaner Läsionen im Gesichtsbereich führt häufig zu unrealistischer Erwartungshaltung bzw. Wunschdenken der Patienten, mit der Hoffnung auf eine narbenfreie und vollständige Korrektur aller Veränderungen. Diese Behandlungsmodalität hat jedoch auch ihre Limitationen und Gefahren, insbesondere bei technisch falscher Anwendung oder nicht gesicherten bzw. falschen Indikationen. Deshalb ist es wichtig, Möglichkeiten und Grenzen der Laseranwendung auf und in der Haut kritisch darzustellen und mit konventionellen Verfahren zu vergleichen:
- Ist die Lasertherapie effektiver, weniger schmerzhaft, komplikationsärmer als konventionelle Verfahren?
- Kann der höhere Kostenaufwand für das Lasergerät durch spezielle Vorteile gegenüber anderen Behandlungsmethoden gerechtfertigt werden?
- Werden mit dem Laser bisher unmögliche Behandlungen möglich?

6.1
Geschichtliches

Die Laserbehandlung der Haut war lange Zeit eine Domäne der Dermatologie. Anfänglich standen hauptsächlich thermisch destruktiv wirkende, kontinuierlich strahlende Laser wie Argonionen-, CO_2- und Nd:YAG-Laser zur Verfügung, mit denen z.B. Naevi flammei bei Erwachsenen, Teleangiektasien, Viruspapillome und Tätowierungen entfernt wurden [30]. In den letzten Jahren fand der Laser jedoch auch immer mehr Einzug in andere Fachbereiche wie in die Augenheilkunde, die Plastische Chirurgie und die Hals-Nasen-Ohrenheilkunde (s. auch Kap. 1, Tabelle 1.2). Dies ist die Folge technischer Verbesserungen und Geräteneuentwicklungen mit veränderten biologischen Effekten, die eine wesentliche Erweiterung des Indikationsspektrums ermöglichen. Wichtig waren in diesem Zusammenhang auch die Verkürzung der Impulsdauer bei erhöhter Energie des Laserstrahls und die Bereitstellung neuer Geräte, wie z.B. der Er:YAG- oder Diodenlaser, bzw. Modifikationen bereits vorhandener Geräte mit unterschiedlichen Eindringtiefen in die Haut. So wurde z.B. durch eine technische Veränderung des CO_2-Lasers ein Gerät entwickelt, das einerseits Gewebe abtragen und andererseits als schneidendes Werkzeug verwendet werden kann. Hierdurch wird eine flächige Hautabtragung, wie sie beim Laser-Resurfacing genutzt wird, oder die Durchführung einer Blepharoplastik mit dem gleichen Gerät möglich.

6.2
Grundlagen

6.2.1
Haut- und Unterhautaufbau

Der morphologische Aufbau der Haut (Abb. 6.1) spiegelt die mannigfaltigen Aufgaben dieses Organs wider, z. B. Kontaktstelle mit der Umwelt, mechanisch belastbare Oberfläche oder Ort der Thermoregulation. Sie untergliedert sich in die Subkutis, Dermis und Epidermis. In der Subkutis befinden sich neben den Blut- und Lymphgefäßen sensible Rezeptoren und die Hautanhangsgebilde (Schweiß- und Talgdrüsen, Haarbälge). Aufgrund ihrer wesentlich tieferen Lage bleiben die Ausführungsgänge der Hautanhangsgebilde bei der Abladierung der Oberfläche erhalten und ermöglichen die Reepithelisierung. Die darüberliegende Dermis wird in ein Stratum reticulare und ein Stratum papillare unterteilt und besteht im Wesentlichen aus verschiedenen Kollagenen. Die Epidermis ist ein mehrschichtig verhor-

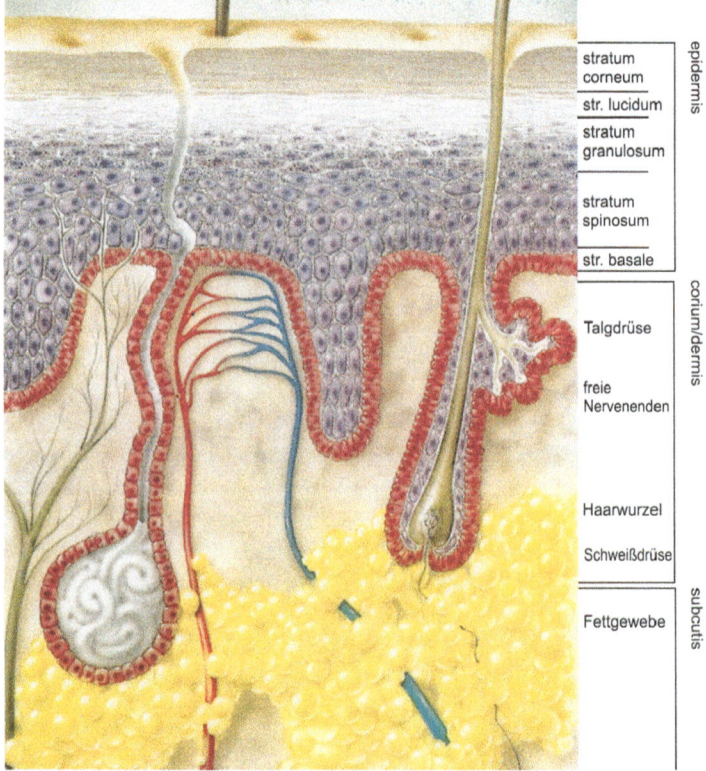

Abb. 6.1. Morphologischer Aufbau der Haut

Tabelle 6.1. Hauttypenklassifikation. (Nach Fitzpatrick [22])

Typus	Hautfarbe	Reaktion auf die 1. Sonnenexposition im Jahr
Typ I	Weiß	Immer Sonnenbrand, nie Bräunung
Typ II	Weiß	Meistens Sonnenbrand, bräunt mit Schwierigkeiten
Typ III	Weiß	Manchmal leichter Sonnenbrand, Bräunung mittelstark
Typ IV	Mittelbraun	Selten Sonnenbrand, Bräunung mit Leichtigkeit
Typ V	Dunkelbraun	Selten Sonnenbrand, sehr leichte Bräunung
Typ VI	Schwarz	Nie Sonnenbrand

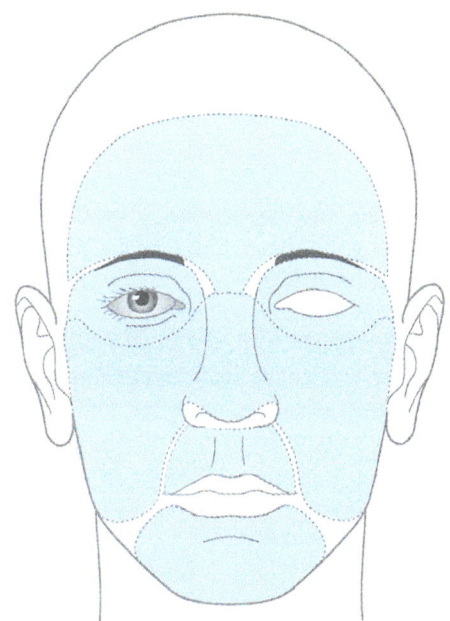

Abb. 6.2.
Ästhetische Einheiten des Gesichtes

nendes Plattenepithel. Die tiefste Schicht ist das Stratum basale, in das auch verschiedene andere Zelltypen, wie z.B. die Langerhans-Riesenzellen und die Melanozyten, eingelagert sind. Auf dem Weg zur Oberfläche kommt es zu einer zunehmenden Abflachung und Verhornung der epidermalen Zellen. Die Epidermis selbst ist ca. 130 µm stark. Die Gesamtdicke der Gesichtshaut variiert in Abhängigkeit von der Lokalisation erheblich. Beispielsweise ist die Haut am Kinn ca. 2500 µm, an den Augenlidern aber nur ca. 600 µm dick.

Das äußere Erscheinungsbild wird stark durch die Pigmentierung und Struktur der Haut bestimmt. Die Einteilung nach Fitzpatrick (Tabelle 6.1) unterscheidet sechs Hauttypen entsprechend der Hautfarbe und Reaktion auf die erste Sonnenexposition im Jahr. Aufgrund unterschiedlicher Verteilungsmuster bzw. Dichte der Hautpigmente ergeben sich hieraus auch unterschiedliche Effekte sowie unterschiedliche Risiken für z.B. eine störende Narbenbildung nach der Laserbehandlung.

Das Gesicht wird in verschiedene ästhetische Einheiten unterteilt (Abb. 6.2), welche besonders für die Therapie von flächigen Hautläsionen oder beim Skin-Resurfacing von Bedeutung sind. Es ist daher – wie bei konventionellen chirurgischen Maßnahmen in dieser Region auch – mitentscheidend für den Therapieerfolg, Stirn, Schläfe, Kinn und die Periorbital- bzw. Perioral-Region jeweils als Einheit zu behandeln.

6.2.2
Laser zur Behandlung der Haut

Für die Laseranwendung an der Haut sind spezielle physikalische Wirkmechanismen des Lasers (s. auch Kap. 2) von entscheidender Bedeutung:
- Schneiden (thermischer Effekt),
- flächiges Abtragen von Gewebe in definierter Dicke (Photoablation),
- selektive Zerstörung von Chromophoren (Photothermolyse).

Unterschiedliche Laser unterscheiden sich in ihrem Absorptionsverhalten und der Penetrationstiefe in Abhängigkeit zu ihrer Wellenlänge (s. Abb. 2.2). Zur Behandlung der Haut und ihrer Veränderungen werden im Wesentlichen drei große Wellenlängenbereiche genutzt:
- Laser, die ihr Hauptemissionsspektrum im Bereich der Absorptionswellenlänge von Wassermolekülen, dem Hauptbestandteil jeder Zelle, besitzen. Die Energie dieser Laser soll im Idealfall direkt beim oberflächlichsten Kontakt mit der Haut voll absorbiert werden, so dass mit ihm präzise und ohne Schädigung tiefer gelegener Strukturen abladiert werden kann.

Tabelle 6.2. Die derzeit gebräuchlichsten Lasertypen, Wellenlängen und Hauptindikationen

Lasertyp	Wellenlänge	Indikationen
Argonionenlaser (Dauerstrichlaser im Grünbereich)	488 und 514 nm	Teleangiektasien, pigmentierte Hautveränderungen (nicht tiefer als 1 mm)
Blitzlampen-gepumpte, gepulste Farbstofflaser (FPDL)	570/600 nm	Naevi flammei
Nd:YAG-Laser (frequenzverdoppelt)	532 nm	Tätowierungen (rot), Gefäßveränderungen (bis zu einer Dicke bzw. Tiefe von 10 mm)
Rubinlaser (gepulst)	694 nm	Tätowierungen (blau/schwarz/braun und grün), Epilation
Alexandritlaser (gütegeschaltet)	755 nm	Tätowierung (blau/schwarz/braun und grün), Epilation
Nd:YAG-Laser	1064 nm	Tätowierung (blau/schwarz/braun), Epilation
Er:YAG-Laser	2940 nm	Ablation von Gewebe (Falten, Narben etc.)
CO_2-Laser (ultragepulst oder kontinuierlich)	10600 nm	Ablation von Gewebe (Resurfacing, Narben, hyperplastische Hautläsionen etc.), Schneiden von Gewebe (Blepharoplastik)
Diodenlaser	800–950 nm	Photoaktivierung (Epilation), Koagulation
Blitzlampe (per Definition kein Laser)	515–1200 nm	in Abhängigkeit vom Filter: Vaskuläre oder pigmentierte Läsionen, Tätowierungen, Epilation

- Laser, deren Wellenlänge am ehesten das Hauptabsorptionsspektrum von Hämoglobin trifft. Diese Laser behandeln alle Strukturen mit hohem Hämoglobingehalt und sind somit geeignet, vaskuläre Läsionen zu beeinflussen.
- Laser, die alle anderen Farbbereiche, also pigmentierte Läsionen, erreichen. Hierzu gehören als Chromophore das Melanin, die Haarpigmente, aber auch extern zugefügte Pigmente, wie z.B. die Tattootusche. Da die Wellenlängenbereiche der zweiten und dritten Gruppe eng beieinander liegen können, gibt es Laser, die für beide Bereiche geeignet sind.

Die Wahl des geeigneten Lasers ist abhängig von der zu behandelnden dermalen Veränderung, mit ihrer entsprechenden Farbe und Tiefenausdehnung. Der zur Therapie benötigte Effekt wird erreicht durch die Wahl eines Lasers mit entsprechender Eindringtiefe, Absorptionsverhalten und der gewählten Pulslänge.

Meist gibt es nicht „den" Ideallaser, auch in Anbetracht der oft extremen Kostenunterschiede, der unterschiedlichen Apparategröße sowie der bisweilen enormen Diskrepanz in der Bedienung. Deshalb haben verschiedenste Lasertypen je nach Anwenderbedürfnissen nebeneinander ihre Wertigkeit. Die Tabelle 6.2 zeigt die derzeit gebräuchlichsten Lasertypen und deren Hauptindikationen.

6.3
Klinische Anwendung

Bei Durchführung jeder Laseranwendung müssen bestimmte allgemeine Richtlinien beachtet werden (s. auch Anhang A: Lasersicherheitsmaßnahmen):

- **Sicherheitsmaßnahmen.** Generell muss der Behandlungsraum durch Warnschilder gekennzeichnet sein, die Anwesenden tragen Schutzbrillen bzw. Metallhaftschalen, zur Feuersicherheit gehört das Abdecken der Umgebung des Operationsfeldes mit feuchten Tüchern.

- **Technische Daten.** In den folgenden Ausführungen werden nur gelegentlich detaillierte Angaben über die technischen Daten bei den einzelnen Behandlungsmodalitäten gemacht, da diese extrem geräteabhängig sind und sich nur bedingt übertragen lassen.

- **Anästhesie.** Die Möglichkeiten reichen von einer Intubationsnarkose (lasersicherer Tubus) bis zum vollkommenen Verzicht auf jegliche Anästhesie in Abhängigkeit vom gewählten Laser.

- **Patientenmerkmale.** Es darf nur nicht gebräunte Haut therapiert werden. Anderenfalls kann es leicht zu postoperativen Pigmentveränderungen kommen.

- **Dokumentation.** Die Behandlung sollte mit lichtdosimetrischen Größen (s. Kap. 2.4) erfolgen, um die Behandlungsmodalitäten nachvollziehbar zu machen.

- **Nachbehandlung.** Nach der Lasertherapie an der Haut müssen die Patienten für ungefähr ein halbes, besser für ein Jahr auf einen konsequenten UV-Schutz achten.

6.3.1
Kosmetische Indikationen

Die alternde Haut

■ **Definition.** Die alternde Haut ist gekennzeichnet durch die Entstehung und Verstärkung von statischen (z. B. vertikale Lippenfalten) und meist tiefen dynamischen Falten (z. B. Nasolabialfalte). Durch den nachlassenden Tonus der Haut kommt es zu einer stärkeren Betonung des knöchernen Gesichtsschädels. Eine zusätzliche chronische Lichtexposition führt zu einem verdickten Stratum corneum, der Bildung kleiner Falten und Pigmentverschiebungen.

Seit dem Ende der 80er-Jahre werden Laser aufgrund ihrer speziellen Effekte zur Verbesserung der Alterserscheinungen der Gesichtshaut genutzt. Initial werden oberflächliche Hautschichten ähnlich wie bei einer mechanischen Dermabrasio oder einem chemischen Peeling abgetragen. Dies geschieht jedoch im Unterschied zu den beiden anderen genannten Methoden mit einer exakten und immer wieder genau reproduzierbaren Abtragungstiefe [41]. Die kontrollierte Erwärmung der tieferen, nicht abgetragenen Schichten führt zu einer Tonisierung der Haut über das sog. „shrinking" und „realignment" der Kollagenfasern [24]. Neben diesen beiden rein mechanischen Effekten kommt die noch nicht ganz geklärte photoaktivierende Eigenschaft der Laser hinzu. Die imittierten Photonen sollen in einer tieferen Schicht, in der ihre Energie zur Erhitzung nicht mehr ausreicht, einen stimulierenden Effekt auf verschiedene Zellorganellen ausüben und den gesamten Zellmetabolismus erhöhen. Dies scheint die nachhaltige und langdauernde „Erneuerung" der behandelten Haut zu erklären.

Aus diesen Eigenschaften ergeben sich folgende Vorstellungen über die Beeinflussung der alternden Haut durch die Laserbehandlung:
- die oberflächlichen Falten werden abgetragen, tiefere durch den thermischen Effekt geglättet,
- die typischen Pigmentverschiebungen durch langjährige Sonnenexposition werden entfernt,
- es erfolgt ein Ersatz der behandelten alterstypischen Haut durch eine jugendlich texturierte Haut.

■ **Laser.** CO_2-Laser, Er:YAG-Laser, CO_2-Er:YAG-Kombinationsgeräte: Die erste Generation von Lasersystemen zur Behandlung der alternden Haut waren reine CO_2-Laser, die auch heute noch am häufigsten verwendet werden. Anfangs wurde mit kollimierten Handstücken jede Falte einzeln behandelt. Nach Einführung verbesserter Scannersysteme vereinfachte sich die Handhabung deutlich und es wurde möglich, flächig vorzugehen. Der CO_2-Laser beeinflusst aufgrund des „shrinking" zwar auch tiefe Falten ausgezeichnet [3, 40], benötigt jedoch einen großen Energieaufwand zur Dermabrasio; dadurch arbeitet er mit einer relativ hohen thermischen Belastung, die ein prolongiertes Erythem (Abb. 6.3) verursacht [44].

Diese unangenehme Begleiterscheinung ist bei Verwendung des Er:YAG-Lasers deutlich reduziert. Er abladiert die Oberfläche deutlich besser als der CO_2-Laser, bei erheblich geringerer thermischen Belastung und Eindringtiefe. Dies ist bedingt

Abb. 6.3.
Patientin mit prolongiertem Erythem, 8 Wochen nach perioralem Skinresurfacing mit dem CO_2-Laser

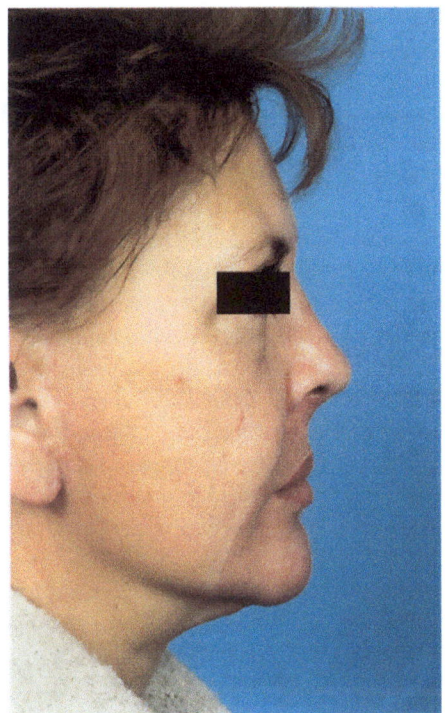

durch die gegenüber den CO_2-Lasern 10 mal höhere Absorption gegenüber Wassermolekülen. Oberflächliche Falten und dünnhäutige Partien, wie z.B. der Augenbereich, können ebenfalls gut behandelt werden, bei deutlich geringerem und kürzer anhaltendem Erythem. Bei der Therapie tiefer Falten sind allerdings im Gegensatz zum CO_2-Laser kaum befriedigende Ergebnisse zu erzielen [55].

Diese Erkenntnisse führen uns zur aktuellsten Lasergeneration. Man versucht die Vorteile der beiden dargestellten Lasersysteme unter Minimierung ihrer Nachteile zu vereinigen. Dies ist mit den neuen CO_2-Er:YAG-Kombinationsgeräten gelungen. Hierbei wird bei jedem Impuls zeitlich versetzt jeweils ein Erbium- und ein CO_2-Strahl abgegeben. Der vorgesetzte Erbiumstrahl abladiert, so dass für den folgenden CO_2-Strahl die Absorptionsbarriere fehlt und er direkt in der darunter liegenden Schicht wirken kann. Somit kann mit sehr viel geringeren CO_2-Energien und konsekutiv geringerer thermischer Belastung gearbeitet werden. Die Behandlungsergebnisse sind vergleichbar mit denen bei Einsatz reiner CO_2-Laser, bei jedoch deutlich kürzerer posttherapeutischer Erythemphase.

■ **Indikation.** Das Laserskinresurfacing (LSR) ist geeignet zur Glättung und Tonisierung der alternden Haut. Das Verfahren kann in einzelnen ästhetischen Untereinheiten oder für die gesamte Gesichtshaut angewandt werden. Durch den ablativen Effekt werden gleichzeitig altersbedingte Pigmentveränderungen entfernt. Das LSR ist der Dermabrasio und dem Peeling aufgrund der exakten Applikationstiefe und des oben genannten „shrinking" überlegen. Überdies kann es bei mäßigem bis mittelgradigem Hautüberschuss anstatt eines Face-lifts durchgeführt oder adjuvant verwendet werden.

Da die CO_2-Lasersysteme in der Lage sind, wie ein Skalpell zu schneiden, lassen sie sich speziell auch für die Straffung des Unterlides ohne sichtbaren Hautschnitt einsetzen. Hierbei werden die Fetthernien durch einen transkonjunktivalen „Laserschnitt" entfernt, und die Unterlidhaut durch das „shrinking" ohne Hautresektion gestrafft.

Die Komplikationsmöglichkeiten beim LSR sind in einem erheblichen Ausmaß abhängig von der präoperativen Patientenselektion. So ist es sicherlich am wenigsten riskant, Patienten der Hauttypklassen I und II nach Fitzpatrick (Tabelle 6.1) zu behandeln. Andererseits gibt es mittlerweile bereits einige Berichte über erfolgreiche Behandlungen dunkelhäutiger Patienten, die zeigen, dass auch hier diese Technik bei entsprechender Vorsicht mit einem vertretbaren Risiko möglich ist. Im eigenen Patientengut wie auch bei Kollegen im südeuropäischen Bereich zeigt sich, dass die früher gefürchteten Pigmentverschiebungen bei dunkelhäutigen Patienten jetzt durch den Einsatz der Kombinationsgeräte und der damit deutlich geringeren thermischen Belastung weitestgehend vermieden werden können. Dennoch ist die Behandlung dieser Patientengruppe nicht als Standardindikation zu sehen.

Das wichtigste hautunabhängige Kriterium für den Erfolg der Behandlung ist die Einschätzung der Kooperation des Patienten. Es sollte nach einer deutlichen Aufklärung unter Aufzeigen der möglichen postoperativen Folgeerscheinungen und der Verhaltensmaßnahmen (z. B. striktes Meiden der Sonne) immer noch eindeutig sein, dass der Patient die Behandlung uneingeschränkt wünscht.

■ **Präoperative Maßnahmen.** Die Aufklärung vor der Operation über Verhaltensregeln, Gefahren und Risiken ist ein wesentlicher Garant dafür, dass die Behandlung Erfolg versprechend durchgeführt werden kann. Leider besteht durch die Medien heute eine erhebliche Diskrepanz zwischen der Erwartungshaltung der Patienten und der tatsächlichen Belastung. Zur präoperativen Aufklärung gehören unbedingt folgende Punkte:
- Möglichkeit der Narbenentstehung,
- Möglichkeit von Pigmentverschiebungen,
- Aufzeigen der Gefahren durch postoperative Sonnenexposition,
- Notwendigkeit, eine antivirale und antibakterielle Zusatztherapie einzuhalten.

Eine antivirale und antibakterielle Abschirmung ist wegen der entstehenden Wundfläche zur Vermeidung von Infektionen und dadurch bedingte Narbenbildung unbedingt notwendig. Eine orale antivirale Herpesprophylaxe und eine bakterielle Abschirmung mit einem Breitband-Antibiotikum (z. B. Cephalosporin) muss standardmäßig erfolgen. Diese Maßnahmen beginnen wir am OP-Tag und führen sie bis zur sicheren Epithelisierung durch, d. h. für 8-10 Tage.

Bei stark pigmentierter Haut empfiehlt sich präoperativ ein Bleichen der Haut mit speziellen Cremes aus Hydrochinon und Hydrocortison, ggf. mit Vitamin A-Säure. Diese Therapie sollte mindestens 2 Wochen vor der Operation erfolgen. Ebenso muss im postoperativen Verlauf der Zeitpunkt frühzeitig erkannt werden, wann mit einer entsprechenden Therapie begonnen werden sollte, falls sich Pigmentverschiebungen ankündigen.

- **Anästhesie.** Grundsätzlich sind alle LSR-Behandlungen, egal ob Teil- oder Fullface-Behandlung, ohne Probleme in Lokalanästhesie durchführbar. Hierzu werden die Trigeminusaustrittspunkte zunächst selektiv je nach zu behandelndem Areal betäubt. Die beiden kaudalen Äste werden bei uns von enoral injiziert, da dies deutlich weniger schmerzhaft ist. Die weiter peripher liegenden Gesichtspartien werden – wenn nötig – flächenhaft von lateral, wie bei einem Facelift, unmittelbar subkutan infiltriert.

- **Operation.** Vor den Operationshinweisen soll nur kurz noch einmal auf das Einhalten der Kautelen zur Lasersicherheit unter besonderer Berücksichtigung des Laser-Resurfacing hingewiesen werden. Neben dem generell zu tragenden Augenschutz für alle im Saal Anwesenden, müssen die Augen der Patienten mit „eyeshields" geschützt werden. Nach Einträufeln von Augentropfen mit einem Lokalanästhetikum sind diese Metallhaftschalen problemlos auch bei Patienten in örtlicher Betäubung einzusetzen. Dies ermöglicht eine sichere Behandlung insbesondere der Periorbitalregion. Zusätzlich ist ein Schutz von entflammbaren Gegenständen durch Anlegen von feuchten Tüchern um das unmittelbare OP-Feld und – bei Allgemeinanästhesie – die Verwendung lasersicherer Intubationstuben notwendig.

  Beim Eingriff selbst muss man die unterschiedlichen Hautqualitäten des Gesichtes berücksichtigen. Die Augenregion beispielsweise darf nie mit der gleichen Energie wie das übrige Gesicht behandelt werden. Ebenso verträgt die Schläfenregion zwar normale Energiedosen, sollte jedoch mit weniger Durchgängen behandelt werden. Um dies einfach befolgen zu können, empfiehlt es sich, zu Beginn der Operation die ästhetischen Einheiten aufzuzeichnen (Abb. 6.2). Es ist auch sinnvoll ein solches Schema zur Dokumentation der verwendeten Energien und der Anzahl der Behandlungsgänge in der Krankenakte aufzubewahren.

- **Einstellung der Laserparameter.** Da die Einstellung der Laserparameter von Gerät zu Gerät sehr unterschiedlich ist, kann diesbezüglich keine einheitliche Empfehlung gegeben werden. Bei den reinen CO_2-Lasern wird das Behandlungsende jedoch durch das Erreichen einer leichten Gelbverfärbung des Wundgrundes angezeigt. Diese entsteht durch die Eiweissdenaturierung, bedingt durch die thermische Belastung der Dermis. Bei den anderen Geräten mit geringerer Erwärmung wird dieses Zeichen jedoch nicht sichtbar. Somit ist die Handhabung der verschiedenen Energiemodalitäten stark geräte- und erfahrungsabhängig. Hieraus ergibt sich aus unserer Sicht die absolute Notwendigkeit, den klinischen Einsatz mit Hilfe eines erfahrenen Operateurs zu erlernen.

  Erwähnenswert ist auch, dass bei den reinen CO_2-Lasern der beim ersten Behandlungsdurchgang auf der Haut entstehende Debris gründlich entfernt werden muss. Geschieht dies nicht, bildet er eine Barriere für die weiteren Behandlungsdurchgänge. Bei den Geräten mit Erbiumanteil oder Erbium alleine ist diese Maßnahme nicht nötig, da die abladierte Haut bei diesem Vorgang von der Oberfläche weggeschleudert wird. Vor jedem Behandlungsdurchgang muss die Haut getrocknet werden, damit nicht zu viel Energie von Wasser auf der Oberfläche absorbiert wird. Die Anzahl der Behandlungsdurchgänge ist lasersystemabhängig. Bei den Kombinationsgeräten benötigt man einen Durchgang weniger als bei den reinen CO_2-Lasern, da der CO_2-Anteil bereits beim ersten Durchgang in der Tiefe wirken

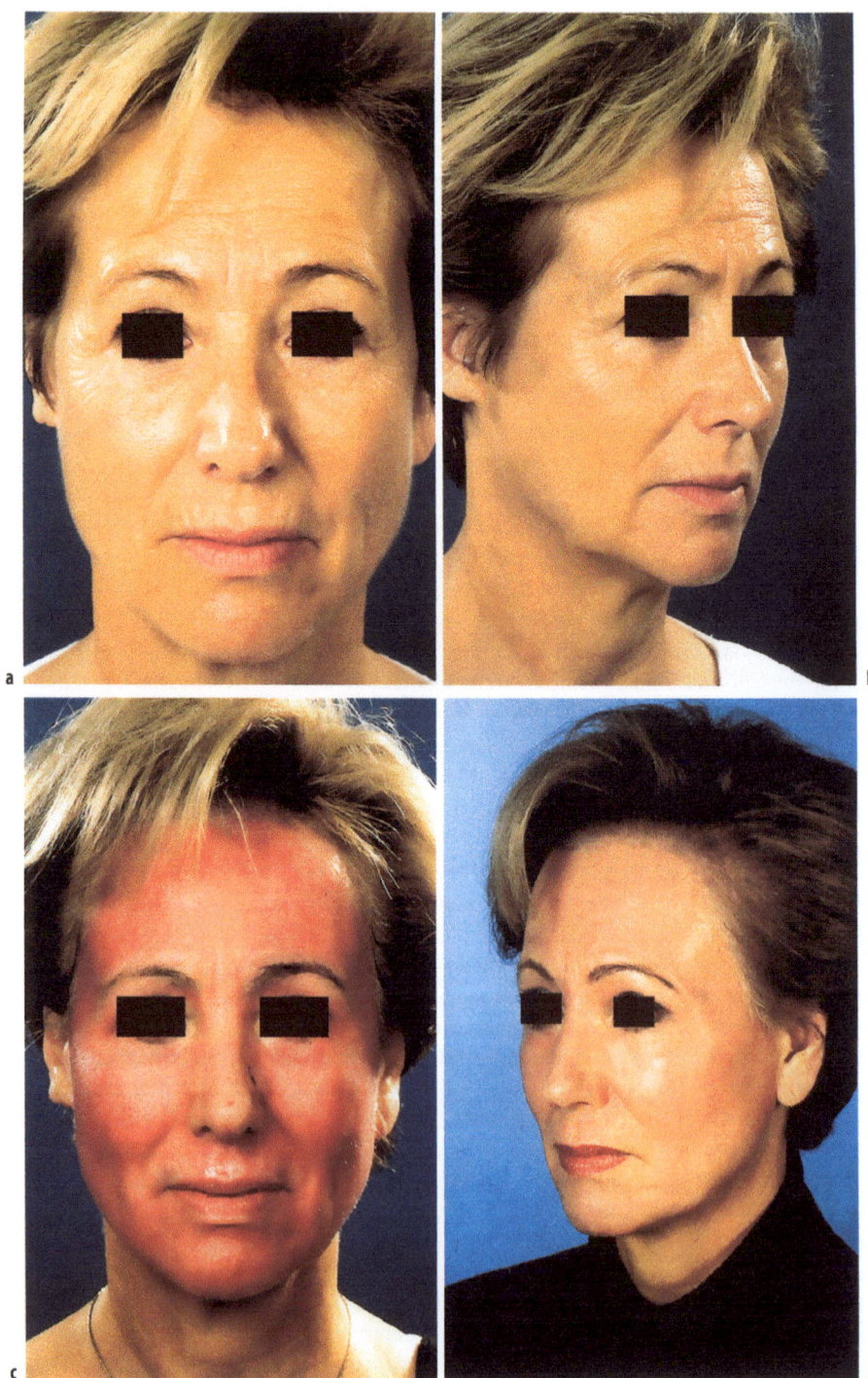

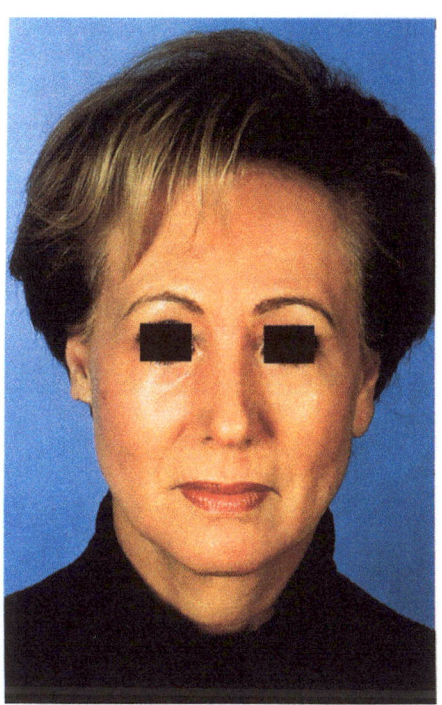

Abb. 6.4 a–e.
Laserresurfacing mit dem CO_2-Laser bei einer 56-jährigen Patientin **a** vor der Therapie in Frontalansicht und **b** Seitenansicht, **c** typisches Erythem 2 Wochen nach „Full-face-resurfacing" mit einem ultragepulstem CO_2-Laser, **d** postoperatives Ergebnis 3 Monate nach der Behandlung in der Seitenansicht **e** und in der Frontalansicht

kann, wohingegen beim reinen CO_2-Laser fast die gesamte Energie beim ersten Durchgang zur Ablation der Epidermis absorbiert wird. Des Weiteren ist die Anzahl der Behandlungsdurchgänge von der Region und der Erfahrung des Operateurs abhängig, welche Energiezufuhr noch ohne negative Folgeerscheinungen bleibt.

Bei sachgerechter Durchführung lassen sich mit dem alleinigen LSR sehr gute Ergebnisse erzielen (Abb. 6.4).

■ **Blepharoplastik.** In der periorbitalen Region genügt bei begrenztem Hautüberschuss und fehlender Fetthernierung häufig die Hautlaserung zur Behandlung der typischen periorbitalen Falten. Hierbei werden deutlich geringere Energien als bei der übrigen Gesichtshaut verwendet. Mit den präoperativen „snapp"- oder „pinch"-Tests kann abgeschätzt werden, ob die Elastizität des Unterlides ausreichend ist, um nach der Behandlung noch dem Augapfel anzuliegen oder ob eine erhöhte Gefahr für die Ausbildung eines postoperativen Ektropiums vorliegt. Lässt sich das Unterlid weniger als 6 mm vom Bulbus abheben, ist der Tonus ausreichend. Besteht diesbezüglich Unsicherheit, sollte die Indikation zu gleichzeitigen lateralen Kanthopexie großzügig gestellt werden.

Bei der Blepharoplastik des Unterlides wurde die Indikation zum transkonjunktivalen Zugang, der früher nur sehr selten sinnvoll war, durch die Laserbehandlung deutlich erweitert. In der Vergangenheit konnte man diesen Zugang nur dann wählen, wenn keine zusätzliche Hautresektion am Unterlid nötig war, sondern nur eine unerwünschte Fettverteilung beseitigt werden sollte. Durch die äußere Hautglättung mit dem Laser wird nun prinzipiell fast jede Blepharoplastik über einen transkonjunktivalen Schnitt möglich. Das Fett wird durch den Schnitt luxiert und abgetragen, die überschüssige Haut durch den Laser behandelt. Mit diesem Vorgehen wird eine zusätzliche Narbe am Unterlid vermieden. Die Wahl des Lasersystems ist wie oben beschrieben von der zu behandelnden Faltenausprägung abhängig. Die zur Zeit verfügbaren Er:YAG-Laser verfügen noch nicht über einen Schneidemodus, so dass sie nur zum „resurfacing" eingesetzt werden können.

Bei der Blepharoplastik des Oberlides kann der CO_2-Laser, bei sonst identischer Vorgehensweise wie bei der herkömmlichen Blepharoplastik, als Schneideinstrument genutzt werden. Hierbei zeichnet er sich als atraumatisches Präparationsinstrument bei gleichzeitiger Koagulationsfähigkeit aus [54].

■ **Nachbehandlung.** Die gelaserte Fläche bedeutet eine recht große offene Wunde für mehrere Tage. Eine Fortführung der antiviralen und antibakteriellen Prophylaxe ist zur Vermeidung von Wundinfektionen notwendig.

■ **Verbandstechnik.** Eine komplett okklusive Verbandstechnik nach LSR erscheint nicht sinnvoll und ist in der Praxis auch kaum durchführbar. Die Verbandsmethode [42] ist nach unserer Erfahrung zweitrangig. Wichtig ist es in erster Linie, ein feuchtes Milieu im Wundbereich herbeizuführen. Ob dieser Zustand durch verschiedene Folien- oder Salbenverbände, wie z. B. Vaseline erzielt wird, hat auf die Dauer des Erythems oder der Wundheilung nur minimale Auswirkung. Sicherlich kann es durch die Verwendung von Vaseline öfter zu Milienbildung kommen, die jedoch leicht durch Stichelung zu behandeln ist. Demgegenüber sind Folienverbände für Arzt und Patient unpraktisch. Verrutscht die Folie, bilden sich an den behandelten Stellen schnell Fibrinverschorfungen, die dann als unangenehm empfunden werden. Da die meisten Patienten ambulant versorgt werden, kann dies relativ leicht passieren. Nach Abschluss der Epithelisierung kann auf weitere Verbände verzichtet werden. Der Patient muss angehalten werden, der Haut in der Folgezeit viel Feuchtigkeit zuzuführen. Hierzu eignen sich handelsübliche Feuchtigkeitscremes, die zur Abdeckung des Erythems auch getönt verwendet werden können.

Die Gefahr von Pigmentverschiebungen bei ungeschützter Sonnenexposition nach Laserbehandlung ist sehr groß; dies macht einen konsequenten postoperativen Sonnenschutz obligat. Wir empfehlen Sonnenbäder für mindestens ein halbes Jahr zu vermeiden und bei Sonnenexposition einen Sonnenblocker mit Lichtschutzfaktor 60 zu verwenden. Sollten dennoch Hyperpigmentationen entstehen, müssen diese sofort mittels Schälbehandlung durch Hydrochinoncremes therapiert werden. Wird diese Behandlung unverzüglich begonnen, sind diese Hyperpigmentationen gut reversibel.

■ **Zusammenfassung.** Das LSR des Gesichtes kann als sicheres und komplikationsarmes Verfahren bezeichnet werden, wenn oben genannte Vorsichtsmaßnahmen und Anwendungsempfehlungen befolgt werden. Sicherlich hat sich der Laser heute in der Faltenbehandlung etabliert und längst seine Überlegenheit gegenüber Verfahren wie Dermabrasio oder „chemical peel" bewiesen. Darüber hinaus zeigt sich immer mehr, dass mit steigender Erfahrung des Chirurgen auch ausgeprägte Faltenbildungen, die konventionell nur schwer oder gar nicht beeinflussbar sind, durch die Laserbehandlung beherrschbar werden (Abb. 6.5). Die Kombination von

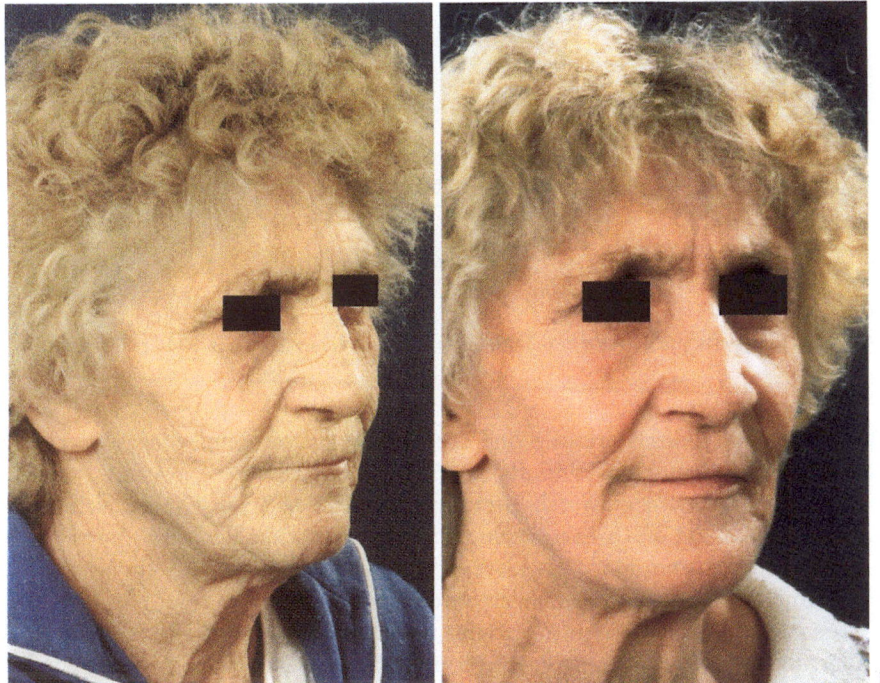

Abb. 6.5 a, b. Laserresurfacing mit dem CO_2-Laser bei einer 68-jährigen Patientin mit einer ausgesprochenen Elastose der Gesichtshaut. **a** Vor, **b** 6 Monate nach einem „full-face-resurfacing" mit einem ultragepulsten CO_2-Laser

klassischem Facelift und LSR zur Behandlung des alternden Gesichtes ergibt mit Sicherheit die beeindruckendsten Ergebnisse und wird deshalb auch immer häufiger durchgeführt.

Narben

■ **Definition.** Narbenbildung ist die physiologische Reaktion des Körpers auf Verletzungen. Der phasenweise Verlauf ist initial gekennzeichnet durch eine stark kapillarisierte Bindegewebseinsprossung, die eine Rötung der Narbe bedingt. Im Weiteren kommt es dann zur Ausreifung der Narbe mit Abblassung und Abflachung. Die Neigung zur hypertrophen Narbenbildung ist abhängig von Hauttyp, Lokalisation, initialer Verletzung und Lebensalter, sowie individueller Disposition. Im Gegensatz zur hypertrophen Narbe ist das Keloid eine Narbenwucherung, die sich über die ursprünglichen Verletzungsränder hinausentwickelt.

■ **Laser.** Er:YAG-Laser: Narben sind durch mehrere Komponenten auffällig:
- Höhe,
- Verfärbung,
- Breite und Verlauf.

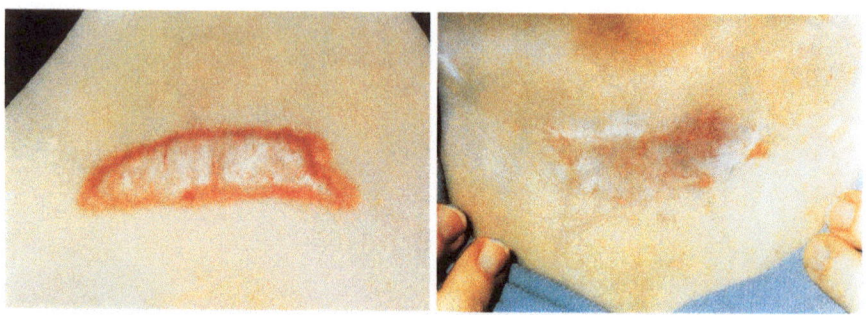

Abb. 6.6a,b. Hypertrophe Narbe **a** vor, **b** 6 Monate nach der Behandlung mit dem Er:YAG-Laser

Die ersten zwei dieser Merkmale sind durch Laser gut zu beeinflussen. Hypertrophe Bereiche können mit Hilfe des Er:YAG-Lasers problemlos abladiert werden (Abb. 6.6). CO_2-Laser eignen sich hierzu nicht, da ihre Ablationsleistung nach dem 2. bis 3. Durchgang durch Austrocknung des Gewebes schlechter wird. Die Verfärbung der Narbe kann durch Laser der entsprechenden Wellenlänge wie bei anderen pigmentierten Läsionen behandelt werden.

Die Breite und der Verlauf der Narbe verändern sich durch Laserbehandlung kaum und erfordern konventionell-chirurgische Techniken, um ein kosmetisch günstiges Ergebnis zu erzielen.

Die Laserbehandlung sollte genau wie die chirurgische Behandlung von Narben erst nach deren Ausreifung und dem Ausschöpfen aller konservativen Möglichkeiten (Silikon-Auflagen, Injektion von Glukokortikoidkristallsuspensionen etc.) durchgeführt werden.

Keloide

Versuche, Keloide mittels Laser abzutragen, haben keine befriedigenden Ergebnisse ergeben. Die stark kapillarisierte Bindegewebssprossung des Keloids ist jedoch mit dem Nd:YAG-Laser positiv zu beeinflussen.

Störende Behaarung

■ **Definition.** Für das Auftreten störender Behaarung im Gesichtsbereich bei Frauen gibt es vielfältige Gründe. Neben dem idiopathischen Hirsutismus ohne hormonelle Störungen sind hier der medikamentöse sowie der Hirsutismus bei seltenen Syndromen oder endokrinen Störungen zu nennen. Bei Männern kann die Behaarung im Gesichtsbereich ebenfalls störend sein, das gilt insbesondere nach Geschlechtsumwandlungsoperationen bei Transsexualismus. Eine weitere Ursache für störende Behaarung im Gesicht sind regionale Lappenplastiken, die bei posttraumatischen oder posttumorösen Defekten Verwendung finden.

Für diese postoperative atypische Behaarung wird bisher eine sekundäre Hautausdünnung unter Mitnahme der Haarwurzeln oder eine Hautresektion und Deckung mit einem haarfreien Hauttransplantat empfohlen. Die Ergebnisse sind jedoch nur mäßig befriedigend, da entweder nicht alle Haare entfernt werden können, oder eine veränderte Hauttextur entsteht.

Patientinnen mit einer auffälligen Behaarung im Gesichtsbereich zeigen oft einen sehr hohen Leidensdruck. Häufig haben sie schon verschiedene Behandlungsversuche, wie z.B. die Elektrokoagulation der Haarwurzel, hinter sich gebracht, in der Regel mit unbefriedigenden Resultaten. Lediglich 30% der in einer Sitzung epilierten Haare wachsen dauerhaft nicht nach [12]. Die Elektrokoagulation beruht auf einer Zerstörung der Haarmatrix und der dermalen Haarpapille und kann mittels spezieller Kromayer-Epilationsnadeln oder durch Elektrokoagulation auch von Kosmetikerinnen durchgeführt werden. Beide Methoden sind invasive Behandlungen und oft schmerzhaft.

■ **Laser.** Rubinlaser, Alexandritlaser, gütegeschalteter Nd:YAG-Laser, Diodenlaser, Blitzlampe: Auch mit dem Laser ist die Behandlung störender Behaarung im Gesicht ein langwieriger und schwieriger Vorgang, allen begeisterten Berichten der letzten Jahre zum Trotz. Für eine bleibende Enthaarung müssen Haarmatrix und dermale Papille zerstört werden, es reicht nicht aus, nur den Haarschaft zu koagulieren. Die Schwierigkeit in der Behandlung störender Haare mit dem Laser begründet sich durch die Komplexität des Haarwachstumszyklus. Das Haar wächst nicht kontinuierlich, sondern jeder Haarfollikel unterliegt einem eigenen zyklischen Rhythmus von Wachstums- und Ruhephasen. Nach Abschluss der Ruhephase fällt das betreffende Haar aus und die Bildung eines neuen Haares beginnt.

Überdies bestehen jahreszeitliche Schwankungen und hormonelle Regulationsmechanismen. Ein Haar muss sich in seiner Wachstumsphase/Anagenphase befinden, damit durch die Laserbehandlung ein bleibender Haarverlust erreicht werden kann. Die Anagenphase eines Haares erstreckt sich über etwa 3–6 Jahre; ungefähr 80% der Haare (insgesamt circa 100 000) befinden sich jeweils in diesem Stadium. Die Übergangsphase/Katagenphase dauert nur wenige Tage, während die Ruhephase/Telogenphase beim menschlichen Kopfhaar 3–4 Monate andauert. Somit befinden sich bei Durchführung der Laserbehandlung lediglich etwa 80% der Haare in der vulnerablen Phase.

Ein weiterer Punkt für die Effektivität einer Epilation mittels Laser spielt die Haarfarbe. Der Laserstrahl wird entweder von endogenem Melanin im Haar absorbiert – daraus ergibt sich die logische Folgerung, dass dunkle Haare wesentlich besser epiliert werden können als helle –, oder es müssen exogene Chromophore appliziert werden, um dem Laserstrahl ein „Ziel" zu bieten. Als exogene Chromophore stehen Karbonpartikel beim gütegeschalteten Nd:YAG-Laser und 5-Aminolaevulinsäure zur Verfügung [15].

Bei allen Lasergeräten ist eine mehrfache Durchführung der Lasertherapie notwendig, um einen deutlichen Behandlungserfolg zu erzielen.

Langgepulster Rubinlaser/langgepulster Alexandritlaser. Der Alexandritlaser erreicht wegen seiner im Vergleich mit dem Rubinlaser höheren Wellenlänge eine minimal größere Eindringtiefe; außerdem besteht bei dieser Wellenlänge ein geringeres Risiko für eine epidermale Mitbeteiligung bei niedrigerer Absorption von Melanin [15]. Der Alexandritlaser ermöglicht eine wesentlich schnellere Behandlung größerer Areale als der Rubinlaser [20]. Nebenwirkungen treten bei beiden Lasern in ungefähr gleicher Anzahl auf [20, 34] und wiederholte Behandlungen sind nötig. Die Behandlungen werden in Abständen von 4–6 Wochen durchgeführt (Abb. 6.7).

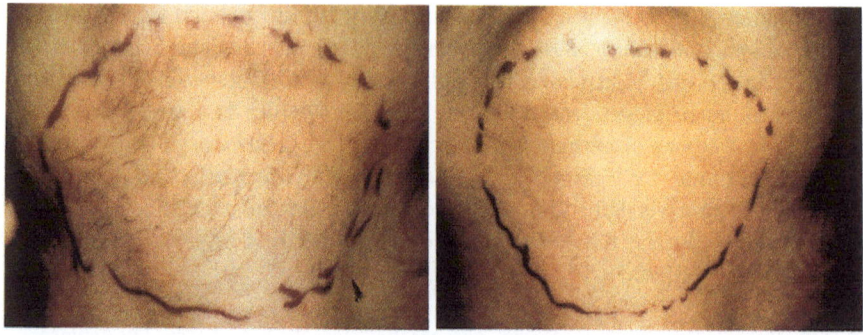

Abb. 6.7a,b. Patientin mit idiopathischem Hirsutismus am Kinn, **a** vor, **b** 4 Monate nach Epilation mit dem langgepulsten Rubinlaser

Gütegeschalteter Nd:YAG-Laser. Vor Therapie mit dem Nd:YAG-Laser muss das zu behandelnde Areal mit Wachs epiliert oder rasiert werden. Ein spezielles Externum aus Kohlenstoff und Mineralöl wird in die Haut einmassiert, da Melanin, Hämoglobin und Wasser bei einer Wellenlänge von 1064 nm nur in geringem Maße Energie absorbieren. Nach der Behandlung kommt es üblicherweise zu einem Erythem und Ödem, das für 24 bis 48 Stunden persistiert, sowie Petechien, die bis zu 5 Tage sichtbar sein können. Im Gegensatz zu den zur Enthaarung verwendeten Lasergeräten, deren Strahl von Melanin absorbiert wird, wie dem Rubinlaser und Alexandritlaser, können hiermit alle Haar- und Hauttypen behandelt werden [36].

Diodenlaser (800 nm). Der Light-sheer-Diodenlaser hat eine Wellenlänge von 800 nm, also nahe am Infrarotbereich und als Besonderheit ein gekühltes Handstück. Die Patienten mit blonden Haaren zeigen in der Regel ein weniger gutes Ansprechen auf die Laserbehandlung als die Patienten mit dunklen Haaren [36]. Die häufigsten Nebenwirkungen bestehen in vorübergehender Hypo- oder Hyperpigmentierung, perifollikulärem Erythem und Ödem. Die Rötung und Schwellung verschwindet in der Regel nach 24 bis 48 Stunden, die Hypo- und Hyperpigmentierungen bilden sich nach ungefähr 1 bis zu 6 Monaten zurück. Die Nebenwirkungsrate liegt beim Diodenlaser niedriger als beim Rubinlaser [36].

Blitzlampe. Für die Enthaarung müssen bei der Blitzlampe Filter zwischen 590 und 690 nm angewendet werden. Bei der Behandlung wird das Licht durch ein Kühlgel, das zuvor auf die Haut aufgetragen wurde, appliziert. Ein vorübergehendes Erythem wird auch hierbei gesehen.

Allgemein divergieren die prozentualen Angaben über erneutes Haarwachstum nach Laseranwendung erheblich und sind für jeden der oben aufgeführten Laser von Studie zu Studie sehr unterschiedlich. Aus diesem Grund wurde in diesem Kapitel auch auf prozentuale Erfolgsangaben verzichtet. Bei vielen der neueren Lasergeräten sind die Studienergebnisse sehr viel versprechend, jedoch muss zum gegenwärtigen Zeitpunkt gesagt werden, dass sich die Laserepilation noch in den Anfängen befindet.

6.3.2
Gutartige Hautneubildungen

Eine Vielzahl von gutartigen Hautneubildungen lassen sich mit dem Laser behandeln. Hierzu zählen Xanthelasmen, das im Rahmen der Rosazea Grad III auftretende Rhinophym, Verrucae seborrhoicae, Verrucae vulgares und planae juveniles, Syringome, Neurofibrome, Trichoepitheliome, myxoide Zysten, Chondrodermatitis chronica nodularis helicis und hyperplastische Tumoren aller Art.

Auch Präkanzerosen, wie z. B. der Morbus Bowen und aktinische Keratosen, sowie Leukoplakien können mit dem Laser behandelt werden; diese Modalität hat sich bei diesen Krankheitsbildern jedoch noch nicht durchgesetzt [31].

Maligne Hautveränderungen sollten in der Regel nicht gelasert, sondern exzidiert werden. Eine Ausnahme von der Regel stellen oberflächliche Rumpfhautbasaliome dar, die zwar immer biopsiert werden müssen, jedoch in Ausnahmefällen durch Laserablation mit dem CO_2-Laser oder dem Er:YAG-Laser behandelt werden können. Das Rezidivrisiko ist natürlich vorhanden, weshalb die Patienten engmaschig kontrolliert werden müssen. Basaliome und andere maligne Hauttumore im Gesichtsbereich müssen immer chirurgisch exzidiert werden.

Rhinophym

- **Definition.** Die knollenartig vergrößerte Nase tritt bei einem Teil der Patienten mit Rosazea (Grad III) durch fortlaufende Zunahme der Bindegewebshyperplasien und Talgdrüsenhyperplasien auf. Das Rhinophym kann sich aber auch ohne wesentliche Rosazeasymptome ausbilden.

Therapeutisch kann das hypertrophierte Gewebe in Lokalanästhesie oder Vollnarkose tangential abgetragen werden. Üblicherweise epithelisiert der Epidermisdefekt innerhalb von 5–7 Tagen. Nachteilig bei dieser Methode ist allerdings die starke Blutungsneigung im Operationsgebiet, da sich im Verlauf der Erkrankung auch multiple Gefäßektasien im oberen Korium ausbilden.

- **Laser.** CO_2-Laser, Er:YAG-Laser.

CO_2-Laser. Aufgrund der ausgeprägten Dicke des Rhinophyms sind die Einsatzmöglichkeiten des CO_2-Lasers limitiert, da durch die zunehmende Austrocknung des Gewebes bei mehreren Therapiedurchgängen die Effektivität in der Ablation nachlässt. Ein Vorteil besteht in der geringen Blutungsneigung. Nachteilig ist ein erhöhtes Risiko der Keloid- bzw. hypertrophen Narbenbildung.

Er:YAG-Laser. Beim Er:YAG-Laser besteht grundsätzlich eine höhere Blutungstendenz als bei Behandlung mit anderen Lasergeräten; deshalb eignet er sich auch weniger zur Abladierung des Rhinophyms. Er abladiert zwar optimal, aber das Risiko von Blutungen und Nachblutungen ist zu hoch.

Zur Behandlung der ausgeprägten Knollennase ist also zurzeit noch die tangentiale Abtragung mittels Skalpell als Therapie der Wahl anzusehen. Kleinere Verän-

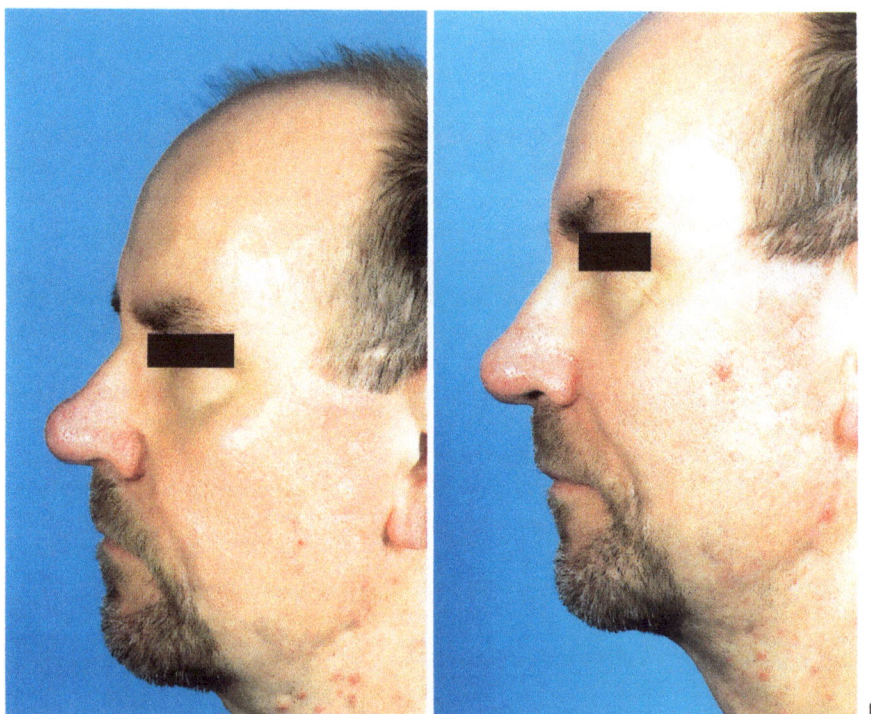

Abb. 6.8a, b. Geringgradig ausgeprägtes idiopathisches Rhinophym **a** vor, **b** 3 Monate nach Abtragung des Rhinophyms mit kumuliertem Handstück eines CO_2-Laser im Swift-Modus. (Die Bilder wurden uns freundlicherweise von Herrn Dr. Leunig zur Verfügung gestellt)

derungen lassen sich allerdings mit dem CO_2-Laser sehr schön konturgebend abtragen (Abb. 6.8).

Xanthelasma palpebrarum

■ **Definition.** Xanthelasmen sind meist symmetrisch auftretende, weiche gelbliche beetartige Papeln, die bevorzugt an den Oberlidern und im inneren Augenwinkel auftreten. Sie können auf eine Hyperlipoproteinämie hinweisen [6, 7, 11, 45, 51, 53], sind aber nicht notwendigerweise damit vergesellschaftet. Meist zeigen sich diese Hautveränderungen im höheren Lebensalter mit Bevorzugung des weiblichen Geschlechts. Im Bindegewebe der Lider kommt es von den perivaskulären Räumen im oberen Korium ausgehend zu umschriebenen Ablagerungen von doppeltlichtbrechendem Cholesterin und anderen Lipiden in Makrophagen, die sich dadurch in Schaumzellen und Schaumriesenzellen (Touton-Zellen) umwandeln [12]. Eine spontane Rückbildungstendenz der Xanthelasmen ist nicht bekannt, sondern es besteht eine langsame Progredienz.

Auch wenn es sich bei Xanthelasmen um gutartige Hautveränderungen ohne Krankheitswert handelt, werden sie von den betroffenen Patienten als ästhetisch sehr störend empfunden. Die Entfernung von Xanthelasmen ist mit verschiedenen Methoden möglich.

Zum einen lassen sie sich chirurgisch exzidieren; der große Nachteil dieser Methode besteht in der postoperativen Narbenbildung. Möglich ist auch die Anwendung von chemischem Peeling [17], das aber meist mehrfach im Abstand von zwei bis drei Wochen durchgeführt werden muss und bei Xanthelasmen an den Lidkanten wegen der Augennähe nicht angewendet werden sollte.

■ **Laser.** Argonionenlaser, ultragepulster CO_2-Laser, Er:YAG-Laser.

Argonionenlaser. Zielstruktur des Argonlasers in der Haut ist selektiv das intravasale Hämoglobin der Erythrozyten, er wird jedoch – anders als an der gesunden Haut – wesentlich höher von den xanthochromen Lipideinlagerungen absorbiert und kann deshalb auch bei Xanthelasmen mit relativem Erfolg angewandt werden. Der photokoagulative Effekt entsteht durch die Aufheizung der Chromophoren und deren unmittelbarer Umgebung; dabei äußert sich der photokoagulative Effekt bereits während der Behandlung als weißgraue Verfärbung der Haut, während der Abbau der Xanthelasmen selbst zwei bis drei Wochen dauert. Eine Lokalanästhesie kann fakultativ angewendet werden.

Ultragepulster CO_2-Laser. Dieser Laser wird bereits seit Jahren zur Behandlung von Xanthelasma palpebrarum angewendet. Zielsubstrat ist das im Gewebe enthaltene Wasser. Die Laserbehandlung muss unter Lokalanästhesie durchgeführt werden. Das zu behandelnde Areal sollte nur das Ober- oder Unterlid des betroffenen Auges umfassen, da es bei Laserung der besonders dünnen und empfindlichen periorbitalen Haut leicht zu Verziehungen und Narbenbildung kommen kann. Üblicherweise können die einzelnen Xanthelasmen in einer einzelnen Sitzung entfernt werden [39]. Es besteht ein geringgradiges Risiko der Augenringmuskelverletzung durch die Tiefenwirkung des CO_2-Lasers sowie der Ausbildung eines Ektropiums [17, 39].

Er:YAG-Laser. Die Ablation sollte in der Regel in Lokalanästhesie durchgeführt werden. Der deutliche Vorteil des Er:YAG-Lasers gegenüber dem CO_2-Laser besteht in einer wesentlich kürzeren Persistenz des postoperativen Erythems. Auch die Gefahr der Ausbildung eines Ektropiums ist bei Anwendung eines Er:YAG-Laser wesentlich geringer, da er keinen „shrinking"-Effekt besitzt.

6.3.3
Pigmentierte Hautveränderungen

Lentigo senilis

■ **Definition.** Bei Lentigines seniles handelt es sich um bräunliche Fleckbildungen, die in lichtexponierten Hautarealen auftreten und sich mit höherem Lebensalter in zunehmender Anzahl entwickeln können. Synonym gebraucht werden die Begriffe Altersfleck und Lentigo solaris. Sie treten bevorzugt an exponierten Hautarealen, wie im Gesicht oder an den Handrücken auf. Da es sich um ein sicheres Indiz für fortgeschrittenes Alter handelt, werden sie als sehr störend empfunden. Histologisch liegt eine deutliche Vermehrung der Melanozyten vor [12].

Therapeutisch können lokale Retinoide oder andere Bleichcremes eine Besserung herbeiführen, die Rezidivhäufigkeit bei erneuter Sonnenexposition liegt allerdings hoch. Ansonsten standen früher außer Elektrodesikkation und oberflächlicher Kryotherapie lediglich abdeckende Maßnahmen im Sinne von Camouflage zur Verfügung.

■ **Laser.** Gepulster CO_2-Laser, Er:YAG-Laser, gütegeschalteter Rubinlaser, gütegeschalteter frequenzverdoppelter Nd:YAG-Laser, Blitzlampe, gepulster Farbstofflaser, gepulster Alexandritlaser.

Gepulster CO_2-Laser/Er:YAG-Laser. Anfangs wurden Lentigines seniles mit abtragenden Lasergeräten, wie dem Er:YAG-Laser und dem CO_2-Laser behandelt. Hierbei spielt nicht die Absorption bestimmter Farbpigmente eine Rolle, sondern das Gewebe wird unselektiv – an der Epidermis beginnend – abgetragen. Die genannten Laser verursachen jedoch wesentlich leichter eine Narbenbildung als Laser, deren emittierter Strahl von Melanin selektiv absorbiert wird und die Epidermis bei Laserung weniger beeinträchtigt. Das Licht dieser Laser wird von Melanin absorbiert, dadurch wird epidermales und dermales Pigment zerstört, ohne eine Gewebeschädigung umliegender Strukturen zu verursachen [27].

Gütegeschalteter Rubinlaser/gütegeschalteter frequenzverdoppelter Nd:YAG-Laser. In klinischen Studien ließen sich Lentigines mit dem Rubinlaser gut aufhellen, in einer vergleichenden Studie von Rubin- und Nd:YAG-Laser erzielte der Rubinlaser die besseren Ergebnisse [52]. Bei der Mehrzahl der Patienten kann jedoch meist keine vollständige Aufhellung erreicht werden. Beim Rubinlaser sind zum Teil mehrfache Behandlungen nötig. Zur Behandlung mit dem Rubinlaser und dem Nd:YAG-Laser ist keine Lokalanästhesie nötig.

Blitzlampe. Mit der Blitzlampe ist ebenfalls die Behandlung von Lentigines, wie auch anderer gutartiger pigmentierter Hautveränderungen möglich. Zum Teil ist eine einmalige Laserbehandlung zur Aufhellung ausreichend (Abb. 6.9).

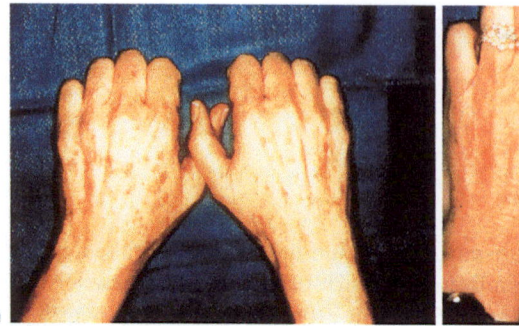
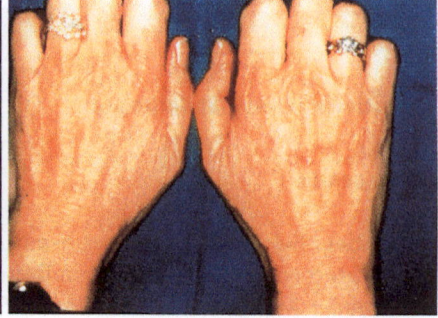

Abb. 6.9 a,b. Lentigines seniles auf den Handrücken **a** vor, **b** 12 Tage nach Behandlung mit der Blitzlampe

Blitzlampengepumpter gepulster Farbstofflaser. Die für Lentigines nötigen Energiedichten sind geringer als zur Behandlung von Tätowierungen. Meist müssen die Behandlungen mehrfach wiederholt werden.

Für all diese Lasergeräte gilt, dass die Patienten nicht gebräunt sein dürfen, wenn die Behandlung durchgeführt wird, da dann die Gefahr der Ausbildung von Hyperpigmentierungen wesentlich höher ist. Auch nach der Laserbehandlung ist seitens der Patienten auf Durchführung eines konsequenten UV-Schutzes zu achten. Zwischen den einzelnen Behandlungen sollten zeitlich ungefähr drei bis fünf Wochen liegen. Nach Laseranwendung kann zur Beruhigung der eventuell gereizten, also geröteten Haut ein kortikoidhaltiges Externum angewendet werden.

Tätowierungen

■ **Definition.** Bei Tätowierungen werden normalerweise die Pigmente von exogen mit Nadeln in die Haut als Schmucktätowierung eingebracht. Allerdings kann es auch aus anderen Gründen zu Tätowierungen bzw. Dyschromien durch Einlagerung von Schmutzpartikeln kommen, z. B. im Rahmen von Unfällen.

Häufig wünschen Patienten, die sich zumeist in der Jugend tätowieren ließen, in späteren Jahren die Entfernung dieser Veränderung, die vor allem an exponierten Hautarealen oft stigmatisierend wirkt. Tätowierungen im Gesicht sind allerdings in unseren Breitengraden eher selten. Vor Einführung der Lasergeräte wurde die Haut im Bereich einer unerwünschten Tätowierung mittels Dermabrasio abgetragen, wobei die möglichst narbenlose Entfernung immer ein großes Problem darstellte [1, 4]. Fast alle Laser wurden deshalb meist schon kurz nach ihrer Einführung auf ihre Einsetzbarkeit zur Entfernung von Tätowierungen getestet.

■ **Laser.** (CO_2-Laser, Er:YAG-Laser, Argonionenlaser), gütegeschalteter Rubinlaser, gepulster Farbstofflaser, gütegeschalteter Nd:YAG-Laser, gütegeschalteter Alexandritlaser, Blitzlampe: Laserimpulse fragmentieren die Pigmente und ermöglichen somit einen Abtransport über Phagozytose. Für die Behandlung von Tätowierungen ist neben den Farben vor allem die Eindringtiefe der Pigmente ins Gewebe ausschlaggebend. Es besteht in dieser Hinsicht ein großer Unterschied zwischen professionellen und Laientätowierungen. Die Pigmentablagerungen bei professionellen Tätowierungen liegen in der Regel histologisch in der gleichen Tiefe. Bei Laientätowierungen liegt das Pigment unregelmäßig verteilt in der Haut, der Pigmentgehalt der Tätowierung an sich ist in der Regel niedriger als bei professionellen Arbeiten.

CO_2-Laser/Er:YAG-Laser. Der CO_2- und der Er:YAG-Laser tragen Tätowierungen ab, indem die Haut, welche die Farbpigmente enthält, abladiert wird. Dies muss unter Lokalanästhesie erfolgen. Die Gefahr Narben zu verursachen ist hierbei relativ groß, da die Farbpigmente oft tief in die Haut appliziert worden sind. Bei 20% der Patienten entstehen hypertrophe Narben oder Keloide. Frische Tätowierungen sprechen auf die Behandlung besser an als ältere [21]. Die Behandlung von Tätowierungen mit abtragenden Lasergeräten gilt heutzutage als obsolet.

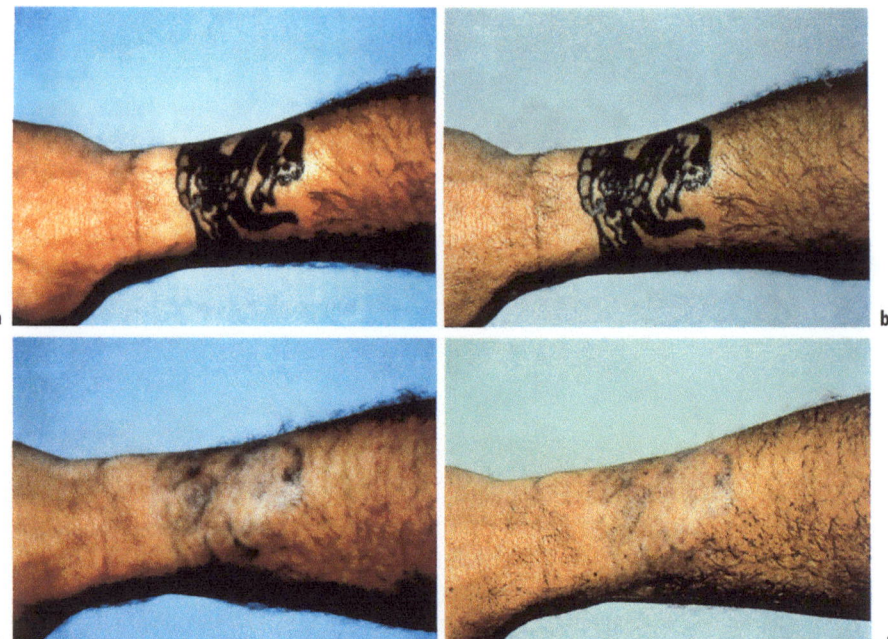

Abb. 6.10 a–d. Schmucktätowierung am Unterarm, **a** vor, **b–d** im Verlauf der Behandlung mit der Blitzlampe

Argonionenlaser. Für den Argonlaser wurden früher gute Behandlungsergebnisse bei mittleren und hohen Leistungsdichten (2–4 W, Strahldurchmesser bis 1 mm, Impulszeiten bis 0,3 s) berichtet [46]. Die Resultate sind jedoch bei retrospektiver Betrachtung meist nicht vollständig zufriedenstellend.

Güteschalteter Rubinlaser. Der Rubinlaser hellt schwarze und blaue Farbe einer Tätowierung gut auf, grüne und gelbe Pigmente etwas schlechter [13, 33, 56]. Rote Farbe wird praktisch nicht tangiert. Die Durchführung einer Lokalanästhesie ist üblicherweise nicht nötig. Die Pulse werden nicht überlappend, aber dicht an dicht gesetzt. Durch extrem kurze Pulse im Nanosekundenbereich wird das Pigment bei einer Wellenlänge von 694 nm atomisiert [4]. Diese extrem kurze Pulsdauer hat den Vorteil, dass das umliegende Gewebe praktisch nicht geschädigt wird. In der Regel sind zur vollständigen Entfernung einer Tätowierung mehrere Behandlungen, manchmal bis zu 6 oder mehr Therapiesitzungen, notwendig. Es kann in manchen Fällen nach Laserung zu einem oberflächlichen Hautdefekt oder zu Blasenbildung kommen, weshalb nach Behandlung zum besseren Abheilen der Haut ein kortikosteroidhaltiges Externum aufgetragen werden sollte.

Güteschalteter Nd:YAG-Laser. Der Nd:YAG-Laser hat in der Behandlung der Tätowierungen ein ähnliches Farbspektrum wie der Rubinlaser, jedoch eine größere Eindringtiefe ins Gewebe. Es wird ebenfalls ohne Überlappung und meist auch ohne Lokalanästhesie behandelt. Die Farben schwarz und blau können gut entfernt werden, während Grün, Gelb und Weiß fast nicht aufzuhellen sind. Die roten Anteile können bei einer Wellenlänge von 532 nm manchmal ebenfalls aufgehellt werden [19, 56]. Der Nd:YAG-Laser zeigt eine geringere Absorption von Melanin als der Rubinlaser [25].

Gütegeschalteter Alexandritlaser. Die Größe des Spotdurchmessers bei diesem Laser ist bis 7 mm variabel. Es werden über gute Aufhellungsergebnisse für die Farben Schwarz und Blau, aber auch Grün und Rot berichtet [2, 21, 47, 56]. Das Vorgehen bei Behandlung gleicht dem beim Rubinlaser.

Blitzlampe. Mit der Blitzlampe können Tätowierungen in unterschiedlichen Farben behandelt werden. Die Farbe Rot kann meist nicht völlig aufgehellt werden. Die Durchführung einer Lokalanästhesie ist fakultativ. Die Wellenlänge wird entsprechend der Hautfarbe des Patienten und der Farbe der Tätowierung eingestellt. Es sind ebenfalls mehrfache Therapiesitzungen bis zur optimalen Aufhellung der Tätowierung nötig (Abb. 6.10). An Nebenwirkungen treten bei der Hälfte der Behandlungen Rötungen und Ödeme auf.

6.3.4
Vaskuläre Läsionen

Teleangiektasien

■ **Definition.** Teleangiektasien sind oberflächlich liegende feine Blutgefäße (Durchmesser zwischen 0,1–1 mm), die so dicht zusammentreten können, dass sie den Eindruck eines homogenen Erythems erwecken (Rubeosis faciei). Bei anderen Patienten sind die Teleangiektasien als einzelne Gefäße noch deutlich erkennbar. Es liegt eine Erweiterung der feinen Blutgefäße, des papillären Plexus vor.

Neben essentiellen Teleangiektasien gibt es auch Teleangiektasien im Rahmen von Syndromen. Teleangiektasien können bei Rosacea, beim Osler-Rendu-Weber-Syndrom (hereditäre hämorrhagische Teleangiektasien) sowie als Folge systemischer oder topischer Steroidgabe vorkommen.

An Alternativbehandlungsmöglichkeiten stehen die Sklerosierungstherapie mit Äthoxysklerol sowie die Stichelung mit der Diathermienadel zur Verfügung. Die Sklerosierung zeigt jedoch meist nur bei größeren Gefäßdurchmessern Erfolge. An Nebenwirkungen sieht man häufig Hyperpigmentierungen. Auch die Behandlungsmöglichkeiten mit dem Laser hängen vom Gefäßkaliber ab. Ziel ist das Abblassen des Gefäßes ohne Schädigung der darüberliegenden Haut. Vor Laserbehandlung müssen alle Kosmetika gründlich entfernt werden.

■ **Laser.** Argonionenlaser, blitzlampengepumpter gepulster Farbstofflaser, Diodenlaser, Nd:YAG-Laser, Blitzlampe.

Argonionenlaser. Mit dem Argonlaser wurden seit vielen Jahren zahlreiche Patienten mit Teleangiektasien behandelt. Die Durchführung einer Lokalanästhesie ist nicht nötig, bei besonders empfindlichen Patienten kann vor Behandlung eine lokalanästhetische Salbe aufgetragen werden. Der Strahldurchmesser des Argon-

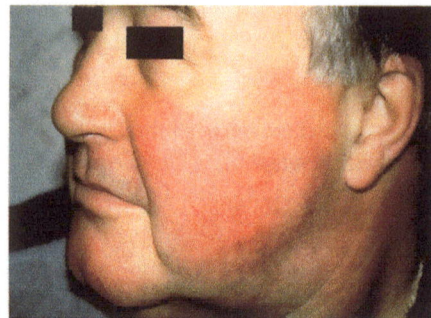 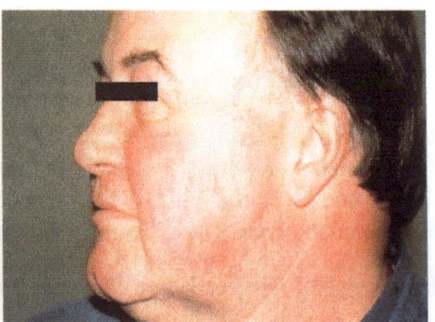

Abb. 6.11 a, b. Teleangiektasien im Wangenbereich **a** vor, **b** 3 Wochen nach einmaliger Laserung mit der Blitzlampe gepumpter Farbstofflaser

ionenlaser wird der Größe des Gefäßkalibers weitgehend angepasst und das Gefäß an mehreren Stellen durch gezielte Koagulation verschlossen (Einzelgefäßtechnik). Behandelt wird mit fokussiertem Strahl (0,5–1 mm). Als Behandlungsparameter bieten sich als Ausgangsparameter 0,8–1,2 Watt Ausgangsleistung und eine Impulsdauer von 0,2 s an. Jegliche Art von Kühlung vor oder während der Behandlung ist ungünstig, da die nach Kühlung eintretende Gefäßreaktion ein gezieltes Arbeiten erschwert. Das endgültige Behandlungsergebnis ist üblicherweise erst nach zwei bis drei Monaten beurteilbar. Meist können in einer Sitzung relativ große Areale behandelt werden. Der Argonlaser eignet sich nicht gut zur Behandlung der Rubeosis faciei, da in dem flächenhaft geröteten Areal nach Behandlung die hellen Koagulationspunkte deutlich sichtbar sind. An Nebenwirkungen, die jedoch eher selten auftreten, können Narben sowie Hyperpigmentierungen auftreten.

Blitzlampengepumpter gepulster Farbstofflaser. Der blitzlampengepumpte gepulste Farbstofflaser hat einen Strahldurchmesser, der deutlich größer als der Gefäßdurchmesser (3–7 mm) ist. Das behandelte Areal ist also größer als das störende Gefäß selbst. Das nach der Behandlung vorübergehend auftretende Erythem entspricht dem gelaserten Areal. Der große Strahldurchmesser des Farbstofflasers ist allerdings von Vorteil bei der Behandlung flächiger Teleangiektasien. Wiederholte Behandlungen sind auch bei Anwendung dieses Lasers notwendig (Abb. 6.11). An unerwünschten Wirkungen kann es zu Hyperpigmentierungen kommen.

Diodenlaser Wellenlänge 940 nm. Der Diodenlaser zeigt sehr gute Ergebnisse bei der Behandlung von Teleangiektasien im Gesichtsbereich. Die benötigte Energie ist meist niedriger als bei Laserung von Besenreisern an den Beinen. Während der Laserung eines Gefäßes verschwindet dieses sofort, d. h. die Gefäßwände verkleben miteinander durch die starke Erhitzung des Blutes im Gefäßlumen. Nach der Behandlung sollte das behandelte Areal für circa 1 Minute mit einem Eisbeutel gekühlt werden. Dies führt bei den Patienten zu einer deutlichen Schmerzreduktion.

Nd:YAG-Laser/frequenzverdoppelter Nd:YAG-Laser. Bei der Therapie des Morbus Osler sind aufgrund der ektatischen und papulösen Gefäße tiefere Koagulationszonen notwendig. Deshalb findet hier insbesondere der Nd:YAG-Laser Anwendung

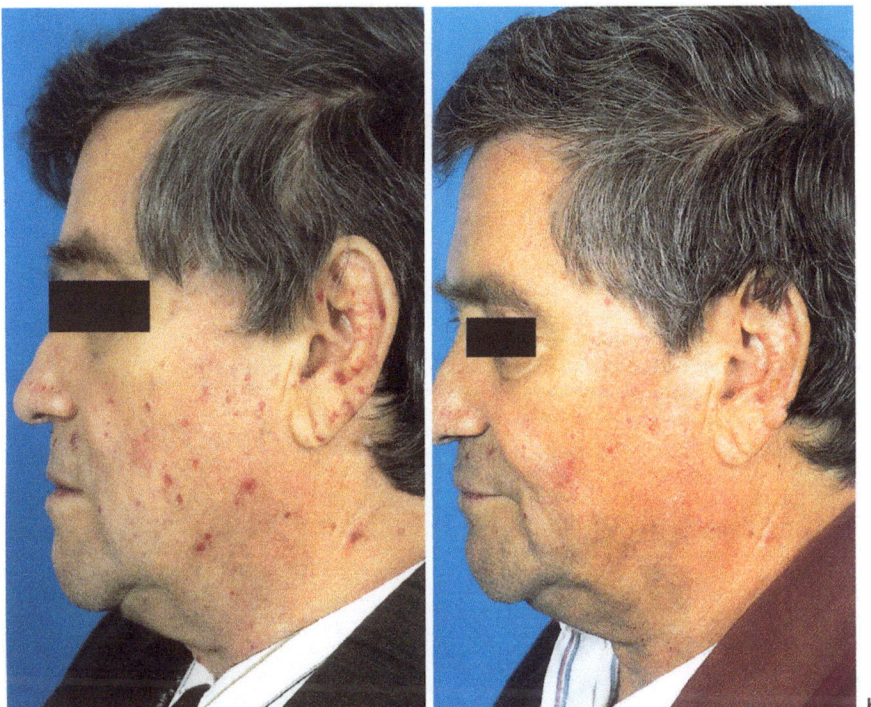

Abb. 6.12a,b. 65-jähriger Patient mit multiplen dermalen Gefäßektasien im Gesicht bei M. Osler **a** vor, **b** 4 Wochen nach der Nd:YAG-Lasertherapie. (Die Bilder wurden uns freundlicherweise von Herrn Dr. Leunig zur Verfügung gestellt)

(Abb. 6.12). Der langgepulste Nd:YAG-Laser hat variable Pulslängen und Spotgrößen bis zu 5 mm. Das Handstück ermöglicht eine Kontaktkühlung der Haut, weshalb die Behandlung für die Patienten kaum schmerzhaft ist. An Nebenwirkungen können Erythem und Krusten auftreten.

Blitzlampe. Auch die Blitzlampe wird erfolgreich zur Behandlung von Teleangiektasien im Gesichtsbereich eingesetzt (Abb. 6.13 und 6.14, [43]). Vorteil für den Behandler stellt die relativ große mit einem Impuls behandelte Fläche dar; an Nebenwirkungen sieht man ein flüchtiges diskretes Erythem.

Naevus flammeus

■ **Definition.** Beim Naevus flammeus handelt es sich um ektatische Kapillaren und Venolen des oberflächlichen dermalen Gefäßplexus. Naevi flammei können angeboren sein oder sich frühkindlich entwickeln. Für diese Hautveränderung werden zahlreiche Begriffe synonym gebraucht: Feuermal, Hämangioma planum, Portweinfleck. Naevi flammei können auch mit nichtvaskulären Fehlbildungen, wie z.B. dem Proteus-Syndrom, Roberts-Syndrom oder der Phacomatosis pigmentovascularis einhergehen. Häufiger sind Naevi flammei jedoch Teil von vaskulären Fehlbildungssyndromen, wie dem Klippel-Trenaunay- oder dem Parkes-Weber-Syndrom.

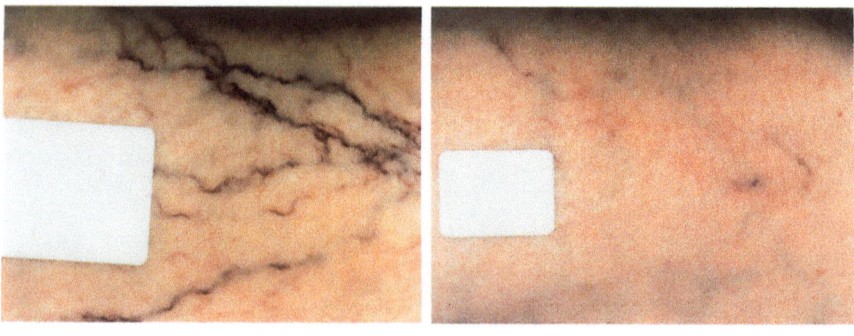

Abb. 6.13 a, b. Besenreiser **a** vor, **b** 6 Monate nach Therapie mit der Blitzlampe

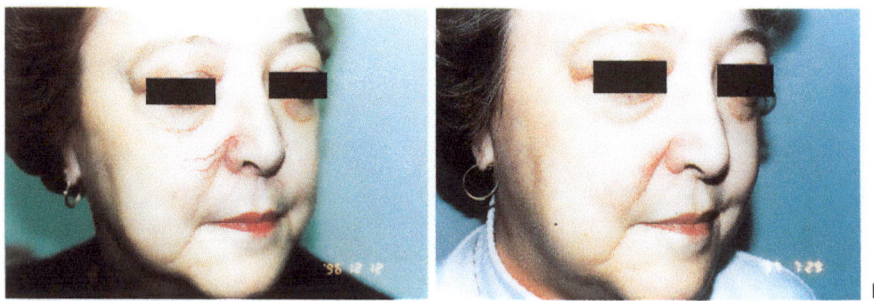

Abb. 6.14 a, b. Teleangiektasien an der Wange **a** vor, **b** 3 Monate nach Therapie mit der Blitzlampe

Bei Diagnose eines Naevus flammeus müssen andere vaskuläre Fehlbildungen, die zum Teil assoziiert auftreten können, ausgeschlossen werden (Sturge-Weber-Krabbe-Syndrom, Cobb-Syndrom).

Naevi flammei liegen meist in einer Tiefe von 0,5–1 mm. Farblich reicht das Spektrum von hellrot bis dunkelviolett. Eine Größenzunahme besteht meist nur während des Größenwachstums der Kinder; eine spontane Rückbildungstendenz wird beim Naevus flammeus nicht beobachtet.

■ **Laser.** Argonionenlaser, blitzlampengepumpter gepulster Farbstofflaser, Nd:YAG-Laser, Blitzlampe, Diodenlaser.

Ziel der Laserbehandlung ist es, die erweiterten Gefäße selektiv zu koagulieren, um dadurch eine Farbaufhellung der Gesamtfläche zu erreichen. Grundsätzlich sind zur Behandlung von Naevi flammei prinzipiell mehrere Laserbehandlungen nötig, um eine ausreichende Aufhellung zu erreichen.

Argonionenlaser. Der Argonlaser stellte früher das Mittel der ersten Wahl zur Behandlung von Naevi flammei dar. Heutzutage wird der Argonlaser meist nur noch bei dunkelroten oder tuberös umgewandelten Feuermalen eingesetzt [32]. Für die Behandlung kindlicher Naevi flammei ist der Argonlaser allerdings nicht geeignet [30]. Je nach Lokalisation und Farbe der Veränderung sind bei bis zu 70% der erwachsenen Patienten gute bis sehr gute Behandlungserfolge zu erzielen [28]. Eine vollständige Aufhellung ist jedoch meist nicht zu erreichen. An Nebenwirkungen kann es zu auffälligen punktförmigen Aufhellungen im Behandlungsareal kommen. Außerdem besteht eine deutliche Gefahr der Narbenbildung.

Blitzlampengepumpter gepulster Farbstofflaser. Der gepulste Farbstofflaser zeigt sehr gute Ergebnisse bei der Behandlung von Naevi flammei und gilt heute als Mittel der Wahl [27]. Vor Behandlung größerer Flächen sollte allerdings eine Probebehandlung günstigstenfalls in verschiedenen Arealen der Hautveränderung erfolgen. Bei der Behandlung von kleineren Arealen bei Kindern empfiehlt sich eine Stunde vor Behandlung das Auftragen einer Salbe, der ein Oberflächenanästhetikum (z. B. Emla-Creme) beigemengt ist, und bei größeren Arealen sollte eine Lokalanästhesie durchgeführt werden. Kleinkinder werden meist in Vollnarkose therapiert. Bei Erwachsenen ist eine lokale Betäubung üblicherweise nicht nötig. Die frühzeitige Behandlung von Naevi flammei im Kindesalter erzielt bessere Ergebnisse [32]. Neuerdings kann bei Behandlung mit dem Farbstofflaser unmittelbar vor dem Laserimpuls eine lokale Kühlung eingesetzt werden, die ihrerseits schmerzreduzierend wirkt. Ungefähr 2 Monate nach der Probelaserung kann das Endergebnis der ersten Behandlung beurteilt und das weitere Prozedere festgelegt werden. Die Wellenlänge von 585 nm schädigt sehr selektiv die dermalen Gefäße, bei weitestgehender Schonung der Epidermis, weshalb eine Narbenbildung selten ist [23, 48–50]. Nach der Behandlung zeigt sich eine blauschwärzliche Verfärbung des behandelten Hautareals, die für ungefähr 14 Tage persistiert. An unerwünschten Wirkungen treten Hyperpigmentierungen, Bläschen-, sowie Krustenbildung und selten Hypopigmentierungen und Narben auf. In seltenen Fällen werden nach Lasertherapie auch Granuloma pyogenica gesehen.

Nd:YAG-Laser/frequenzverdoppelter Nd:YAG-Laser. Der Nd:YAG-Laser eignet sich wegen seiner Tiefenwirkung besonders zur Therapie dunkelroter, tuberös umgewandelter Feuermale. Zur Vermeidung von epidermaler Beteiligung oder gar Schädigung wird während der Behandlung die Epidermis mit Wasser gekühlt. Die Durchführung einer Lokalanästhesie vor Behandlung ist notwendig. An unerwünschten Wirkungen können Narben auftreten [28, 29].

Blitzlampe. Die Blitzlampe stellt in der Behandlung von Naevi flammei eine sehr gute Alternative zum blitzlampengepumpten gepulsten Farbstofflaser dar. Es müssen bis zur optimalen Aufhellung meist auch mehrere Behandlungen durchgeführt werden, diese sind jedoch nach kürzeren Zeitspannen möglich. Ein Vorteil der Blitzlampe gegenüber anderen Lasergeräten besteht in der Spotgröße, mit der auch größere Hautareale schnell therapiert werden können. Narbenbildung wurde nach den Behandlungen nicht gesehen.

Diodenlaser Wellenlänge 940 nm. Die Grenzen der Verwendbarkeit dieses Lasers liegen bei dicken tuberösen sowie dunkelrot-lividen Anteilen des Naevus flammeus. Diese lassen sich mit dem Diodenlaser nicht suffizient behandeln, wegen seiner fehlenden Tiefenwirkung.

Die Therapieergebnisse hängen bei allen Lasergeräten von der Lokalisation des Naevus flammeus ab. Besser auf die Behandlung sprechen Naevi flammei an Stirn und Wangen an, schlechtere Ergebnisse erzielt man an und oberhalb der Lippen, präaurikulär und am Kinn. Extrafaziale Naevi flammei sprechen schlechter auf die Behandlung an als im Gesicht lokalisierte [35].

Hämangiome

■ **Definition.** Bei Hämangiomen handelt es sich um gutartige vaskuläre Tumore der Haut und Schleimhäute. Man muss zwischen Hämangiomen und Gefäßfehlbildungen deutlich unterscheiden, Hämangiome werden erst ab der dritten Woche nach Geburt sichtbar, Gefäßfehlbildungen bestehen schon bei Geburt. Hämangiome wachsen einige Monate und bilden sich dann zum großen Teil – meistens über Jahre – wieder zurück. Gefäßfehlbildungen haben im Gegensatz dazu eine bläuliche Färbung und zeigen weder deutliches Wachstum noch Rückbildungstendenz. Es gibt verschiedene Klassifikationen, nach denen Hämangiome eingeteilt werden. Früher unterschied man plane, planotuberöse, tuberöse, tuberonodöse und nodöse Hämangiome. Nach der neuen Einteilung differenziert man zwischen oberflächlichen, gemischten und tiefliegenden Neubildungen [14]. Eine andere Klassifizierung schließlich unterscheidet das infantile, kapilläre, eruptive, senile, Lippenrand- und das kavernöse Hämangiom [12].

Bei Hämangiomen besteht, wie bereits erwähnt, eine ausgeprägte Rückbildungstendenz, weshalb die gängige Lehrmeinung bis vor einigen Jahren das Abwarten als die geeignete Therapieform favorisierte. Heute hat sich diese Einschätzung gewandelt, und man versucht dort zu therapieren, wo wichtige Strukturen zu Schaden kommen könnten [26], z. B. bei in Augennähe gelegenen Hämangiomen wird heutzutage eine zügige Behandlung eingeleitet.

Vor Therapie kleinerer Hämangiome muss üblicherweise keine weitere Diagnostik durchgeführt werden, es handelt sich in der Regel um eine Blickdiagnose; bei ausgedehnteren und größeren Hämangiomen sollten vor Therapie weitere Abklärungen durch Sonographie, Kernspintomographie oder ggf. dopplersonographische Untersuchungen erfolgen [14]. Zur Verfügung stehen die farbkodierte Duplexsonographie, die Infrarotthermographie, Laserdopplerflussmessung sowie Phlebographie und Angiographie [8–10, 37, 38].

Neben der Lasertherapie stehen die Kryochirurgie sowie die operative Resektion als alternative Behandlungsmethoden zur Verfügung. Bei noch kleinen und oberflächlich liegenden tuberösen und planotuberösen Hämangiomen zeigt die Kryotherapie gute Ergebnisse [12]. Bei Kontaktkryotherapie arbeitet der Behandler mit Metallstempeln, die durch flüssigen Stickstoff gekühlt werden und ohne Anästhesie mit moderatem Druck für ca. 10–15 s appliziert werden. Falls nötig wird eine zweite Behandlung im Abstand von 4 Wochen durchgeführt [16]. Die operative Therapie von Hämangiomen sollte dann angewandt werden, wenn eine schnelle Behandlung bei Gefahr der Schädigung wichtiger Strukturen nötig wird. Bis vor einigen Jahren wurden Hämangiome auch bestrahlt. Diese Methode wurde allerdings nur nach strenger Indikationsstellung bei sehr schnell wachsenden Hämangiomen angewendet, um das Wachstum aufzuhalten und eine Regression einzuleiten. Die Röntgenbestrahlung führt allerdings zu einer bleibenden lokalen Atrophie und birgt die Gefahr der Induktion maligner Prozesse. Die arterielle Embolisierung zuführender Gefäße sollte lediglich in Einzelfällen angewandt werden. Nach Embolisation tritt meist ein erneuter Wachstumsschub des Hämangioms auf, da sich neue versorgende Gefäße ausbilden [38].

■ **Laser.** Argonionenlaser, blitzlampengepumpter gepulster Farbstofflaser, Nd:YAG-Laser, Diodenlaser, Blitzlampe:

Kutane Hämangiome im Anfangsstadium können laserchirurgisch im Prinzip ähnlich behandelt werden wie Naevi flammei. Ziel der Behandlung ist es, einen Wachstumsstopp oder im günstigsten Fall eine Rückbildung zu erreichen. Lediglich 50% der behandelten Hämangiome bilden sich ohne Residuen zurück, die anderen 50% zeigen narbige Veränderungen oder bindegewebig umgewandeltes Gewebe.

Argonionenlaser. Kleinere Hämangiome bis zu einem Durchmesser von 1–2 cm und einer Dicke von ca. 1–2 mm können erfolgreich mit dem Argonlaser behandelt werden. Eine Lokalanästhesie ist meist nicht nötig. Der Argonlaser wirkt thermisch destruktiv, d.h. vom Behandler werden Koagulationspunkte über die gesamte Veränderung gesetzt. Perforation des Hämangioms sollte vermieden werden, da ansonsten starke Blutungen auftreten können. Die Veränderung wird nicht überlappend gelasert und zumeist muss die Behandlung nach einem Intervall von mindestens 4 Wochen wiederholt werden. An unerwünschten Nebenwirkungen sind vor allem die Ausbildung von Narben sowie Hypopigmentierungen zu nennen.

Blitzlampengepumpter gepulster Farbstofflaser. Flache Hämangiome eignen sich gut zur Behandlung mit dem blitzlampengepumpten gepulsten Farbstofflaser. Die Anwendung von lokaler Betäubung ist fakultativ. Es sind mehrere Therapiesitzungen notwendig. Mehr als 0,5 cm dicke kutane Hämangiome lassen sich mit dem Farbstofflaser wegen der fehlenden Tiefenwirkung nicht mehr behandeln [5]. Mehrfachexpositionen in derselben Sitzung sind auch bei Ausbleiben der üblichen Reaktion nach Laserapplikation zu vermeiden [38]. Nach Farbstofflaserbehandlung tritt üblicherweise eine blau-schwärzliche Verfärbung ein, sowie gelegentlich Verkrustung und Blasenbildung. Manchmal kann es nach der Abheilung auch zu flachen atrophischen Arealen kommen [32].

Nd:YAG-Laser. Die Wirkung des Nd:YAG-Lasers bei direkter transkutaner Therapie entspricht weitgehend der des Argonlasers bei besserem Koagulationsvermögen, aber geringerer Selektivität für die Gefäßstruktur [38] (Abb. 6.15). Wiederum wird, wie beim Argonlaser, versetzt und nicht überlappend („polka-dot"-Technik) behandelt. Nebenwirkungen entstehen vor allem, wenn Mehrfachexpositionen notwendig sind, oder versehentlich überlappend gelasert wird. Der Nd:YAG-Laser kommt vor allem bei großen und subkutanen Hämangiomen zum Einsatz. Diese Behandlungen sollten in Intubationsnarkose durchgeführt werden. Die Behandlung durch Eiswürfel reduziert die Gefahr einer epidermalen Schädigung aufgrund der Kühlung der Epidermis und steigert durch die Kompression die Tiefenwirkung des Nd:YAG-Lasers. Seit kurzem ist auch eine intraläsionale Behandlung von Hämangiomen mit dem Nd:YAG-Laser möglich. Hierbei wird das Hämangiom mittels Quarzfasern über eine Teflonkanüle punktiert und unter sonographischer Kontrolle von innen her koaguliert [32, 38].

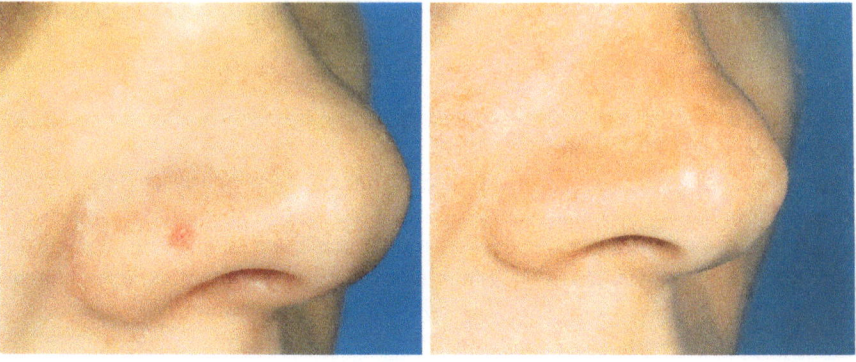

Abb. 6.15 a, b. Kleines rezidivierend blutendes Hämangiom am rechten Nasenflügel einer 36-jährigen Patientin, **a** vor, **b** 4 Wochen nach Nd-YAG-Laserbehandlung. (Die Bilder wurden uns freundlicherweise von Herrn Dr. Leunig zur Verfügung gestellt)

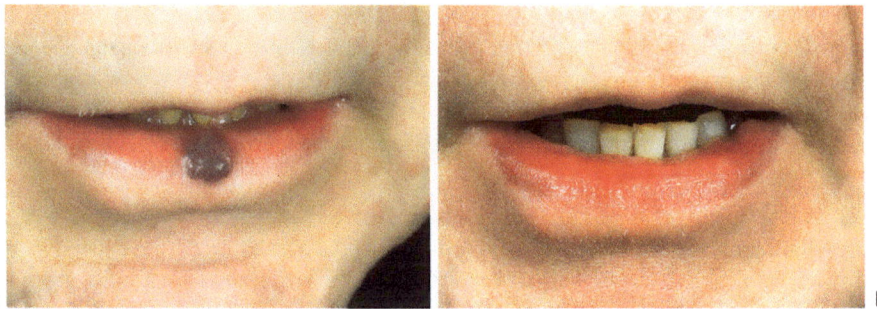

Abb. 6.16 a, b. Hämangiom der Unterlippe eines 52-jährigen Patienten **a** vor, **b** 3 Monate nach Diodenlaserbehandlung (die Bilder wurden uns freundlicherweise von Herrn Dr. Leunig zur Verfügung gestellt)

Diodenlaser Wellenlänge 940 nm. Mit dem Diodenlaser ist es möglich, kleinere Hämangiome mit geringer Flussrate zu therapieren (Abb. 6.16).

Blitzlampe. Die Blitzlampe stellt das Mittel der Wahl zur Therapie von dicken kutanen Hämangiomen dar. Über einen Wechsel der Filter kann die Eindringtiefe von kutanen zu subkutanen Anteilen reguliert werden. Zur Behandlung von Hämangiomen werden meist Filter mit Wellenlängen zwischen 550–590 nm angewendet. Selbst Hämangiome bei Erwachsenen sprechen auf Blitzlampenbehandlung an. Ein Vorteil der Blitzlampe besteht wiederum in der großen Spotgröße, die eine rasche Therapie der Hämangiome erlaubt.

Literatur

1. Adatto M (1993) Lebendige Haut. Roche, Basel
2. Alster TS (1995) Q-switched alexandrite laser treatment (755 nm) of professional and amateur tattos. J Am Acad Dermatol 33:69–73
3. Alster TS (1999) Cutaneous resurfacing with CO_2 and erbium:YAG lasers: preoperative, intraoperative, and postoperative considerations. Plast Reconstr Surg 103:619–632

4. Bahmer FA, Seipp W (1996) Klinische Anwendungen. In: Dermatologische Lasertherapie. Wissenschaftliche Verlagsgesellschaft, Stuttgart, S 60-61
5. Bahmer FA, Raulin C, Kautz G (1999) Lasertherapie von Hämangiomen. In: Kautz G, Cremer H (Hrsg) Hämangiome. Springer, Berlin Heidelberg New York Tokyo, S 65-87
6. Bates MC, Warren SG (1989) Xanthelasma: clinical indicator of decreased levels of high-density lipoprotein cholesterol. South Med J 82:70-574
7. Bergmann R (1994) The pathogenesis and clinical significance of xanthelasma palpebrarum. J Am Dermatol 30:236-242
8. Berlien HP, Müller G, Waldschmidt J (1986) Correct selection of different types of laser treatment of surface and deep located vessel anomalies. Abstract book third congress of the european laser association (ELA), Amsterdam, p 175
9. Berlien HP, Waldschmidt J, Müller G (1988) Laser treatment of cutan and deep vessel anomalies. In: Waidelich W, Waidelich R (eds) Laser-optoelectronics in medicine. Springer, Berlin Heidelberg New York Tokyo, pp 89-94
10. Berlien HP, Cremer H, Djawari D, Grantzow R, Gubisch W (1993) Leitlinien zur Behandlung angeborener Gefäßerkrankungen. Pädiat Prax 46: 87-92
11. Brewer HB Jr, Fredrickson DS (1987) Dyslipoproteinemias and xanthomes. In: Fitzpatrick TB, Eisen AZ, Wolff K, Freedberg IM, Austen KF (eds) Dermatology in general medicine. McGraw-Hill, New York, pp 1722-1738
12. Braun-Falco O, Plewig G, Wolff HH, Burgdorf WHC (2000) Dermatology, 2nd ed. Springer, Berlin Heidelberg New York, pp 1245-1249
13. Cesario-Kelly KM, Nelson JS (1997) Q-switched laser treatment of tattoos. Lasers Med Sci 12:89-98
14. Cremer H (1999) Klassifikation der benignen vaskulären Tumore des Gefäßendothels im Kindesalter. In: Kautz G, Cremer H (Hrsg) Hämangiome, Springer, Berlin Heidelberg New York Tokyo, S 13-31
15. Dirickx CC, Alora MB, Dover JS (1999) A clinical overview of hair removal using lasers and light sources. Dermatol clinic 17:357-366
16. Djawari DJ (1999) Kontaktkryochirurgische Frühbehandlung des Säuglingshämangioms. In: Kautz G, Cremer H (Hrsg) Hämangiome, Springer, Berlin Heidelberg New York Tokyo, S 5-64
17. Donhauser S, Ruzicka T (1999) Xanthelasma palpebrae, klinische Herausforderung oder ästhetische Indikation. Zt Hautkrankh 5:273-278
18. Eichler HJ, Eichler J (1995) Laser, 1. Aufl. Springer, Berlin Heidelberg New York Tokyo, S 47-68
19. Ferguson JE, Andrew SM, Jones CJP, August PJ (1997) The Q-switched neodymium:YAG laser and tattos: a microscopic analysis of laser-tattoo interaction. Br J Dermatol 137:405-410
20. Finkel B, Eliezri YD, Waldman A, Slatkine M (1997) Pulsed alexandrite laser technology for noninvasive hair removal. Clin Laser Med Surg 15:225-229
21. Fitzpatrick RE, Goldman MP (1994) Tattoo removal using the alexandrite laser. Arch Dermatol 130:1508-1514
22. Fitzpatrick TB, Pathak MA, Parrish JA (1974) Protection of human skin of the sunburn ultraviolett. In: Pathak MA (eds) Sunlight men - normal and upnormal photobiological responses. Univ of Tokyo Press, Tokyo, pp 751
23. Garden JM, Poll LL, Tan OT (1988) The treatment of port-wine stains by the pulsed dye-laser. Arch Dermatol 124:889-896
24. Gernoff WG (1997) Histological perspective of laser resurfacing. Head Neck Surg 8:2-8
25. Goyal S, Arndt KA, Stern RS, O'Hara D, Dover JS (1997) Laser treatment of tattoos: a prospective, paired, comparison study of the Q-switched Nd-YAG (1064 nm), frequency doubled Q-switched Nd:YAG (532 nm), and Q-switched ruby lasers. J Am Acad Dermatol 131:122-125
26. Grantzow R (1996) Kombinierte Laser- und chirurgische Therapie der Hämangiome. Zbl Haut 168:8-13
27. Kaudewitz P, Hohenleutner U, Sander CA, Plewig G (1996) Laser in der Dermatologie. In: Peter RU, Plewig G (Hrsg) Strahlentherapie dermatologischer Erkrankungen. Blackwell Wissenschaftsverlag, Berlin, S 169-189
28. Landthaler M, Haina D, Brunner R, Waidelich W, Braun-Falco O (1986) Neodymium:YAG laser therapy for vascular lesions. J Am Acad Dermatol 14:107-117
29. Landthaler M, Hohenleutner U (1997) The Nd:YAG laser in cutaneous surgery. In: Arndt KA, Dover JS, Olbricht SM (eds.) Lasers in cutaneous and aesthetic surgery. Lippincott-Raven, Philadelphia, pp 124-149
30. Landthaler M, Hohenleutner U (1998) Laseranwendung in der Dermatologie. Dt Ärzteblatt 95:240-244

31. Landthaler M, Hohenleutner U (1998) Laseranwendungen im Gesicht und an der Ohrmuschel. In: Kastenbauer ER, Tardy ME (Hrsg) Ästhetische und Plastische Chirurgie an Nase, Gesicht und Ohrmuschel. Thieme, Stuttgart, S 286-294
32. Landthaler M, Hohenleutner U (1999) Vaskuläre Fehl- und Neubildungen. In: Lasertherapie in der Dermatologie, Atlas und Lehrbuch. Springer, Berlin Heidelberg New York Tokyo, S 40-51
33. Michel S, Hohenleutner U, Bäumler W, Landthaler M (1997) Der gütegeschaltete Rubinlaser in der Dermatologie - Anwendung und Indikation. Hautarzt 48:462-470
34. Nanni CA, Alster TS (1998) A practical review of laser-assisted hair removal using the Q-switched Nd:YAG, longpulsed ruby and longpulsed alexandrite lasers. Dermatol Surg 24:1-7
35. Ngyen CM, Yohn JJ, Huff C, Weston WL, Morelli JG (1998) Facial port wine stains in childhood; prediction of the rate of improvement as a function of the age of the patient, size and location of the port wine stain and the number of treatments with the pulse dye (585 nm) laser. Br J Dermatol 138:821-825
36. Olsen EA (1999) Methods of hair removal. J Am Acad Dermatol 40:143-155
37. Poetke M, Philipp C, Berlien HP, Mack M (1997) Hämangiom oder vaskuläre Malformation? Differentialdiagnostische Überlegungen in der Frühtherapie kindlicher Hämangiome und vaskulärer Malformationen. Kinderarzt 28:1233-1243
38. Poetke M, Bültmann O, Urban P, Berlien HP (1998) Klinik, Diagnostik und Technik der Laserbehandlung von Hämangiomen und vaskulären Malformationen. In: Berlien HP, Müller (Hrsg) Angewandte Lasermedizin. Ecomed, Landsberg, S 1-20
39. Raulin C, Schoenermark MP, Werner S, Greve B (1999) Xanthelasma palpebrarum: treatment with the ultrapulsed CO_2-Laser. Lasers Surg Med 24:122-127
40. Ross E, Naseef G, Skrobal M (1996) In vivo dermal collagen shrinkage and remodelling following CO_2 laser resurfacing. Lasers Surg Med 18:38-45
41. Rubach BW (1997) Comparison of chemical peel and dermabrasion to carbon dioxide laser resurfacing. Head Neck Surg 8:9-14
42. Ruiz-Esparza J, Gomez J, de la Torre OL (1998) Wound care after laser skin resurfacing. Dermatol Surg 24:79-84
43. Schroeter CA, Neumann HAM (1998) An intense light source. Dermatol Surg 24:743-748
44. Schwartz RJ, Burns AJ, Rohrich RJ, Barton FE, Byrd HS (1999) Long-term assessment of CO_2 facial laser resurfacing: aesthetic results and complications. Plast Reconstr Surg 103:592-601
45. Segal P, Insull WJR, Chambless LE (1986) The association of dislipoproteinemia with corneal arcus and xanthelasma. Circulation 73:110-118
46. Seipp W, Haina D, Justen V, Waidelich W (1981) Die Entfernung von Tätowierungen mit dem Argonlaser. Dt Ärzteblatt 39:1809-1811
47. Stafford TJ, Lizek R, Boll J, Tan OT (1995) Removal of coloured tattoos with the Q-switched alexandrite laser. Plast Reconstr Surg 95:313-320
48. Strempel H, Kohnemann R, Klein G, Matthias E (1987) Über die Wirkung gepulster Farbstofflaserstrahlen auf die Kapillargefäße der Haut. Zt Hautkr 62:1076-1085
49. Strempel H (1991) The short pulse dye laser in the treatment of port wine stains. In: Steiner R, Kaufmann R, Landthaler M, Braun-Falco O (eds) Lasers in dermatology. Springer, Berlin Heidelberg New York Tokyo, pp 147-153
50. Tan OT, Sherwood K, Gilchrist B (1989) Treatment of children with port wine stains using the flashlamp-pulsed tunable dye laser. New England J Med 320:416-421
51. Tosti A, Varotti C, Tosti G, Giovannini A (1988) Bilateral extensive xanthelasma palpebrarum. Cutis 41:113-114
52. Tse Y, Levine VJ, McClain SA, Ashinoff R (1994) The removal of cutaneous pigmented lesions with the Q-switched ruby laser and the Q-switched neodymium:ytrium-aluminium-garnet laser. A comparative study. J Dermatol Surg Oncol 20:795-800
53. Watanabe A, Yoshimura A, Wakasugi T et al (1981) Serum lipids, lipoprotein lipids and coronary heart disease in patients with xanthelasma palpebrarum. Atheroscler 38:283-290
54. Weinstein C (1994) Ultrapulse carbon dioxide laser removal of periocular wrinkles in association with laser blepharoplasty. Clin Laser Med 12:205-209
55. Weinstein C (1999) Erbium laser resurfacing: current concepts. Plast Reconstr Surg 103:602-618
56. Zelickson BD, Mehregan DA, Zarrin AA, Coles C, Hartwig P, Olson S, Leaf Davis J (1994) Clinical, histologic and ultrastructural evaluation of tattoos treated with three laser systems. Lasers Surg Med 15:364-372

Work in progress: Fluoreszenzdiagnostik von Tumoren im Mund-Rachen-Kehlkopf-Bereich mit 5-Aminolävulinsäure

A. LEUNIG, C. BETZ, M. MEHLMANN, G. GREVERS

7.1
Einführung

Jedes Jahr erkranken weltweit etwa 575 000 Patienten an einem bösartigen Tumor im Kopf-Hals-Bereich [26]. Kehlkopfkarzinome machen etwa 1–2% aller bösartigen Tumoren aus und sind bislang die häufigsten Malignome im Kopf-Hals-Bereich [10]. In Deutschland wurden 1993 insgesamt 1672 Sterbefälle registriert [7]. Im Jahr 1993 werden für das Mundhöhlenkarzinom in Deutschland 1335 Sterbefälle angegeben [7]. Die Inzidenz dieser Tumoren steigt in vielen Ländern [13]. Männer sind häufiger betroffen, jedoch erkranken auch Frauen zunehmend wegen des steigenden Tabak- und Alkoholkonsums. In über 90% der Fälle handelt es sich beim Larynx- wie auch bei Mundhöhlen-/Oropharynxkarzinomen histologisch um Plattenepithelkarzinome. Das Durchschnittsalter der Patienten liegt bei 60,4 bzw. 55,9 Jahre; die 5-Jahresüberlebensrate beträgt 61% bzw. 38% (Mundhöhlenkarzinom: 41%). Bei 58% und 67% der Patienten mit einem Larynx- bzw. Mundhöhlen-/Oropharynxkarzinom kommt es zu einem Lokalrezidiv. Eine Lymphknotenmetastasierung wird in 18% bzw. 24% der Fälle registriert [7, 26, 27]. Diese Entwicklung zeigt, dass sowohl präventive Maßnahmen als auch der moderne medizinische Fortschritt bisher keine Verbesserung der Situation herbeiführen konnten.

Basierend auf den Erkenntnissen früherer Untersuchungen könnte eine frühzeitige Erkennung verbunden mit einer radikal-chirurgischen Therapie die Heilungschancen dieser Erkrankung deutlich verbessern [32].

Frühzeitige Erkennung ⇒ Heilungschancen verbessern

Dem untersuchenden Arzt stehen jedoch gerade in der Frühdiagnose von Erst- bzw. Zweitkarzinomen in Mundhöhle und Oropharynx, aber auch im Larynx keine ausreichenden Hilfsmittel zur Verfügung, da sowohl bei der makroskopischen Untersuchung als auch durch bildgebende Verfahren derartige Befunde teilweise nicht oder nur unvollständig erkannt werden. Dysplasien und Carcinoma-in-situ-Herde imponieren oft nur als extrem flache Schleimhautläsionen und weisen selten typische morphologische Tumorcharakteristika auf. Gerade bei klinischem Verdacht auf ein Larynxmalignom gelingt der histologische Nachweis häufig erst nach mehrmaliger Biopsie [40].

Desweiteren stellt sich für den Operateur nicht selten das Problem, die genauen Tumorgrenzen und mögliche Tumorausläufer zu erkennen und somit den Tumor vollständig zu entfernen. Gerade für eine frühzeitige und verbesserte Erkennung von Tumorneubildungen und Tumorgrenzen besteht nicht nur in der HNO-Heilkunde noch eine diagnostische Lücke.

Einen Bedarf zur Deckung dieses diagnostischen Defizits bestätigen die Aktivitäten verschiedener internationaler Arbeitsgruppen. Jedoch konnten sich bisher aufgrund des hohen apparativen Aufwandes und einer unsicheren Anwendung weder die Anfärbung mit Toluidin- und Methylenblau [5, 23, 28, 31, 34, 35, 38] noch die Fluoreszenzmarkierung mit Tetrazyklinen [4] oder synthetischen Porphyringemischen [11, 17] in der klinischen Routine durchsetzen. Auch verschiedene Ansätze zur Nutzung der Autofluoreszenz für die Tumordetektion fanden bisher keine größere Verbreitung [2, 3, 6, 24, 30, 37, 41].

In der Hals-Nasen-Ohrenklinik der LMU München am Klinikum Großhadern wird 5-Aminolävulinsäure-induzierte Protoporphyrin IX-Fluoreszenz ebenso wie in zahlreichen anderen Fachgebieten [1, 8, 15, 36] seit 1995 im Rahmen der Detektion von Tumoren klinisch experimentell eingesetzt [16, 18, 19, 20, 22]. 5-Aminolävulinsäure (5-ALA; MEDAC, Hamburg, Deutschland) ist sowohl topisch als auch systemisch applizierbar.

7.2
Grundlagen der Fluoreszenzdiagnostik

7.2.1
Physikalische Prinzipien

Unter Fluoreszenz versteht man physikalisch die rasch abklingende Lichtemission durch Atome oder Moleküle, die durch Absorption energiereicher Strahlen angeregt wurden. Fluoreszenz, die im Gewebe beobachtet wird, kann von endogenen, natürlich vorkommenden oder exogen zugeführten Fluorophoren ausgehen. Die von endogenen Bestandteilen des Gewebes ausgehende Fluoreszenz wird als Eigen- oder Autofluoreszenz bezeichnet. Da das Gewebe ein optisch trübes Medium ist, wird ein Teil des Fluoreszenzanregungslichtes zurückgestreut. Die Verwendung eines geeigneten Beobachtungsfilters ermöglicht eine Unterdrückung dieses für die Fluoreszenzdetektion hinderlichen, zurückgestreuten Anregungslichtes.

7.2.2
Biologische Prinzipien

5-ALA ist das erste Syntheseprodukt der Hämbiosynthese und wird aus Succinyl-CoA, einem Zwischenprodukt des Zitratzyklus, sowie der Aminosäure Glycin gebildet. Die einzelnen in Abb. 7.1 dargestellten Reaktionsschritte führen zur Bildung eines Porphyrinrings. Im vorletzten Reaktionsschritt entsteht dabei das nach Anregung mit violett-blauem Licht stark rot-fluoreszierende Protoporphyrin IX (PPIX). Das lipophile und monomere PPIX hat zusätzlich zu seiner Fluoreszenz auch phototoxische Eigenschaften. Die zentrale Positionierung von Fe^{2+} in PPIX erfolgt durch die mitochondriale Ferrochelatase und schließt die Hämbiosynthese ab. Der geschwindigkeitsbestimmende Schritt der Hämbiosynthese ist die 5-Aminolävulinsäure-Synthetase. Durch exogene Zufuhr von 5-ALA lässt sich die Hämbiosynthese stimulieren. Dadurch wird eine Akkumulation von PPIX induziert.

Die Mechanismen, die nach der Gabe von 5-ALA zu einer erhöhten Anreicherung von fluoreszierendem PPIX in malignem Gewebe führen, sind Gegenstand von zahlreichen wissenschaftlichen Untersuchungen und bis heute nicht vollständig aufgeklärt. Zwischen der Applikation von 5-ALA, der Produktion von PPIX und dessen weiteren Metaboliten sind viele Schritte geschaltet, die möglicherweise zu einer Tumorselektivität führen könnten. In den folgenden Übersichten werden stichpunktartig die biologischen Voraussetzungen und möglichen Ursachen für die Tumorselektivität von 5-ALA-induziertem PPIX aufgeführt. Zur genaueren Beschreibung der einzelnen Punkte wird auf die weiterführende Literatur verwiesen [9, 12, 14, 25, 29, 33, 39].

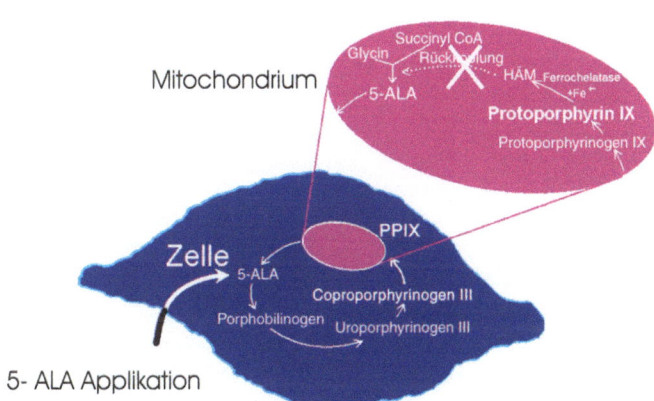

Abb. 7.1. Als neue Alternative zu bisherigen Fluoreszenzfarbstoffen kann 5-Aminolävulinsäure (5-ALA), eine natürliche Vorstufe von Protoporphyrin IX (PPIX), verwendet werden. Die exogene Zufuhr von 5-ALA führt zu einer verstärkten Akkumulation von endogen stark rotfluoreszierendem PPIX

Biologische Voraussetzungen zur Fluoreszenzdiagnostik mit 5-ALA

- 5-ALA wird von kernhaltigen Zellen in rot-fluoreszierendes PPIX und weiter zu Häm umgewandelt
- Unter physiologischen Bedingungen wird die Produktion von 5-ALA durch einen „feedback-Mechanismus" geregelt; dieser wird bei exogener Gabe von 5-ALA umgangen
- PPIX, das letzte Zwischenprodukt der Hämbiosynthese, akkumuliert unter physiologischen Bedingungen nicht, da es durch den Einbau von Fe^{2+} (Enzym: Ferrochelatase) zu einem nicht fluoreszierenden Hämmolekül umgewandelt wird

Ursachen für die Tumorselektivität von 5-ALA induziertem PPIX

- Erhöhte Membranpermeabilitäten im Tumor ⇒ erhöhte 5-ALA-Aufnahme
- Erhöhte Aktivität von Plasmaenzymen im Tumor ⇒ gesteigerte PPIX-Produktion
- Verminderte Aktivität der Ferrochelatase im Tumor ⇒ verminderte Umwandlung von PPIX in Häm

Neben den klinischen Vorteilen der 5-ALA-Applikation (körpereigene Substanz, geringe Nebenwirkungen bei rascher Metabolisierung photosensibilisierender Produkte, topische und systemische Applizierbarkeit) liegen erwähnenswerte Vorteile insbesondere auch in der Höhe des erreichbaren Fluoreszenzkontrats zwischen Tumor- und Normalgewebe im Vergleich zu anderen Fluoreszenzfarbstoffen.

7.2.3
Technische Prinzipien

Das spezielle violett-blaue Licht, das zur Anregung der gewebeeigenen grünen Autofluoreszenz und der roten PPIX-Fluoreszenz dient, entstammt einer besonderen Lichtquelle, die als D-LIGHT/AF-System (Firma Storz, Tuttlingen, Deutschland) bezeichnet wird. Dieses kann ebenso als Weißlichtquelle verwendet werden. Der wechselnde Einsatz der beiden Lichtarten lässt sich über einen Fußschalter oder per Hand steuern. Spezielle, eigens für diese Methode konzipierte Endoskope und eine elektronisch modifizierte Farb-CCD-Kamera (Telecam SL-PDD, Storz, Tuttlingen, Deutschland) sind zur Erkennung der Fluoreszenz erforderlich (Abb. 7.2).

Zur Fluoreszenzanregung lässt sich in dem D-LIGHT/AF-System eine Filterkombination vorschalten, die das Emissionsspektrum der Lampe auf den Bereich zwischen 375 und 440 nm begrenzt. Zur Fluoreszenzdetektion kann das rückgestreute Anregungslicht durch entsprechende Filter im Okular („Beobachtungsfilter") des Endoskops entweder ganz oder teilweise eliminiert werden. Während eine vollständige Unterdrückung des Anregungslichts (Filter: Schott OG515) eine Beobachtung der Autofluoreszenz im grünen Spektralbereich ermöglicht, kann bei ungünstigeren Lichtverhältnissen die Bildqualität durch das Zulassen eines kleinen Anteils

7.2 Grundlagen der Fluoreszenzdiagnostik 143

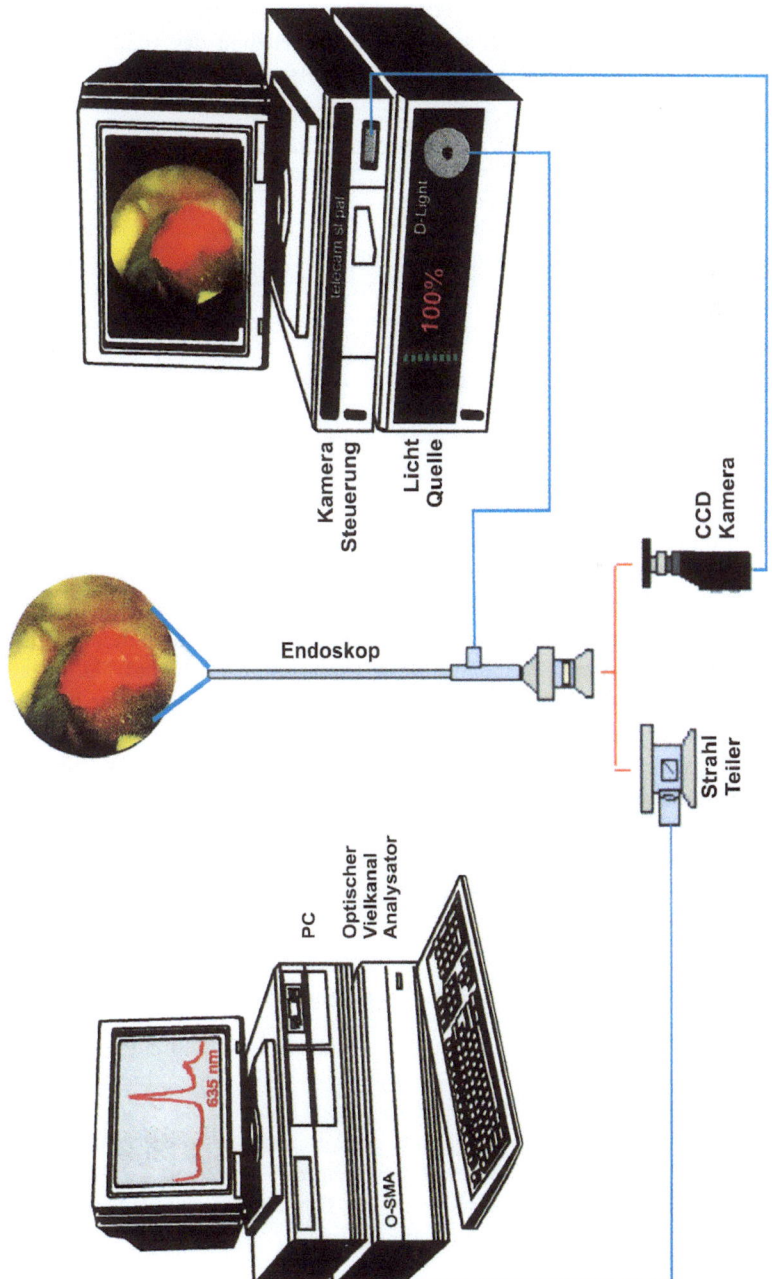

Abb. 7.2. Untersuchungsaufbau zur Detektion der 5-Aminolävulinsäure-induzierten Protoporphyrin IX-Fluoreszenz

von remittiertem Anregungslicht (Filter: Langpass 440 nm) entscheidend verbessert werden. Entsprechend stellt sich das Fluoreszenzbild des Tumors und umliegenden Normalgewebes im Rot-Grün- oder Rot-Blau-Kontrast dar.

Spezielle Systemkomponenten zur Fluoreszenzdiagnostik

- Lichtquelle (D-LIGHT/AF-System)
- Endoskope mit Beobachtungsfilter
- Rotsensitive CCD-Kamera (Telecam SL-PDD)

7.3
Praktische Aspekte

5-ALA wird den Patienten in Wasser gelöst zur Mundspülung (Mundhöhlen-, Oropharynxkarzinom) oder Inhalation (Larynxkarzinom) verabreicht. In Vorversuchen zur Ermittlung der 5-ALA-Dosis und Expositionszeit hat sich als effektivste Kombination eine 0,4%ige (Spülung) bzw. 0,6%ige (Inhalation) 5-ALA-Lösung mit einer Spül- bzw. Inhalationszeit von 15 Minuten bewährt. Nach einer Inkubationszeit von 1 bis 2 Stunden beginnt die Untersuchung zunächst mit einer orientierenden Inspektion der Mundhöhle unter Weißlicht. Nach Umschalten auf blaues Fluoreszenzanregungslicht stellen sich Tumorareale im Kontrast zum grünlich oder bläulich erscheinenden Normalgewebe stark rot fluoreszierend dar.

Die Biopsien werden während der Fluoreszenzdiagnostik vom Tumor, vom Tumorrandbereich sowie normalem Gewebe entnommen. Um eine Korrelation zwischen histopathologischer Diagnose der Biopsie und der makroskopischen Rotfluoreszenz der entnommenen Biopsie ermitteln zu können, wurde die Intensität der Fluoreszenz in stark, mittel oder schwach eingeteilt. Diese Beurteilung erfolgte durch den Operateur.

Praktisches Vorgehen bei der Fluoreszenzdiagnostik

- Topische 5-ALA-Applikation (Spülung, Inhalation) 1 bis 2 Stunden präoperativ
- Spülung: 0,4% (200 mg 5-ALA/50 ml Wasser), 15 min
- Inhalation: 0,6% (30 mg 5-ALA/5 ml Wasser); 15 min
- Beleuchtungsdauer und -intensität auf ein Mindestmaß reduzieren, um unnötig starkes Ausbleichen der Fluoreszenzanfärbung zu vermeiden
- Tangentiale endoskopische Betrachtung des Gewebes ist zu vermeiden, da sonst fluoreszenzpositive Artefakte resultieren können

Der intraoperative Einsatz der Fluoreszenzmarkierung mit 5-ALA gelingt durch einige Modifikationen am Operationsmikroskop. Die Einkopplung des D-LIGHT/AF-Systems als sekundäre Lichtquelle über einen Flüssigkeitslichtwellenleiter ermöglicht eine Umschaltung der Gewebebeleuchtung von Weißlicht auf blau-violettes Fluoreszenzanregungslicht. Der nötige Beobachtungsfiltersatz kann manuell direkt hinter dem Objektiv des Mikroskops zwischengeschaltet werden. Der Kamerakopf der hochauflösenden CCD-Farbkamera wird über ein C-Mount-Objektiv angeschlossen.

7.4
Ergebnisse und Schlussfolgerung

Die folgenden Abbildungen 7.3 bis 7.8 zeigen einige klinische Fallbeispiele des Einsatzes von 5-ALA zur Fluoreszenzmarkierung bei Tumoren im Mund-Rachen-Bereich.

In der Mundhöhle wurde 5-Aminolävulinsäure (5-ALA) klinisch-experimentell zur Fluoreszenzmarkierung von Karzinomen eingesetzt. Zur Quantifizierung des Fluoreszenzkontrastes nach 5-ALA-Applikation erhoben wir an neoplastischem und gesundem Gewebe optische Fluoreszenzspektren, die für alle Patienten gemittelt wurden. Dabei zeigte sich im Tumorgewebe verglichen mit dem Normalgewebe ein deutlich höherer „peak" bei 635 nm, der spezifisch für PPIX ist (Abb. 7.9). Bei Karzinomen der Mundhöhle ließ sich dabei im Tumor im Vergleich zum umgebenden Normalgewebe eine im Mittel 12-fach höhere Fluoreszenzintensität von 5-ALA-induziertem PPIX nach 1,5-stündiger Inkubationszeit feststellen (Abb. 7.10). Der optimale Zeitpunkt für die klinische Untersuchung liegt aufgrund dieser Ergebnisse bei 1,5 Stunden nach 5-ALA-Applikation.

In einer Gruppe von 58 Patienten zeigten sich bei 13,8% (n=8) der Patienten im Vergleich zur Weißlichtuntersuchung mit der Fluoreszenzmarkierung zusätzlich Dysplasien (n=2), Carcinoma in situ (n=1), Primärtumoren (n=2), Zweitkarzinome (n=1), Tumorausläufer (n=2).

Zur Ermittlung der Sensitivität und Spezifität wurde die histopathologische Diagnose von Plattenepithelkarzinomen, Carcinoma in situ und hochgradigen Epitheldysplasien als maligne eingestuft. Die Auswertung von 160 Biopsien aus dieser 58 Patienten umfassenden Gruppe ergab eine Spezifität von 60% und eine Sensitivität von 99% (makroskopischer Rotfluoreszenzbefund vs. histopathologische Diagnose).

Während und nach den bisherigen Fluoreszenzuntersuchungen nach topischer 5-ALA-Applikation wurden bei keinem Patienten Nebenwirkungen beobachtet.

Auch bei Patienten mit Larynxkarzinomen zeigen erste Untersuchungen bereits vielversprechende Ergebnisse. Die Spezifität und Sensitivität muss hier noch anhand einer größeren Patientenzahl ermittelt werden.

Die Verwendung von topischer 5-Aminolävulinsäure vereint die Vorteile einer nebenwirkungsfreien und körpereigenen Substanz. Das Verfahren ist unkompliziert in der klinischen Anwendung, wiederholbar, nicht invasiv und sowohl ambulant als auch intraoperativ anwendbar. Die Grenzen des Verfahrens stellen die rein oberflächliche Anfärbung von Tumorgewebe nach topischer Applikation und das schnelle Ausbleichen der PPIX-Fluoreszenz dar.

Abb. 7.3 a–c.
Diagnostik eines Primärtumors. 57-jähriger Patient, gering differenziertes Plattenepithelkarzinom des linken Mundbodens. **a, b** Sowohl Weißlicht- als auch Fluoreszenzbefund vor 5-ALA-Applikation wirken unauffällig, **c** während sich nach 5-ALA-Applikation und 1,5-stündiger Inkubationszeit der Tumor sehr kontrastreich gegenüber gesundem Gewebe darstellt

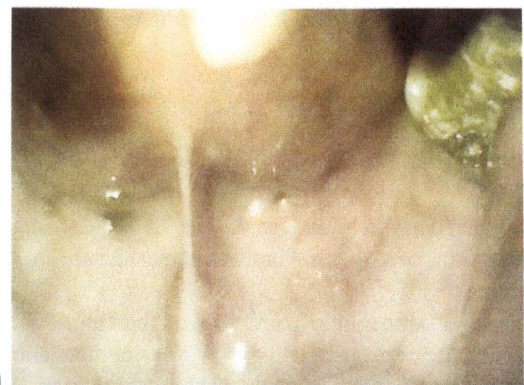

a

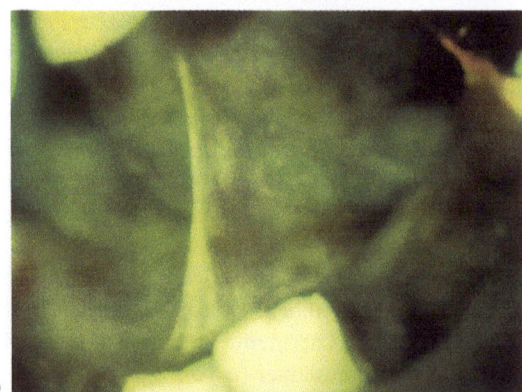

b

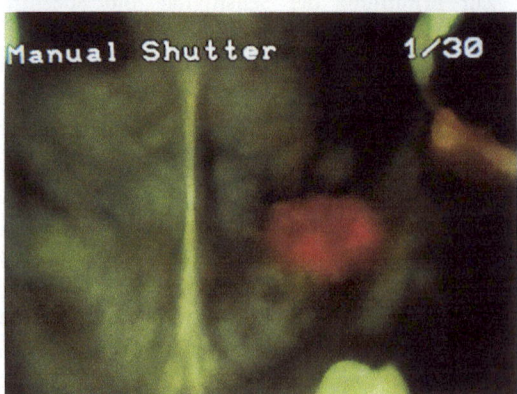

c

Abb. 7.4a, b.
Diagnostik eines Tumorausläufers, der unter Weißlicht nicht nachweisbar war.
a 72-jähriger Patient, mäßig differenziertes Plattenepithelkarzinom des linken Zungenrandes. **b** Der Fluoreszenzbefund lässt einen Tumorausläufer in Richtung Mundboden erkennen, der sich histologisch als maligne erwies

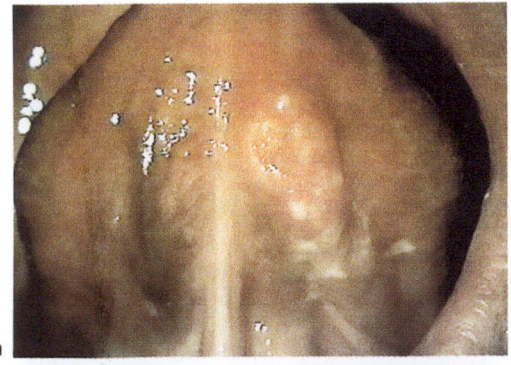

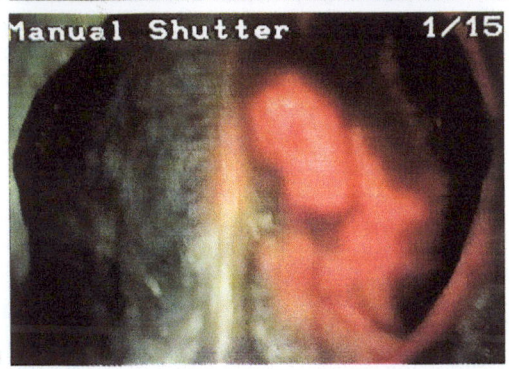

Abb 7.5a, b.
Diagnostik eines Tumorausläufers. 53-jähriger Patient, mäßig differenziertes Plattenepithelkarzinom des linken Mundbodens. **a** Ein Tumorausläufer wurde bei diesem Patienten entdeckt. **b** Im Resektat konnte in dem zusätzlich angefärbten Areal im Bereich des rechten Mundbodens noch malignes Gewebe nachgewiesen werden

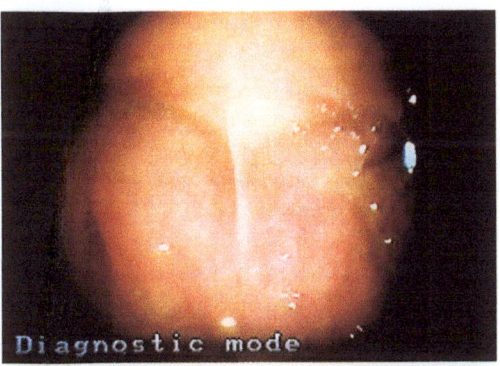

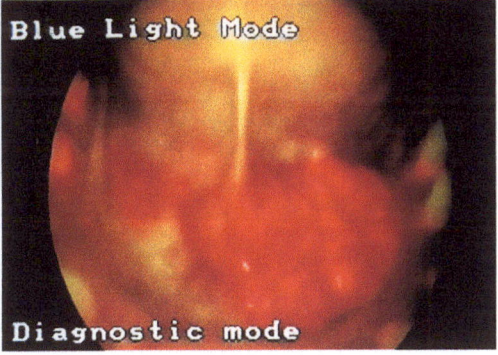

Abb. 7.6 a, b.
Diagnostik von Tumorrändern. 45-jährige Patientin, mäßig differenziertes Plattenepithelkarzinom des rechten Mundbodens. **a** Während die Tumorränder unter regulärer Inspektion nur vage ausgemacht werden konnten, **b** stellt sich der Tumor unter Fluoreszenzbeobachtung kontrastreich differenziert dar

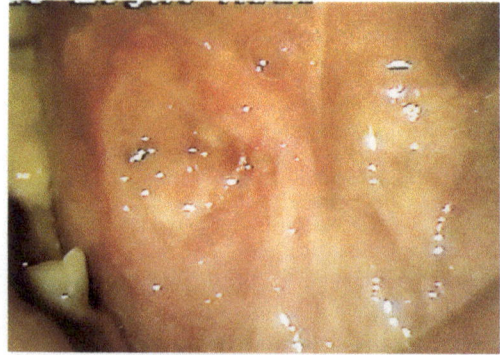

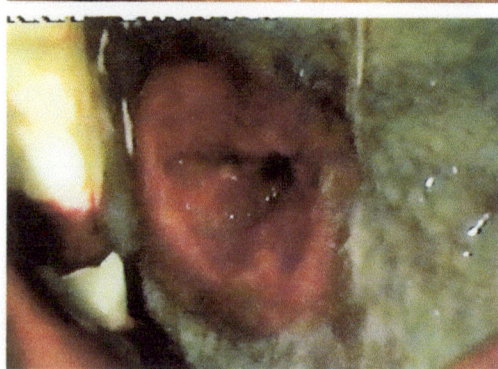

Abb. 7.7. a–d.
Diagnostik während CO_2-Laserresektion. **a** 59-jährige Patientin, mäßig differenziertes Plattenepithelkarzinom des linken Zungenrandes. **b** Der Tumor grenzt sich in dem für unser Verfahren typischen Rot-Blau-Kontrast gegenüber dem Normalgewebe ab.

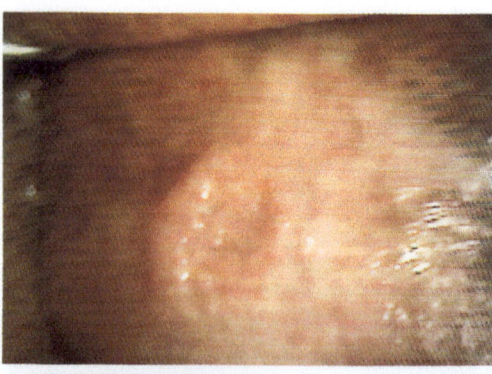

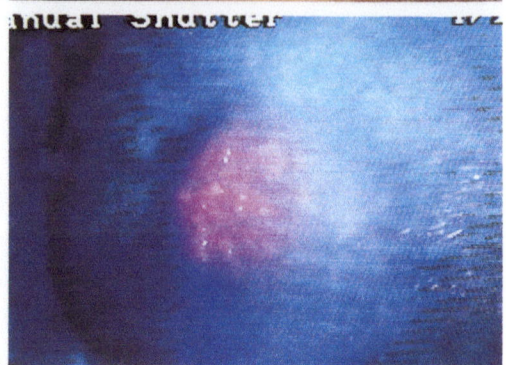

Abb. 7.7 c, d
c Die vollständige Resektion wurde durch d negative Fluoreszenzkontrollen und die histopathologische Untersuchung der Nachresektate bestätigt

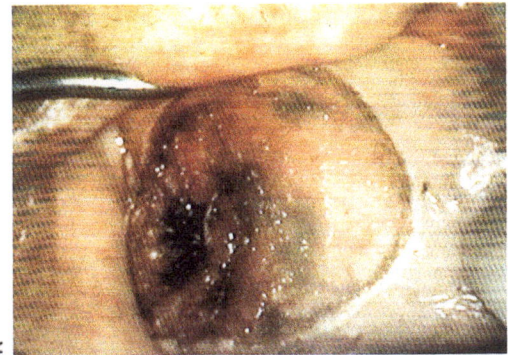

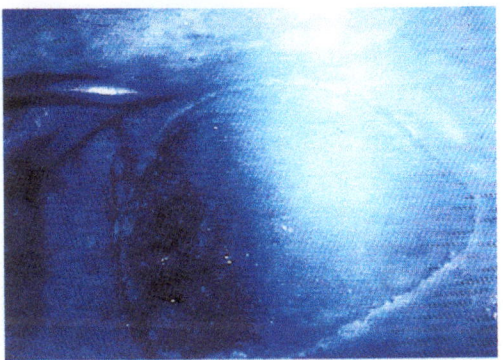

Abb. 7.8 a–d.
Diagnostik während CO_2-Laserresektion. a 48-jähriger Patient, mäßig differenziertes Plattenepithelkarzinom der rechten Stimmlippe. b Der Tumor grenzt sich auch in diesem Fall in dem für unser Verfahren typischen Rot-Blau-Kontrast gegenüber dem Normalgewebe ab.

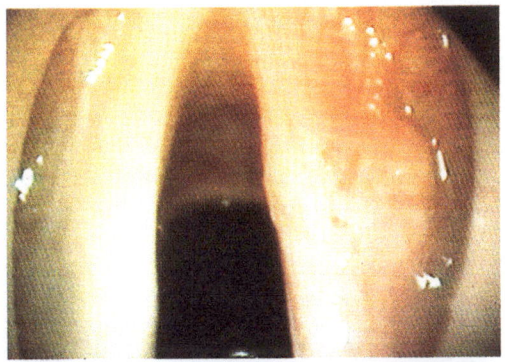

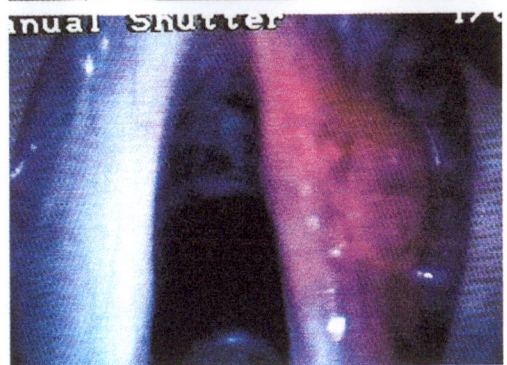

Abb. 7.8 c, d
c Die Entfernung im Gesunden d wurde durch negative Fluoreszenz- und histopathologische Untersuchungen bestätigt

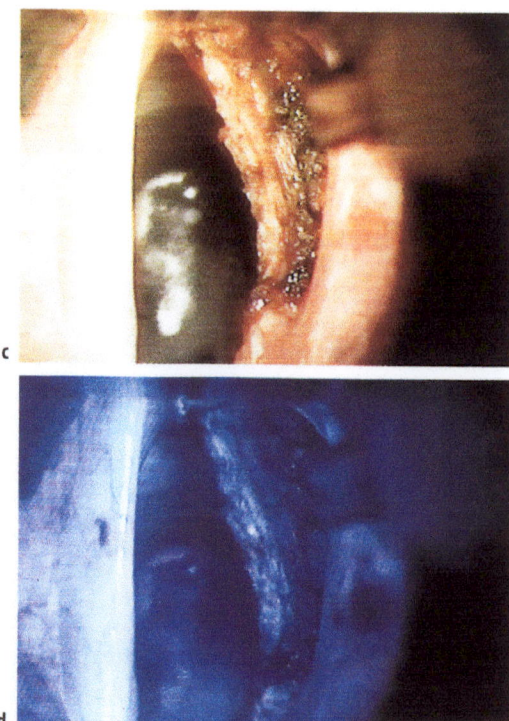

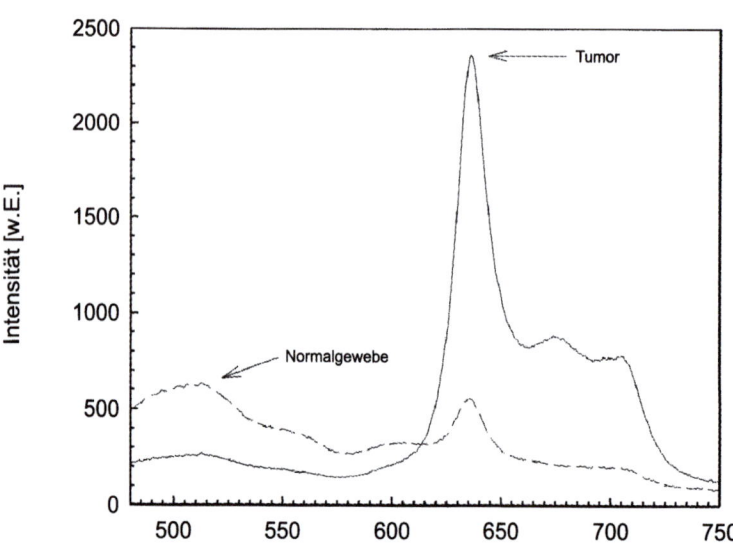

Abb. 7.9. Fluoreszenzspektren (Mittelwert) aus dem Tumor- und umgebenden Normalgewebe bei Patienten mit Mundhöhlenkarzinomen nach topischer („Spülen") Applikation von 5-Aminolävulinsäure (n = 29)

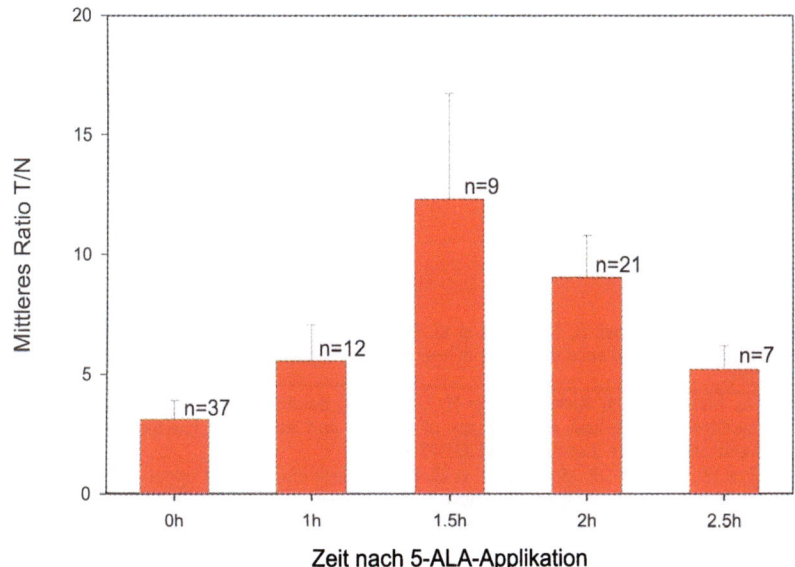

Abb 7.10. Zeitlicher Verlauf des Tumor- zu Normalgewebsverhältnisses (Kontrast der Rotfluoreszenz) der 5-Aminolävulinsäure-induzierten Protoporphyrin-PPIX-Fluoreszenz bei Patienten mit Karzinomen der Mundhöhle

Vorteile der Fluoreszenzdiagnostik nach topischer 5-ALA-Applikation

- Unkomplizierte lokale Applikation
- Wiederholbar
- Nicht invasiv
- Nebenwirkungsfrei
- Ambulant und intraoperativ anwendbar

Grenzen der Fluoreszenzdiagnostik nach topischer 5-ALA-Applikation

- Oberflächliche Anfärbung
- Ausbleichen der Fluoreszenz

Zielsetzung weiterer Untersuchungen ist die Etablierung der systemischen (per os) 5-ALA-Applikation im Rahmen der Tumordiagnostik und einer fluoreszenzgestützten Lasertumorresektion sowie die kombinierte Anwendung im Rahmen der photodynamischen Therapie.

Ausblick für die Anwendung von 5-Aminolävulinsäure

- Verbesserte Tumorfrüherkennung
- Tumorabgrenzung
- Systemische Applikation zur fluoreszenzgestützten Tumorresektion und/oder photodynamischen Therapie

Literatur

1. Baumgartner R, Huber R, Schulz H et al. (1996) Inhalation of 5-aminolevulinic acid: a new technique for fluorescence detection of early stage lung cancer. J Photochem Photobiol B 36: 169-174
2. Betz C, Mehlmann M, Rick K, Stepp H, Grevers G, Baumgartner R, Leunig A (1999) Autofluorescence imaging and spectroscopy of normal and malignant mucosa in patients with head and neck cancer. Las Surg Med 25:323-334
3. Dhingra JK, Perrault DF, McMillan K et al. (1996) Early diagnosis of upper aerodigestive tract cancer by autofluorescence. Arch Otolaryngol Head Neck Surg 122/11: 1181-1186
4. Dunn R, Devine K (1972) Tetracycline-induced fluorescence of laryngeal, pharyngeal, and oral cancer. Laryngoscope 82: 189-198
5. Epstein J, Scully C, Spinelli J (1992) Toluidine blue and Lugol's iodine application in the assessment of oral malignant disease and lesions at risk of malignancy. J Oral Pathol Med 21: 160-163
6. Fryen A, Glanz H, Lohmann W, Dreyer T, Bohle RM (1997) Significance of autofluorescence for the optical demarcation of field cancerisation in the upper aerodigestive tract. Acta Otoaryngol Stockh 117(2): 316-319
7. Hölzel D, Klamert A, Schmidt M (1996) Krebs; Häufigkeiten, Befunde, Behandlungsergebnisse. Zuckerschwerdt, München Bern Wien New York
8. Huber R, Gamarra F, Leberig A, Stepp H, Rick K, Häussinger K, Baumgartner R (1995) Stellenwert der Fluoreszenzmethoden in der bronchologischen Diagnostik: Früherkennung des Bronchialkarzinoms möglich? Atemw-Lungenkrkh 21: 558-561
9. Iinuma S, Farshi S, Ortel B, Hasan T (1994) A mechanistic study of cellular photodestruction with 5-aminolaevulinic acid-induced porphyrin. Br J Cancer 70: 21-28
10. Jahnke V (1995) Bösartige Tumoren des Larynx. In: Naumann H, Helms J, Herberhold C, Kastenbauer E (Hrsg) Oto-Rhino-Laryngologie in Klinik und Praxis. Thieme, Stuttgart New York, pp 388-421
11. Kato H, Imaizumi T, Aizawa K et al. (1990) Photodynamic diagnosis in respiratory tract malignancy using an excimer dye laser system. J Photochem Photobiol B 6(1-2): 189-196
12. Kennedy J, Pottier R, Pross R (1990) Photodynamic therapy with endogenous protoporphyrin. IX: Basic principles and present clinical experience. J Photochem Photobiol 6: 143-148
13. Kleinsasser O (1987) Tumoren des Larynx und Hypopharynx. Thieme, Stuttgart New York, pp 2-5
14. Kriegmair M, Baumgartner R, Knüchel R et al. (1994) Photodynamische Diagnose urothelialer Neoplasien nach intravesikaler Instillation von 5-Aminolävulinsäure. Urologe 33: 270-275
15. Kriegmair M, Baumgartner R, Knüchel R, Stepp H, Hofstädter F, Hofstetter A (1996) Detection of early bladder cancer by 5-aminolevulinic acid induced porphyrin fluorescence. J Urology 155: 105-110
16. Lang S, Baumgartner R, Struck R, Leunig A, Gutmann R, Feyh J (1995) Photodynamische Diagnostik und Therapie von Neoplasien der Gesichtshaut nach topischer Applikation von 5-Aminolävulinsäure. Laryng Rhinol Otol 74: 85-89
17. Leonard J, Beck W (1971) Hematoporphyrin fluorescence: an aid in diagnosis of malignant neoplasms. Laryngoscope 81: 365-372
18. Leunig A, Betz C, Mehlmann M, Stepp H, Arbogast S, Grevers G, Baumgartner R (2000) Detection of squamous cell carcinoma of the oral cavity by imaging 5-aminolevulinic acid induced protoporphyrin IX fluorescence. Laryngoscope 110(1):78-83
19. Leunig A, Betz Ch, Mehlmann M, Stepp H, Arbogast S, Grevers G, Baumgartner R (2000) A pilot series demonstrating fluorescence staining of laryngeal papilloma using 5-aminolevulinic acid. Larnygoscope 110:1783-1785

20. Leunig A, Rick K, Stepp H, Gutmann R, Goetz A, Baumgartner R, Feyh J (1996) Fluorescence imaging and spectroscopy of 5-aminolevulinic acid induced protoporphyrin IX for the detection of neoplastic lesions in the oral cavity. Am J Surg 172: 674–677
21. Leunig A, Betz Ch, Baumgartner R, Grevers G, Issing W (2000) Initial experience in the treatment of oral leukoplakia with high dose vitamin A and follow up 5-aminolevulinic acid induced protoporphyrin IX fluorescence. European Archives Otorhinolaryngology 257:327-331
22. Mehlmann M, Betz C, Stepp H, Arbogast S, Baumgartner R, Grevers G, Leunig A (1999) Fluorescence staining of laryngeal neoplasms following topical application of 5-aminolevulinic acid: preliminary results. Las Surg Med 25:414–420
23. Niebel H, Chomet B (1964) In vivo staining test for delineation of oral intraepithelial neoplastic change: Preliminary report. Am J Dent Assoc 631: 801–806
24. Onizawa K, Saginoya H, Furuya Y, Yoshida H (1996) Fluorescence photography as a diagnostic method for oral cancer. Cancer Lett 108: 61–66
25. Peng Q, Berg K, Moan J, Kongshaug M, Nesland JM (1997) 5-Aminolevulinic acid-based photodynamic therapy: principles and experimental research. Photochem Photobiol 65(2): 235–251
26. Persönliche Kommunikation (1980) Dachdokumentation Krebs. Robert Koch-Institut
27. Persönliche Kommunikation (1998) Statistisches Bundesamt, Wiesbaden
28. Portugal L, Wilson K, Biddinger P, Gluckman J (1996) The role of toluidin blue in assessing margin status after resection of squamous cell carcinomas of the upper aerodigestive tract. Arch Otolaryngol Head Neck Surg 122: 517–519
29. Rubino G, Rasetti L (1966) Porphyrin metabolism in human neoplastic tissue. Panminerva Med 8: 290–292
30. Schantz SP, Kolli V, Savage HE et al. (1998) In vivo native cellular fluorescence and histological characteristics of head and neck cancer. Clin Cancer Res 4: 1177–1182
31. Shedd DP, Hukill PB, Bahn S (1965) In vivo staining properties of oral cancer. Am J Surg 110: 631–634
32. Silverman S (1988) Early diagnosis of oral cancer. Cancer 62: 1796–1799
33. Steinbach P, Weingandt H, Baumgartner R, Kriegmair M, Hofstädter F, Knüchel R (1995) Cellular fluorescence of the endogenous photosensitizer protoporphyrin IX following exposure to 5-aminolevulinic acid. Photochem Photobiol 62: 887–895
34. Strong M, Vaughan C, Incze J (1968) Toluidine blue in the management of carcinoma of the oral cavity. Arch Otolaryngol 87: 527–531
35. Strong, MS, Vaughan CW, Incze J (1970) Toluidine blue in diagnosis of cancer of the larynx. Arch Otolaryngol 91(6): 515–519
36. Stummer W, Stocker S, Wagner S et al. (1998) Intraoperative detection of malignant gliomas by 5-aminolevulinic acid-induced porphyrin fluorescence. Neurosurgery 42: 518–525
37. Svanberg K, Wang I, Colleen S et al. (1998) Clinical multi-colour fluorescence imaging of malignant tumours-initial experience. Acta Radiol 39: 2–9
38. Thomsen KA, Thomsen J (1975) Toluidinblaufärbung bei Larynxkrankheiten. Laryngo Rhino Otol 54: 114–119
39. Wagnieres GA, Star WM, Wilson BC (1998) In vivo fluorescence spectroscopy and imaging for oncological applications. Photochem Photobiol 68: 603–632
40. Welge-Lüssen A, Glanz H, Arens C, Oberholzer P, Probst R (1996) Die mehrmalige Biopsie bei der Diagnosestellung von Kehlkopfkarzinomen. Laryngo Rhino Otol 75: 611–615
41. Zargi M, Smid L, Fajdiga I, Bubnic B, Lenarcic J, Oblak P (1997) Detection and localization of early laryngeal cancer with laser-induced fluorescence: preliminary report. Eur Arch Otorhinolaryngol Suppl, pp 113–116

Work in progress: Die transmeatale kochleäre Laserstimulation bei Funktionsstörungen des Innenohres

S. Tauber, W. Beyer, K. Schorn

8.1
Einleitung

8.1.1
Laseranwendungen bei kochleären Funktionsstörungen

Die Anwendung niederenergetischen Laserlichtes stellt ein kontrovers diskutiertes Verfahren zur Therapie kochleärer Funktionsstörungen dar. Dazu tragen insbesondere fragwürdige methodische Vorgehensweisen und unkritische Ergebnisdarstellungen einiger Studien bei. Witt u. Felix (1989) entwickelten die „Selektive Photo-Biochemotherapie in der Kombination von Laser und Ginkgopflanzenextrakt" zur Behandlung von Innenohrschwerhörigkeiten und chronischem Tinnitus [26]. Es existieren auch weitere klinische Studien, in denen die Wirkung von Laserenergie bei chronischem, therapierefraktären Tinnitus aurium und sensorineuraler Schwerhörigkeit untersucht wurde, häufig mit zusätzlicher i.v.-Applikation von Ginkgo-biloba-Extrakt („Soft-Laser-Ginkgo-Studien"), nachdem die üblichen Standardtherapieverfahren therapeutisch erfolglos waren.

Die methodischen Ansätze einzelner Soft-Laser-Ginkgo-Studien sind kritisch zu bewerten: Die Laserbestrahlungen erfolgten zumeist auf die retroaurikuläre Hautoberfläche im Bereich der Mastoidregion, der Strahlengang war analog zur diagnostischen Röntgentechnik nach Schüller [8, 9, 11, 22, 23]. Es erfolgten auch alleinige Bestrahlungen des äußeren Gehörganges [7, 15] sowie zusätzlich zu den mastoidgerichteten Strahlengängen [25], mit der Vermutung, eine höhere Transmission des Laserlichtes zur Kochlea zu erreichen. In der Mehrzahl der Untersuchungen waren jedoch quantitative Definitionen der Laserlichtdosis nicht gegeben; außerdem fehlten häufig Angaben zu den physikalischen Bestrahlungsparametern und der applizierten Bestrahlungsstärke [8, 9, 11, 15]. Lediglich von Wedel et al. (1995) führten für die mastoidgerichteten Bestrahlungen partiell lichtdosimetrische Analysen durch, um die kochleäre Transmission von appliziertem Laserlicht und die notwendigen Bestrahlungsparameter im Felsenbein annähernd bestimmen zu können [22]. Die Auswirkungen einer zusätzlichen Anwendung von Ginkgoextrakten und deren Wechselwirkung mit den verwendeten Energiequellen (Lasern) wurden bisher nicht untersucht. Zu berücksichtigen ist auch der Einfluss von Spontanheilungsraten und Placeboeffekten.

Die therapeutischen Ergebnisse der bekannt gewordenen Laser-Ginkgo-Studien zeigten sehr variable Erfolgsraten mit einer Verminderung des Tinnitus aurium in 6-67% der Patienten. Nur in wenigen Fällen jedoch wurden die subjektiven Ohrgeräusche signifikant gebessert. Die Laseranwendungen waren zumeist ohne Auswirkungen auf das Hörvermögen der Patienten [7, 8, 9, 11, 22, 23]. Shiomi et al. (1997) berichteten in einer vorläufigen Untersuchung bei transmeataler Laserbestrahlung des äußeren Gehörganges in 26-58% der Fälle von einer subjektiven Verbesserung des Tinnitus [15]. Gegenüber diesen Resultaten sind die erfolgreichen therapeutischen Ergebnisse mit dem von Wilden u. Dindinger [25] dargestellten Ausmaß nicht in Einklang zu bringen. Diese Autoren beobachteten bei 67% der Patienten eine Tinnitusverminderung, in 83% eine signifikante tonaudiometrische Verbesserung der Hörschwelle um mindestens 20 dB, sowie in 82% eine signifikant gebesserte Schwindelsymptomatik. Eine derartige Effektivität der Soft Laser-Therapie bzw. Laser-Ginkgo-Therapie konnten Walger et al. (1993), von Wedel et al. (1995) und Mirz et al. (1999) nicht bestätigen, und lehnten diese Therapieform als unwirksam ab [7, 22, 23]. Die bislang beobachteten therapeutischen Erfolge mit Verminderungen der subjektiven Tinnitusintensitäten wurden möglichen Placebowirkungen bzw. einem psychologischen Effekt zugeordnet, die durch eine intensive Patientenzuwendung unter Einsatz moderner Lasertechnik bedingt gewesen sein könnten (Feldmann 1998).

8.1.2
Laser und Photobiochemie

Aus der Evolutionsbiologie sind zelluläre photochemische Reaktionen nach äußerer Lichteinwirkung bekannt. Die Mitochondrien im menschlichen Körper repräsentieren beispielsweise Rudimente eines intrazellulären lichtsensitiven Systems. Der Einsatz von Lichtenergie bzw. spezifischen Laserlichtes zur Induktion photochemischer Reaktionen stellt eine Weiterentwicklung derartiger biologischer Prozesse dar [14]. Ein einheitliches physiologisches bzw. biochemisches Konzept zur vollständigen Erklärung der zugrunde liegenden intrazellulären Wirkungsmechanismen im Rahmen der Laserbiostimulation existiert bislang nicht. Die Mehrzahl der wissenschaftlichen Publikationen beschreibt hypothetische Darstellungen der biologischen Wirkungsvermittlung des Laserlichtes. Die charakteristischen Eigenschaften von Laserlicht wie die Kohärenz, Kollimation, Polarisation und Monochromasie werden, gegenüber einer konventionellen Lichtquelle, als mögliche begünstigende Faktoren einer spezifischen Licht-Gewebe-Interaktion diskutiert.

In klinischen Untersuchungen ist nichtthermisches Laserlicht geringer Leistungsdichte (Low-level-Lasertherapie LLLT, Low-power-Laserirradiation LPLI, Laserbiostimulation, Laserphotostimulation etc.) bisher zur Förderung von Wundheilungsprozessen sowie zur Therapie von entzündlichen Erkrankungen und Funktionsstörungen des Bewegungsapparates erfolgreich eingesetzt worden [1]. Ebenfalls nachgewiesen ist die photochemische Wirkung von Laserlicht in zellulären Strukturen. In experimentellen Untersuchungen konnten bei Bestrahlung diverser Zellarten mit Laserenergie geringer Intensität photochemische „biostimulative" Effekte mit Veränderungen biologischer und zellphysiologischer Parameter beobachtet werden. In-vitro-Untersuchungen haben gezeigt, dass durch die Anwendung von Laserlicht zellproliferative Vorgänge verändert werden können [1, 6, 16] sowie Auswirkungen auf das Zellmembranpotential und die Energiesynthese [10] zu beobachten sind. Die Freisetzung von Wachstumsfaktoren wie bFGF, TGF-β, und PDGF wird durch niederenergetisches Laserlicht stimuliert [27]. Neurophysiologische Studien geben weitere Hinweise auf biologische Effekte der Laseranwendung, wie z.B. Einflüsse auf Membranpotentiale bzw. funktionelle Änderungen in vivo mit Wiederanstieg von Nervenleitgeschwindigkeiten in zuvor artifiziell geschädigten Nervenfasern [2, 4, 13, 24].

Die experimentellen Ergebnisse aus In-vitro- und In-vivo-Untersuchungen zeigen, dass die Reaktionen des Laserlichtes mit biologischer Materie abhängig von Faktoren sind wie der Zellspezifität und der Zellsensitivität, und durch die Bestrahlungsparameter des eingestrahlten Laserlichtes wie der Wellenlänge, der Bestrahlungsstärke (Leistung pro Fläche), der Pulsart und der Pulsdauer bestimmt werden. Darüber hinaus stellen die optischen Eigenschaften des bestrahlten Gewebes wie die Absorption, Streuung und Reflexion des Laserlichtes weitere Einflussgrößen der biologischen Laser-Gewebe-Interaktionen dar [1, 17]. Basford (1995) erstellte aus den Daten publizierter In-vitro- und In-vivo-Studien zur Biostimulation Richtwertbereiche der verwendeten Bestrahlungsparameter [1]. Dabei gelten Wellenlängen von $\lambda = 600-900$ nm bei Ausgangsleistungen von 10-90 mW und Lichtdosen von 1-10 J/cm^2 des bestrahlten Gewebes als effektive Parameter zur Biostimulation.

Als Voraussetzung eines klinischen „biostimulativen" Lasereinsatzes, der mit den in-vitro- und in-vivo-definierten Bestrahlungsparametern durchgeführt werden soll, gilt daher die Kenntnis der erforderlichen Parameter für das Bestrahlungszielorgan. Vor einer klinischen Anwendung ist somit, abhängig von dem jeweilig behandelten Organsystem, die experimentelle dosimetrische Bestimmung der zu applizierenden Wellenlänge, der Position, der Leistung und der Energiedosis des Laserlichtes notwendig.

8.2
Methodik

8.2.1
Experimenteller Ansatz

Die Anwendung niederenergetischen Laserlichtes zur Bestrahlung des menschlichen kochleovestibulären Systems könnte ein sinnvolles Therapieverfahren bei komplexen Innenohrfunktionsstörungen (z.B. bei der akuten oder chronischen sensorineuralen Innenohrschwerhörigkeit, dem peripheren kochleären Tinnitus etc.) darstellen. Der therapeutische Nutzen einer photochemischen zellregenerativen Wirkung wäre bei akuter oder chronischer kochleärer Dysfunktion theoretisch denkbar, zumindest unter der Voraussetzung, dass die zu behandelnden funktionellen kochleären Strukturen reversibel geschädigt sind und lichtsensitive Organsysteme repräsentieren, die Laserlicht absorbieren können. Eine mögliche zellregenerative Wirkung auf z.B. lokal geschädigte äußere und innere Haarzellen, afferen-

te Neurone etc. wird in klinischen Studien geprüft. Dabei müssen jedoch folgende Punkte berücksichtigt werden:
- Die zellspezifische Wirkung von Laserlicht und die mögliche Wirkungsabhängigkeit der Laserphotobiostimulation von den Bestrahlungsparametern wie der Wellenlänge, der Bestrahlungsstärke und der Bestrahlungszeit des Lasers.
- Die komplexen anatomischen Verhältnisse des Bestrahlungszielorganes Kochlea.
- Die mögliche multifaktorielle Ätiologie und die diversen hypothetischen Pathomechanismen kochleärer Funktionsstörungen.

Eine quantifizierbare, sichere und dosisgerechte Laserbestrahlung der Kochlea, die sich an in-vitro- und in-vivo-definierten bzw. vorgegebenen Strahlungsparametern orientieren soll, ist nur mit Hilfe einer lichtdosimetrischen Studie zur Bestimmung der kochleären Lichttransmission bzw. Lichtpenetration möglich. Dieser dosimetrische Ansatz ist von besonderer Bedeutung, da innerhalb der menschlichen Kochlea – als dem festgelegten Bestrahlungsziel – komplexe anatomische Gegebenheiten zu berücksichtigen sind.

In einer experimentellen Studie zur Lichtdosimetrie der Kochlea haben wir daher anhand von humanen Felsenbeinpräparaten eine Methodik zur dosisgerechten Laserbestrahlung entwickelt [3, 19]. Hier wurde bei unterschiedlichen äußeren Einstrahlungsmodalitäten mit verschiedenen Lasern auf das Felsenbeinpräparat die Laserraumbestrahlungsstärke (Lichtleistung pro Querschnittsfläche einer infinitesimalen Detektorkugel) an verschiedenen Lokalisationen innerhalb der menschlichen Kochlea bestimmt. Die Raumbestrahlungsstärke stellt nach den Ergebnissen aus In-vitro-Experimenten zur Laserbiostimulation eine entscheidende dosimetrische Größe dar, von der die Wirksamkeit der Laserbestrahlung deutlich abhängen kann. Wir verwendeten zur Bestimmung der Raumbestrahlungsstärke formalinkonservierte Felsenbeinpräparate (n = 20) mit regelrechten anatomischen Strukturen und regelrechter Mastoidpneumatisation, die mit der hochauflösenden Felsenbeincomputertomographie (1 mm Schichtdicke) in allen Präparaten bestätigt werden konnte. Anschließend wurde unter mikroskopischer Kontrolle der innere Gehörgang präpariert, um die retrokochleäre Seite der Hörschnecke zu eröffnen und das häutige Labyrinth innerhalb der einzelnen kochleären Windungen entfernen zu können. Zur Transmissionsmessung wurde ein 0°-Endoskop aus retrokochleärer Richtung derart positioniert, dass die gesamte Kochlea vollständig im Bildausschnitt erfasst werden konnte (Abb. 8.1). Eine hochauflösende CCD-Kamera war mit einem computergesteuerten Bildverarbeitungssystem (OPTIMAS) an das Endoskop angeschlossen. Diese Versuchsanordnung ermöglichte die Bestimmung der lokalen transmittierten Bestrahlungsstärke (abgestrahlte Leistung pro Fläche) für jede Position im Bereich der Schneckenwindungen. Mit der computergesteuerten Bildanalyse wurden 2000 Einzelmesspunkte entlang der kochleären Windungen definiert.

Die äußere Laserbestrahlung der Kochlea erfolgte mit Helium-Neon- und Diodenlasern unterschiedlicher Wellenlängen (λ = 593, 635, 690, 780, 830 nm) und variablen Ausgangsleistungen. Die Bestrahlungen wurden zunächst, analog zum Strahlengang nach Röntgen-Schüller, auf die retroaurikuläre Hautoberfläche des Mastoids durchgeführt; diese Anordnung entsprach damit den mastoidgerichteten Anwendungen der bekannt gewordenen Laser-Ginkgo-Studien. Anschließend wur-

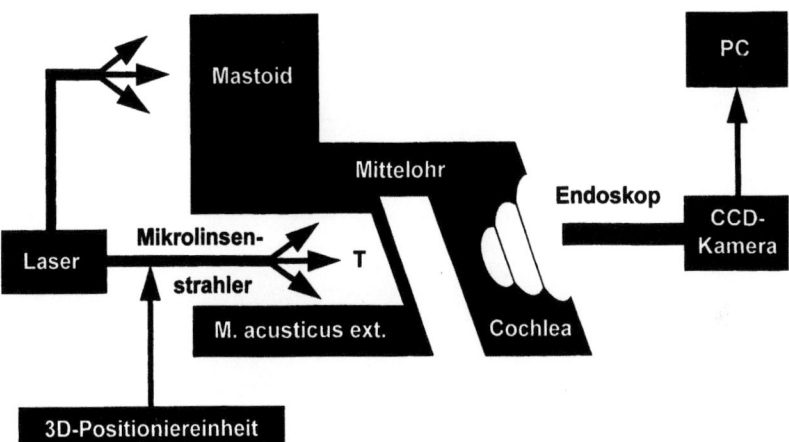

Abb. 8.1. Experimentelle Anordnung für die lichtdosimetrische Untersuchung (schematisch). *PC* Computereinheit, *T* Trommelfell, *CCD-Kamera* Charged-coupled-device-Kamera

den die verwendeten Laser im äußeren Gehörgang appliziert; dabei wurden die einzelnen Trommelfellquadranten und das gesamte Trommelfell in diversen Abständen bestrahlt. Anhand eines Glasfaserlichtleiters (Mikrolinsenstrahler) konnte der Laserstrahl auf die jeweiligen definierten Bestrahlungsoberflächen positioniert werden (Abb. 8.1).

Die Raumbestrahlungsstärke pro 1 mW eingestrahlten Laserlichtes innerhalb der Kochlea wurde anhand von „Monte-Carlo-Simulationsrechnungen" zur Lichtverteilung berechnet [12, 19]. Durch das Eröffnen und die anatomische Präparation der Kochlea mussten dabei sowohl die veränderten Geometriefaktoren für die Umrechnung der gemessenen Bestrahlungsstärke in die Raumbestrahlungsstärke berücksichtigt werden, als auch die Brechungsindexsprünge und das Fehlen von Rückstreustrahlungen innerhalb der Kochlea kalkuliert werden. Anhand dieser Methodik war es möglich, eine Annäherung an die klinische Situation einer intakten Kochlea in vivo zu erzielen und theoretisch zu simulieren. Die transmittierte Bestrahlungsstärke wurde mit der anatomischen Position in der Kochlea korreliert. Dabei wurde die exakte Windungsposition anhand einer kochleären Winkeleinteilung definiert, beginnend mit dem ovalen Fenster (0°) bis zum Helikotrema (900°).

Die Lichttransmission zur Kochlea zeigte deutlich unterschiedliche Werte in Abhängigkeit von der Wellenlänge der Laser sowie der Art und der Positionierung des Lichtleiters. Die transtympanale Bestrahlung ergab reproduzierbare Werte des transmittierten Lichtes zu den kochleären Windungen. Dabei ließ sich an jedem Punkt innerhalb der Kochlea Laserlicht nachweisen. Die transmittierte Bestrahlungsstärke pro 1 mW eingestrahlter Leistung wurde durch ein typisches wellenartiges Lichtverteilungsmuster charakterisiert (Abb. 8.2a, 8.2b und 8.3); diese Lichtverteilung galt für alle verwendeten Wellenlängen, mit der Wellenlänge stieg die Transmission. Die gemessenen Werte wurden analog zur tonotopischen Organisation der Kochlea mit den entsprechenden frequenzverarbeitenden Bereichen korreliert. Die Maxima der transmittierten Bestrahlungsstärke befanden sich in einem frequenzverarbeitenden Bereich von ca. 400 Hz, 1,5 kHz und 8 kHz. Zwischen der

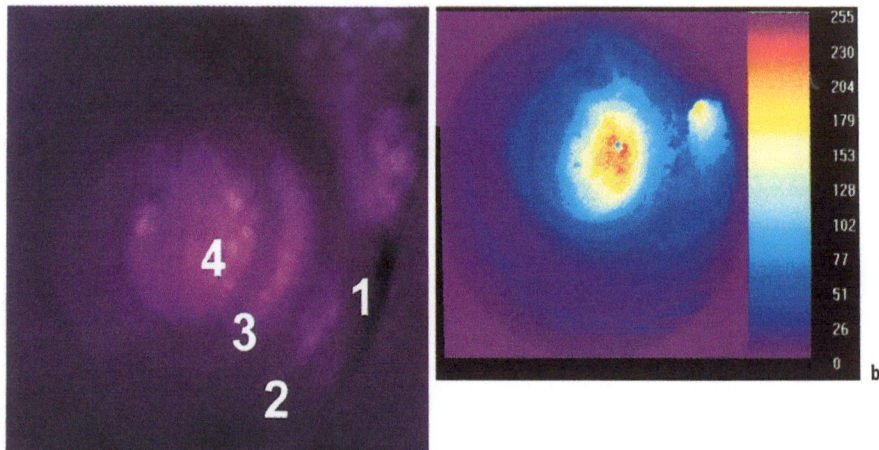

Abb. 8.2 a, b. Retrokochleäre endoskopische Darstellung einer eröffneten Kochlea **a** nach Entfernung des häutigen Labyrinths – *1* ovales Fenster, *2* basale Windung, *3* mittlere Windung, *4* Helikotrema **b** bei transmeataler Laserbestrahlung des Trommelfelles ($\lambda = 635$ nm; 7,8 mW; 1,5 cm Abstand zum Trommelfell). Das gemessene Laserlicht wird anhand der OPTIMAS Bildverarbeitung mit einer Farbintensitätsskalierung korreliert

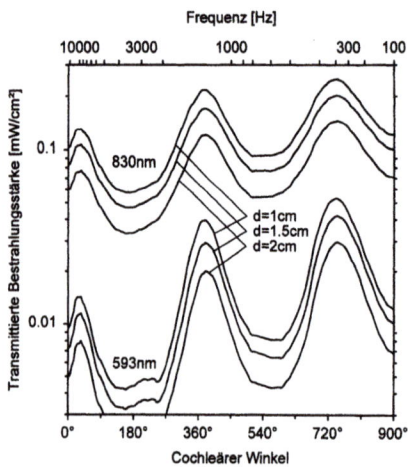

Abb. 8.3.
Transmittierte Bestrahlungsstärke in Abhängigkeit des kochleären Winkels bzw. der tonotopischen Lokalisation für verschiedene Laserwellenlängen bei einer Ausgangsleistung von 1 mW.
d = Abstand Glasfasersonde zu Umbo des Trommelfells

minimalen und maximalen Bestrahlungsstärke der jeweiligen Wellenlänge lag eine deutliche Variationsbreite vor, die sich von einem Faktor 20 ($\lambda = 593$ nm) zu einem Faktor 5 ($\lambda = 830$ nm) reduzierte (Abb. 8.3). Der Anteil des zur Kochlea transmittierten Lichtes war abhängig von dem Einstrahlwinkel der Sonde auf das Trommelfell sowie der Distanz zwischen der Glasfasersonde und dem Trommelfell. Ein größerer Sondenabstand zum Trommelfell führte dabei auch zu einer schwächeren Transmission des Lichtes, die eine geringere Bestrahlungsstärke der Kochlea zur Folge hatte. Die Bestrahlung der unteren Trommelfellquadranten II und III resul-

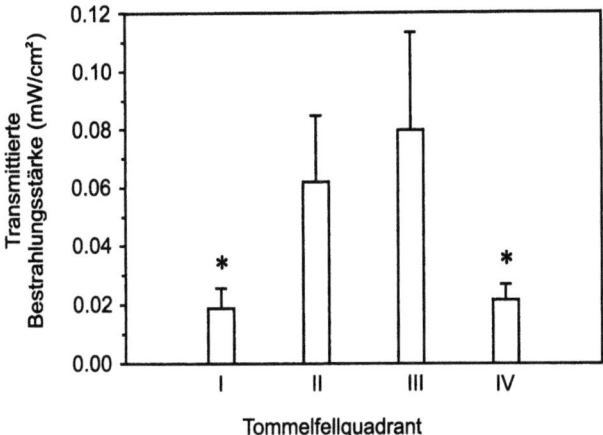

Abb. 8.4. Transmittierte Bestrahlungsstärke in Abhängigkeit der Bestrahlung einzelner Trommelfellquadranten. Mittelwerte±SEM. *p<0,05 vs. Quadrant II/III

tierte in einer signifikant (p<0,05) höheren Lichttransmission gegenüber der Bestrahlung der beiden oberen Trommelfellquadranten I und IV (Abb. 8.4).

Im Vergleich zur transmeatalen Laseranwendung ergab die Bestrahlung der retroaurikulären Hautoberfläche des Mastoidbereiches (analog zu den bisherigen „Laser-Ginkgo-Studien") deutlich niedrigere und variierende lichtdosimetrische Werte. Die Messung wurde mit einem lichtsensitiven Photomultiplier durchgeführt, da bei diesen Lichtwerten die untere Detektionsgrenze der CCD-Kamera unterschritten wurde. Diese Ergebnisse zeigten sich trotz einer regelrechten und guten Mastoidpneumatisation, die in allen Präparaten vorhanden war.

Anhand der von uns ermittelten Transmissionswerte kalkulierten wir die Strahlungsdosis, die innerhalb der Kochlea bei den behandelten Patienten der Laser-Ginkgo-Studien maximal erzielt worden ist, unter Verwendung der Bestrahlungszeiten und Laserleistungen aus den jeweiligen Studienprotokollen. Es zeigte sich, dass in den Laser-Ginkgo-Studien eine maximale kochleäre Dosis von 0,003 J/cm^2 erreicht worden war. Dieser kalkulierte Wert war hochsignifikant unterhalb des empfohlenen „biostimulativen" Dosisbereiches von 1–10 J/cm^2. Aufgrund dieser Ergebnisse ist zu entnehmen, dass die Autoren mit der verwendeten, zumeist mastoidgerichteten Bestrahlung keine sichere Laser-Stimulation der Kochlea erzielt haben. Demgegenüber stellte die transtympanale Bestrahlung (via äußerer Gehörgang) mit der hier erhobenen Dosierung bei definierter Positionierung der Lasersonde eine zuverlässige, sichere und quantifizierbare Laseranwendung dar [18, 19].

8.2.2 Entwicklung der transmeatalen kochleären Laserstimulation

Aufgrund der von uns dosimetrisch ermittelten Bestrahlungsparameter gilt zur kochleären Laseranwendung ausschließlich die transtympanale Laserbestrahlung als sinnvoll und sollte der Mastoidbestrahlung, die unzureichend zu quantifizieren

Abb. 8.5.
„Head-set-Applikator" zur transmeatalen kochleären Laserstimulation (*TCL*) nach Einsetzen der Mikrolinsenglasfaser in den Meatus acusticus externus

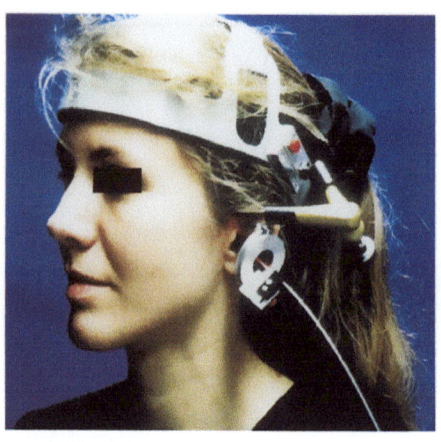

ist, vorgezogen werden. Für eine derartige transmeatale dosimetrisch kontrollierte kochleäre Laserbestrahlung (TCL), wurde ein Applikatorsystem erstmalig entwickelt, das die Behandlung über den äußeren Gehörgang erlaubt [21]. Das System beinhaltet mehrere Diodenlaser (λ = 635, 690, 780, 830 nm; cw) und eine Mikrolinsenglasfaser, mit deren Hilfe der Laserstrahl auf das Trommelfell geleitet werden kann. Zur exakten Positionierung der Glasfaser im äußeren Gehörgang wurde ein individuell anzupassender „Head-set-Applikator" entwickelt. Dabei wird ein arretierbares Stirnband auf dem Kopf des Patienten immobilisiert. Ein temporal angebrachtes Mikrostativ ermöglicht die Befestigung des Ohrtrichters aus Kunststoff, der somit in jeder beliebigen dreidimensionalen Position innerhalb des äußeren Gehörganges des Patienten eingesetzt werden kann (Abb. 8.5). Unter mikroskopischer Kontrolle wird die Mikrolinsenglasfaser in den Ohrtrichter eingebracht und kann in definierter Lokalisation im äußeren Gehörgang im Nahbereich des Trommelfells positioniert und arretiert werden. Das immobilisierte „Head-set-System" erlaubt permanente transmeatale Laserbestrahlungen bei freier Kopf- und Körperbeweglichkeit des Patienten.

8.2.3
Klinische Ergebnisse zur transmeatalen kochleären Laserstimulation

In einer Phase-I-Studie wurde bei 8 Patienten mit Tinnitus aurium mit bzw. ohne sensorineuraler Schwerhörigkeit die Unbedenklichkeit der verwendeten transmeatalen Laserstrahlungen (TCL) bestätigt. Es kam zu keinen nennenswerten Nebenwirkungen.

Daraufhin untersuchten wir in einer vorläufigen Phase-II-Studie photochemische Lasereffekte der TCL bei 35 Patienten mit ein- oder beidseitigem Tinnitus aurium [18]. Die Patienten (Alter 46 ± 12 Jahre, m:w entspricht 1,4:1) klagten über ein subjektives, mehr als 6 Monate bestehendes Ohrgeräusch (subakut-chronischer Tinnitus), das mit und ohne eine vorbestehende sensorineurale Innenohrschwerhörigkeit einherging. Der Tinnitus war therapierefraktär, d.h. die Patienten waren ohne Therapieerfolg mit den üblichen Standardverfahren (Infusionstherapie, Kortisonstoßtherapie, orale Rheologika, hyperbare Sauerstofftherapie, physikalische Therapien der Halswirbelsäule etc.) behandelt worden [20]. Nach Ausschluss retrokochleärer Läsionen wurde der Tinnitus als peripherer kochleärer Tinnitus klassifiziert. Die 35 Patienten wurden randomisiert zwei Untersuchungsgruppen mit verschiedenen Laserwellenlängen zugeteilt (n=17, λ=635 nm; n=18, λ=830 nm). Alle Patienten erhielten nach einem Bestrahlungsplan über einen Zeitraum von 10 Tagen fünf transmeatale Einzelbestrahlungen des Trommelfells. Für jeden Patienten wurde eine Bestrahlung von 4 J/cm^2 kochleärer Oberfläche individuell definiert. Diese Bestrahlungsdosis wurde für dasjenige Areal der Kochlea kalkuliert, welches nach Angaben der Ton- und Sprachaudiometrie sowie der Frequenzcharakteristik des Tinnitus im maximal geschädigten frequenzverarbeitenden Bereich lag.

Der Therapieerfolg wurde mit Hörtestungen (Tonaudiometrie, Sprachaudiometrie, Impedanzaudiometrie) und Tinnitusbestimmung sowie Maskierung mit Schmal- und Breitbandrauschen ermittelt. Eine Besserung des Tinnitus wurde angenommen, wenn bei konstanter Tinnitusfrequenz eine Verminderung der Lautstärke des Schmalbandrauschens (SBR) um mindestens 10 Dezibel vorlag. Anhand einer psychometrischen Skala (VAS, visuelle Analog-Skala) mit einem Punktwert von 0–10 wurde ein „self-assessment" durchgeführt zur subjektiven Bewertung von Tinnitusintensität, -belästigung und -dauer. Die genannten Untersuchungen erfolgten regelmäßig vor und während den fünf Laserbestrahlungen, nach 1 Woche, 4 Wochen, und nach 3 bis 6 Monaten (post Laser).

Das entwickelte Behandlungsverfahren konnte ambulant und komplikationslos ohne Nebenwirkungen bei allen Patienten durchgeführt werden. Die Laseranwendung zeigte in der Tonaudiometrie und Sprachaudiometrie keine messbare Verbesserung der vorbestehenden Hörschwellen. Die Impedanzaudiometrie und Vestibularisbefunde blieben unverändert, ohrmikroskopisch ergab sich kein Anhalt für pathologische Befunde.

Nach Beendigung der fünfmaligen Laseranwendungen gaben in der VAS 12 von 35 Patienten ein unverändertes Ohrgeräusch an. In 3 Fällen kam es zu einer Zunahme des Tinnitus, ein Patient brach die Therapie daraufhin vorzeitig ab. Dagegen war in der Mehrzahl der Patienten (n=20) zumindest eine subjektive Verminderung der Ohrgeräusche zu erzielen, 13 Patienten gaben hier Punktwerte für eine leichte Tinnitusbesserung an, bei 5 Patienten zeigte sich eine mittelgradige Linderung, in 2 Fällen verschwand der Tinnitus vollständig. Eine Woche nach der Laserbehandlung hatten sich die subjektiven Bewertungen nicht nennenswert geändert, nach 3 bis 6 Monaten bestand in der VAS bei 20 von 35 Patienten ein unverändertes Ohrgeräusch, in keinem Fall hatte der Tinnitus subjektiv zugenommen. 13 Probanden beschrieben eine Abnahme des Ohrgeräusches, bei 2 Patienten war der Tinnitus verschwunden.

Es zeigten sich jedoch Diskrepanzen zwischen den Angaben aus den VAS und der audiometrischen Tinnitusmessung bzw. Tinnitusmaskierung. Die subjektive Verminderung des Tinnitus in der VAS konnte nur in 9 Fällen beobachtet werden. In 4 weiteren Fällen hat sich die Tinnitusfrequenz eines zuvor frequenzstabilen Tinnitus und somit auch die Maskierbarkeit geändert. Bei 15 von insgesamt 35 Patienten blieb das vor Bestrahlung bestehende Ausgangsgeräusch durch den Laser unbeeinflusst. Bei 4 Patienten trat während und nach der Behandlung eine Zunahme des Ohrgeräusches auf, dies führte einmal zu einem vorzeitigen Abbruch der Behandlung. Die Patientenangaben einer Progredienz des Tinnitus nach Laserbehandlung waren audiometrisch nicht zu bestätigen. 3 bis 6 Monate nach der Behandlung bestand bei keinem der behandelten Patienten eine Zunahme des Ohrgeräusches. Alle beobachteten Effekte waren unabhängig von einer der beiden verwendeten Wellenlängen.

8.3
Diskussion und Ausblick

Es existieren nachweisbare laserphotochemische In-vitro- und In-vivo-Effekte, wobei eine Therapie reversibel geschädigter kochleärer Haarzellen bzw. afferenter Neurone theoretisch denkbar wäre. Allerdings sind spezielle Bestrahlungsparameter gefordert, um biostimulative zelluläre Vorgänge zu induzieren. Eine lichtdosimetrische Analyse der Kochlea ist notwendig. Um eine sichere, zuverlässige und kalkulierbare Laseranwendung mit den definierten Dosierungen der Biostimulation in dem Bestrahlungszielorgan Kochlea zu gewährleisten. Wir haben dazu eine dosimetrische Methodik entwickelt, die es uns erlaubt, für kochleäre tonotopische Areale die Transmissionswerte bei äußerer Laserbestrahlung, abhängig von der Bestrahlungsposition, der Wellenlänge und der Leistung des Lasers individuell zu quantifizieren. Mit den vorliegenden Ergebnissen ist es möglich, bei transtympanaler Laserbestrahlung Diagramme zu Lichttransmissionswerten in Abhängigkeit von der Position in der Kochlea bzw. einzelnen frequenzverarbeitenden Arealen der Kochlea zu erstellen.

Die Bestrahlung des Mastoidbereiches, analog zu den bisherigen Laser-Ginkgo-Studien, ist nach den vorliegenden lichtdosimetrischen Studien kritisch zu betrachten, da die Kochlea nicht innerhalb eines therapeutischen „biostimulativen" Parameterbereiches bestrahlt wurde. Die verwendete Bestrahlungslokalisation stellte, bei Einsatz der Bestrahlungsparameter aus den bekannt gewordenen Laser-Ginkgo-Studien, überwiegend eine Bestrahlung der retroaurikulären Haut, des Mastoid- oder Ohrmuschel-Bereiches mit einer fraglichen Beteiligung des äußeren Gehörganges dar. Auch bei Vorliegen einer regelrechten Mastoidpneumatisation sind kaum relevante Raumbestrahlungsstärken in der Kochlea zu erreichen und gehen mit großen Schwankungsbreiten einher.

Bei direkter Bestrahlung des gesamten Trommelfelles ist eine zuverlässige, reproduzierbare, dosisgerechte und messbare Laserbestrahlung der menschlichen Kochlea transmeatal zu erzielen. Bei diesem Verfahren zeigte sich eine charakteristische Lichtverteilung innerhalb der Kochlea, die für jedes Areal entsprechend der Tonotopie zu quantifizieren ist. Aufgrund der dosimetrischen Ergebnisse wurde ein Bestrahlungssystem zur transmeatalen dosimetrisch kontrollierten kochleären Laserstimulation (TCL) entwickelt, das eine sichere, quantifizierbare und kontrollierte klinische Anwendung gewährleistet. Anhand der vorliegenden Studien ist somit die Voraussetzung geschaffen, mit einer dosisgerechten Bestrahlung spezifischer frequenzverarbeitender Areale der Kochlea gezielte klinische Untersuchungen durchzuführen.

Im ersten klinischen Einsatz wurde eine derartige transmeatale Lichtbestrahlung zunächst bei 35 Patienten mit einem chronischen Tinnitus aurium mit bzw. ohne Vorliegen einer persistierenden sensorineuralen Innenohrschwerhörigkeit untersucht. Die vorläufigen klinischen Ergebnisse könnten auf eine therapeutische Wirkung des hier erstmals vorgestellten, transmeatalen Bestrahlungsverfahrens hinweisen: In 15 von 35 Fällen zeigte sich in der visuellen Analog-Skala (VAS) 3 bis 6 Monate nach fünfmaliger TCL eine subjektive Verminderung des Tinnitus. Insgesamt fiel jedoch eine Diskrepanz zwischen den Angaben zur VAS und den audiometrischen Tinnitusbestimmungen auf, die sowohl bei einer Abnahme sowie einer Zunahme des Tinnitus zu beobachten war. Bei allen Patienten blieben die Hörschwellen nach der Laseranwendung unverändert, und die Behandlungen konnten ohne wesentliche Nebenwirkungen durchgeführt werden.

Der Anteil von Spontanremissionen und Placeboeffekten ist im Rahmen dieser Phase-II-Studie nicht abzuschätzen. In einer randomisierten, doppelblindkontrollierten Phase-III-Studie bleibt zu prüfen, inwieweit eine therapeutische Wirksamkeit dieses neuen Ansatzes zu erzielen ist. Im folgenden kann entschieden werden, ob die transmeatale kochleäre Laserstimulation (TCL), bei z. B. akut auftretenden Funktionsstörungen der Kochlea, als alleinige Therapiemodalität oder in Kombination mit etablierten Standardtherapieverfahren sinnvoll wäre. Ein zusätzlicher Einsatz photosensibilisierender Substanzen zur Steigerung photochemischer Wirkungen könnte, im Sinne einer photodynamischen Therapie, eine interessante erweiterte therapeutische Anwendung von Laserlicht im Innenohr darstellen.

Literatur

1. Basford JR (1995) Low intensity laser therapy: Still not an established clinical tool. Lasers Surg Med 16:331-342
2. Belkin M, Schwartz M (1994) Evidence for the existence of low-energy laser bioeffects on the nervous system. Neurosurg Rev 17:7-17
3. Beyer W, Baumgartner R, Tauber St (1998) Dosimetric analysis for low-level-lasertherapy (LLLT) of the human inner ear at 593 nm and 633 nm. In: Bottiroli GF, Karu TI, Lubart R (Hrsg) Effects of Low-Power Light on Biological Systems IV. Proceedings of SPIE Vol 3569:56-59
4. Bork CE, Snyder-Mackler L (1988) Effect of Helium-Neon laser irradiation on peripheral sensory nerve latency. Phys Ther 68:223-225
5. Feldmann H (1998) Low-power-Laser-Ginkgo-Therapie bei chronischem Tinnitus. In: Feldmann H, Lenarz T, von Wedel H (Hrsg) Tinnitus, Grundlagen einer rationalen Diagnostik und Therapie. Georg Thieme, Stuttgart, S 174
6. Lam TS, Abergel RP, Castel JC, Meker CA, Dwyer RM, Uitto J (1986) Laser stimulation of collagen synthesis in human skin fibroblast culture. Lasers Life Sci 1:61-77
7. Mirz F, Zachariae R, Andersen SE, Nielsen AG, Johansen LV, Bjerring P, Pedersen CB (1999) The low-power laser in the treatment of tinnitus. Clin Otolaryngol 24:346-354
8. Olivier J, Plath P (1993) Combined low power laser therapy and extracts of Ginkgo biloba in a blind trial of treatment for tinnitus. Laser Ther 5 (3):137-139
9. Partheniadis-Stumpf M, Maurer J, Mann W (1993) Soft laser therapy in combination with tebonin i.v. in tinnitus. Laryngo Rhino Otol 72:28-31
10. Passarella S, Casamassima E, Molinari S, Pastore E, Quagliaiello E, Catalano IM, Cingolani A (1984) Increase of proton electrochemical potential and ATP synthesis in rat liver mitochondria irradiated in vitro by helium-neon laser. FEBS Lett 175:95-99
11. Plath P, Olivier J (1995) Results of combined low-power laser therapy and extracts of Ginkgo biloba in cases of sensorineural hearing loss and tinnitus. Adv Otorhinolaryngol 49:101-104
12. Prahl SA, Keijzer M, Jacques SL, Welch AJ (1989) A Monte Carlo model of light propagation in tissue. SPIE Institute Series, Vol IS 5:102-111
13. Rochkind S, Barr-Nea L, Razon N, Bartal A, Schwartz M (1987) Stimulatory effect of He-Ne low dose laser on injured sciatic nerves of rats. Neurosurgery 20:843-847
14. Senz R (1996) Photochemische Wirkungen. In: Berlien HP, Müller GJ (Hrsg) Angewandte Lasermedizin. Ecomed, Landsberg, S 1-4

15. Shiomi Y, Takahashi H, Honjo I, Kojima H, Naito Y, Fujiki N (1997) Efficacy of transmeatal laser irradiation on tinnitus: a preliminary report. Auris Nasus Larynx 24:39–42
16. Sroka R, Schaffer M, Fuchs C, Pongratz T, Schrader-Reichard U, Busch M, Schaffer PM, Duhmke E, Baumgartner R (1999) Effects on the mitosis of normal and tumor cells induced by light treatment of different wavelengths. Laser Surg Med 25:263–271
17. Steiner R (1996) Wechselwirkung des Laserlichts mit biologischer Materie. In: Müller GJ, Berlien HP (Hrsg) Fortschritte in der Lasermedizin, 13; Reidenbach HD: Lasertechnologien und Lasermedizin, Stand und Perspektiven. Ecomed, Landsberg, S 35–40
18. Tauber St, Beyer W, Baumgartner R, Schorn K (1999) Die kochleäre Laser-Photo-Stimulation bei Innenohrschwerhörigkeit und Tinnitus. Z Audiol (Suppl) II:40–44
19. Tauber St, Baumgartner R, Beyer W (2000) Lightdosimetric quantitative analysis of the human petrous bone: Experimental study for laser irradiation of the cochlea. Lasers Surg Med (in Druck)
20. Tauber St, Grevers G (2001) Tinnitus aurium: Eine Übersicht zur Diagnostik und Therapie. Int Praxis 41 (in Druck)
21. Tauber St, Beyer W, Staib A, Baumgartner R, Schorn K (2001) Transmeatal cochlear laser irradiation (TCL) for treatment of inner ear injury. Lasers Surg Med (in Druck)
22. von Wedel H, Calero L, Walger M, Hoenen S, Rutwalt D (1995) Soft laser/Ginkgo therapy in chronic tinnitus. A placebo-controlled study. Adv Otorhinolaryngol 49:105–108
23. Walger MH, von Wedel H, Calero L, Hoenen S, Rutwalt D (1993) Ergebnisse einer Studie zur Effektivität einer kombinierten Low-Power-Laser- und Ginkgo-Therapie auf den chronischen Tinnitus. HNO-Informationen 3:35–36
24. Walker JB, Akhanjee LK (1985) Laser-induced somatosensory evoked potentials: evidence of photosensitivity in peripheral nerves. Brain Res 344:281–285
25. Wilden L, Dindinger D (1996) Therapie von chronisch komplexen Innenohrerkrankungen mit Low-Level-Lasertherapie. Laser Therapy 8:3
26. Witt U, Felix C (1989) Selektive Photo-Biochemotherapie in der Kombination Laser und Ginkgo-Pflanzenextrakt nach der Methode Witt. Neue alternative Möglichkeit bei Innenohrstörungen. Informationsmaterial der Firma Felas Lasers GmbH
27. Yu W, Naim JO, Lanzafame RJ (1994) The effects of photo-irradiation on the secretion of TGF-β, PDGF and bFGF from fibroblasts in vitro. Lasers Surg Med (Suppl) 6:8

KAPITEL 9

Work in progress: Photodynamische Therapie 9

M. DELLIAN

Die photodynamische Therapie (PDT) basiert auf dem Zusammenwirken eines Photosensibilisators mit Laserlicht geringer Energie zur Behandlung von Tumorgewebe. Die Behandlung erfolgt in zwei Stufen: Zunächst wird dem Patienten ein Wirkstoff (Photosensibilisator) intravenös oder lokal zugeführt, der sich im bösartig veränderten Gewebe anreichert und dieses lichtempfindlich macht. Nach einer Inkubationszeit von einigen Minuten bis zu mehreren Tagen wird der Photosensibilisator im Gewebe durch die Bestrahlung mit Licht geringer Energie angeregt. Hierdurch kommt es unter Anwesenheit von Sauerstoff zu einer photodynamischen Reaktion, die, mediiert durch photooxydative Reaktionen, zur Schädigung von Zellen und Blutgefäßen mit nachfolgender Zerstörung des Tumorgewebes führt. Für die Wirksamkeit der photodynamischen Therapie ist die Anwesenheit von Sauerstoff unerlässlich. Somit ist die PDT eine Sonderform der Photochemotherapie, bei der die Behandlung nur aus zwei Komponenten, nämlich der Zufuhr eines Wirkstoffes und dessen Anregung durch Licht besteht.

Vorteile der PDT sind eine selektive Zerstörung des Tumorgewebes bei Erhalt und Schonung des Normalgewebes, geringe Invasivität, gute Verträglichkeit und geringe Narbenbildung. Darüber hinaus kann die PDT – im Unterschied zur Strahlentherapie – wiederholt angewendet werden. Eine Kombination mit operativer Resektion, Strahlen- und Chemotherapie ist möglich. Die Tumorselektivität der PDT lässt sich mit der Wirkung einer intelligenten Waffe vergleichen: Sie zerstört nur das erkrankte Gewebe und lässt gesundes Gewebe intakt [2]. Gerade in der Hals-, Nasen- und Ohrenheilkunde ist die selektive Wirkung der PDT auf verändertes Gewebe ein ausgesprochener Vorteil, da hier ästhetisch und funktionell wichtige Strukturen auf engstem Raum zusammenkommen. Weil die PDT auch endoskopisch durchgeführt werden kann, haben sich die Anwendungsmöglichkeiten in den letzten Jahren vervielfacht.

Eine amtliche Zulassung der PDT erfolgte erstmals 1993 in Kanada zur Behandlung von Frühstadien von Blasentumoren mit dem Hämatoporphyrinderivat Photofrin. Nachfolgend erfolgte die Zulassung für Photofrin in Holland und Frankreich zur Therapie von fortgeschrittenen Ösophagus- und Lungentumoren; in Deutschland zur Behandlung von Bronchialkarzinomen im Frühstadium; in Japan zur Therapie von Frühstadien von Lungen-, Ösophagus-, Magen- und Zervixkarzinomen und die Dysplasie; und in den USA zur Therapie von fortgeschrittenen Ösophaguskarzinomen. 1998 wurde Photofrin auch von der US Food and Drug Administration (FDA) zur Therapie von Bronchialkarzinomen im Frühstadium zugelassen, zahlreiche weitere Zulassungsverfahren sind beantragt.

Für die Behandlung von Veränderungen an Haut und Schleimhaut im Bereich der Hals-, Nasen- und Ohrenheilkunde gibt es viel versprechende Studienergebnisse [5, 15]. Insgesamt ist deren Patientenzahl jedoch noch zu gering und der Nachbeobachtungszeitraum zu kurz, um die Rolle der PDT im Vergleich zur Standardtherapie, der chirurgischen Resektion, einordnen zu können. Prospektiv randomisierte Studien hierzu fehlen leider gänzlich. Derzeit steht die Entwicklung und Untersuchung neuer Photosensibilisatoren im Mittelpunkt des Interesses, um die Effektivität der PDT zu erhöhen und die Zeit der Lichtsensibilisierung zu reduzieren. Mit 5-Aminolävulinsäure wurde 1990 die Vorstufe eines Photosensibilisators entdeckt, der lokal appliziert werden kann und damit die generalisierte Lichtempfindlichkeit der Haut über mehrere Wochen als Hauptnebenwirkung der PDT vermeidet [26].

9.1
Geschichte der photodynamischen Therapie

Der photodynamische Effekt wurde 1900 von dem Münchner Medizinstudenten Oskar Raab [31] im Rahmen seiner Dissertation entdeckt. Er beobachtete, dass Licht in Gegenwart des Farbstoffes Acridin auf das Pantoffeltierchen Paramecia tödlich wirkt. Die erste onkologische Anwendung der PDT erfolgte 1903 durch die Münchner Ärzte von Tappeiner und Jesionek [24]. Sie behandelten 11 Patienten mit Hauttumoren, meist Basalzellkarzinomen im Gesicht, durch lokales Auftragen des Farbstoffes Eosin und nachfolgende Bestrahlung mit Sonnenlicht oder dem Licht einer Kohlenbogenlampe. Bereits früh wurde die photosensibilisierende Wirkung von Porphyrinsubstanzen entdeckt. In den fünfziger Jahren konnte gezeigt werden, dass Hämatoporphyrin nach Injektion eine erhöhte Konzentration in malignen Tumoren aufweist.

Die heutige Ära der PDT begann 1960 mit den Studien von Lipson und Schwartz [28], die beobachteten, dass chemische Aufbereitungen von Hämatoporphyrin zur Fluoreszenz maligner Tumoren führen, die während einer Operation sichtbar gemacht werden kann. Die beiden Wissenschaftler verbesserten die selektive Anreicherung oder Retention dieser Substanz in Tumoren durch die Einführung des komplexen Substanzgemisches Hämatoporphyrinderivat (HPD). Lipson führte nach Injektion dieser Substanz auch die photodynamische Therapie bei einer Patientin mit ulzerierendem Rezidiv eines Mammakarzinoms durch, und konnte eine deutliche Verkleinerung des Tumors beobachten.

Insbesondere die nachfolgenden Arbeiten von Thomas Dougherty über Mechanismen und Anwendungen von PDT haben schließlich dazu geführt, dass die PDT heute als neue Form der Tumortherapie bekannt und verbreitet worden ist. Dougherty erzielte 1975 durch die PDT Langzeitheilungen von Tumoren in Nagetieren über mehrere Monate. In einer ersten größeren klinischen Studie mit PDT bei 25 Patienten im Jahr 1978 sprachen verschiedenste Tumoren auf die Therapie mit Hämatoporphyrinderivat an (Plattenepithelkarzinome und Basalzellkarzinome der Haut, Karzinome von Mamma, Kolon, Prostata, Endometrium, maligne Melanome, Mycosis fungoides, Chondrosarkome, Angiosarkome [10]). Sicherlich müssen solche Resultate auch heute noch mit Vorsicht bewertet werden; der Enthu-

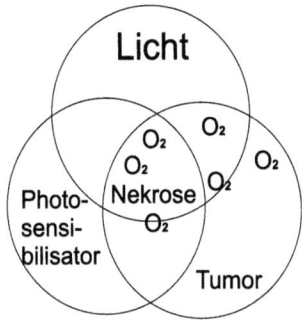

Abb. 9.1.
Komponenten der photodynamischen Therapie: Für den Ablauf einer photodynamischen Reaktion ist die Anwesenheit der drei Komponenten Photosensibilisator, Licht und Sauerstoff im zu behandelnden Areal erforderlich

siasmus Doughertys hat jedoch den Weg für die neue Behandlungsmethode bereitet. Weiterhin begleitete Dougherty die chemische Standardisierung eines Hämatoporphyrinderivates, das 1984 patentiert wurde und mit weiteren Modifikationen unter dem Handelsnamen Photofrin vertrieben wird.

9.2
Komponenten der photodynamischen Therapie

Zur photodynamischen Therapie ist die Anwesenheit von Photosensibilisator, Licht einer geeigneten Wellenlänge, und Sauerstoff im Gewebe erforderlich (Abb. 9.1). Nur das Zusammenkommen dieser drei Komponenten führt zur photodynamischen Reaktion mit selektiver Zerstörung des veränderten Gewebes.

9.2.1
Photosensibilisatoren

PDT mit dem intravenös verabreichten Photosensibilisator Photofrin, einem Derivat des Hämatoporphyrins, gilt als Standard der Therapie. Es ist derzeit die einzige für die klinische Anwendung offiziell zugelassene Substanz, und über sie liegen weltweit die meisten und längsten Erfahrungen an derzeit über 4000 Patienten vor. Die Wirkung des Hämatoporphyrinderivats Photosan-3 scheint vergleichbar zu sein. In der Regel werden davon 2 mg/kg Körpergewicht injiziert, manche neuere Studien untersuchen den Effekt der niedrigeren Dosis von 1 mg/kg. Photofrin lässt sich mit rotem Licht einer Wellenlänge von 630 nm anregen. Meist wird 48 Stunden nach Injektion des Photosensibilisators mit einer Lichtintensität von 100–150 mW/cm^2 eine Lichtdosis von 100–150 J/cm^2 appliziert. Hierdurch wird eine Eindringtiefe, d. h. Tiefe der Nekrose, von 4 bis 6 mm erreicht. Die lange Halbwertzeit dieser Substanz führt zu generalisierter Lichtsensibilisierung der Patienten für vier bis sechs Wochen als entscheidende Nebenwirkung. Über diesen Zeitraum müssen die Patienten helles Tageslicht meiden. Weiterhin handelt es sich bei den Hämatoporphyrinderivaten um komplexe, schwer standardisierbare Wirkstoffgemische mit einer im Vergleich zu anderen Substanzen nur mäßigen photodynamischen Aktivität. Dies ist teilweise dadurch begründet, dass Hämatoporphyrinderivate an ihrem schwächsten Absorptionspeak bei 630 nm bestrahlt werden, um eine hohe Eindringtiefe zu erreichen. Die Absorption bei kürzeren Wellenlängen liegt jedoch um ein vielfaches höher, so dass eine im Vergleich hohe Lichtempfindlichkeit der Haut für normales Tageslicht besteht.

Der ideale Photosensibilisator sollte eine chemisch eindeutig definierte Reinsubstanz sein, hohe photodynamische Aktivität (Fluoreszenzquantenausbeute), und eine hohe Lichtabsorption im roten Bereich (d. h. bei 650 bis etwa 800 nm) aufweisen. Weiterhin sollte die Halbwertzeit im Gewebe gegenüber den Hämatoporphyrinderivaten verkürzt sein, um eine größere Eindringtiefe in das Gewebe und eine kürzere systemische Hautsensibilisierung zu erzielen. Zahlreiche derartige Substanzen sind als Photosensibilisatoren der zweiten Generation in klinischer Erprobung. Das längerwellige Bestrahlungsoptimum erlaubt in der Regel den Einsatz eines kosteneffizienten Diodenlasers. Substanzen wie Benzoporphyrinderivat (BPD-MA), Mono-L-Aspartylchlorin e6 (Npe6), mTHPC (Foscan), Porphycen (ATMPn), und Zinn-Etiopurpurin (SnET2) befinden sich derzeit in Studien der Phase I und II (Tabelle 9.1).

Die Substanz meta-Tetrahydroxyphenylchlorin (mTHPC, Foscan) ist ein hochwirksamer Photosensibilisator der zweiten Generation [13, 33]. Der Wirkstoff wurde seit 1989 in klinischen Studien am Patienten eingesetzt. Im Vergleich zu Hämatoporphyrinderivat ist mit mTHPC eine größere Gewebeeindringtiefe und eine kürzere Lichtsensibilisierung möglich. Bei PDT mit mTHPC wird eine Nekrosedicke bis zu 1 cm beobachtet, die nur eine sehr kurze Behandlungsdauer benötigt (20 J/cm^2 Laserlicht bei 652 nm Wellenlänge wurden im Zeitraum von 200 s appliziert). Vorsicht gegenüber Lichtexposition ist lediglich für 2 Wochen nach Injektion von mTHPC erforderlich. Bisherige Studien, in denen weltweit über 400 Patienten behandelt wurden, haben gezeigt, dass mit dieser Therapie eine langanhaltende, komplette Remission in etwa 80–90% der Tumoren erzielt wird [13, 33].

Eine Sonderstellung nimmt der erstmals 1990 berichtete Einsatz von 5-Aminolävulinsäure (ALA) ein, einem Metabolit der Hämbiosynthese. Nach lokaler oder systemischer Zufuhr von ALA synthetisieren maligne veränderte Zellen daraus vermehrt Protoporphyrin IX, einen endogenen Photosensibilisator. Diese Synthese resultiert in einer im Vergleich zu anderen Photosensibilisatoren stärkeren Tumorselektivität [27]. Damit ist ALA besonders geeignet für die photodynamische Diagnostik (PDD, vgl. Kap. 7) und Therapie oberflächlicher Neoplasien nach lokaler Gabe. Hervorzuheben ist ferner die kurze Dauer der Lichtsensibilisierung von etwa zwölf Stunden. Die Eindringtiefe von ALA nach lokaler Applikation hängt ab von Einwirkzeit, Art der Oberfläche und deren Vorbereitung. Die wasserlösliche Substanz dringt durch die veränderte Hornoberfläche von Neoplasien besser ein als in gesunde Haut. Zur Applikation wird die Haut mit Alkohol oder einem milden Schleifmittel gereinigt. Anschließend wird ALA 20%ig frisch in einer neutralen Öl-in-Wasser-Emulsion oder Gelgrundlage gelöst und aufgetragen, und der Bereich mit einem lichtundurchlässigen Okklusivverband bedeckt. Die Mehrzahl der Studien behandelte das Gewebe drei bis sechs Stunden nach Auftragen von ALA mit Licht einer Intensität von 100–150 mW/cm^2 und einer Dosis von 100–150 J/cm^2. Wegen brennender Schmerzen während der Bestrahlung kann eine Lokalanästhesie notwendig sein. Die optimale Wellenlänge zur Bestrahlung liegt bei 634 nm, erfolgreich verwendet wurde aber auch das Licht eines Diaprojektors [27].

Tabelle 9.1. Photosensibilisatoren in klinischer Erprobung

Photosensibilisator	Firma	Anregungs-wellenlänge	Indikationen	Applikation	Lichtempfind-lichkeit	Status
Photofrin	QLT/Ipsen Pharma	630 nm		i.v.	>4 Wochen	Zugelassen
Photosan	Seelab	630 nm		i.v.	>4 Wochen	Phase III
5-Aminolävulinsäure und ihr Methylester	DUSA, USA; Medac, Deutschland	635 nm	Akt. Keratosen, Basalzellkarzinome, Psoriasis	Topikal, oral	Stunden bis Tage	Phase I–III
mTHPC (Foscan)	Scotia, Schottland	652 nm	HNO	i.v.	3 Wochen	Zulassung beantragt
BPD-MA (Benzoporphyrinderivat)	QLT, Kanada	692 nm	Hauttumoren, Ophthalmologie	i.v.	1 Woche	Phase II
Zinn-Etiopurpurin (SnET2)	Pharmacia	660 nm	Hauttumoren	i.v.	2 Wochen	Phase I–II
Mono-L-Aspartylchlorin 6 (NPe6)	Nippon Petrochemical, Japan	664 nm	Hauttumoren	i.v.	3 Tage	Phase I
Porphycene (ATMPn)	Glaxo, USA	640 nm	Psoriasis	Topikal, i.v.		
Lutetium texapyrine	Pharmacyclics, USA	740 nm		i.v.		Phase II

9.2.2
Lichtquellen und Applikatoren

Die Eindringtiefe von Licht im Gewebe nimmt mit steigender Wellenlänge vom sichtbaren Licht bis in den Infrarotbereich zu, insbesondere wegen der sich ungünstig auswirkenden Absorption von Hämoglobin im blaugrünen Wellenlängenbereich zwischen 400 und 600 nm. Daher wird bei der PDT mit möglichst langwelligem Licht bestrahlt, für das der jeweilige Photosensibilisator noch eine Absorption zeigt, um eine ausreichende Tiefenwirkung zu erzielen.

Hämatoporphyrinderivat wird aus diesem Grund bei seiner niedrigsten Absorptionsbande bestrahlt, bei 630 nm, womit eine Nekrosedicke von etwa 4 mm erreicht wird. Hierfür kann ein Farbstofflaser verwendet werden, gepumpt durch einen Argonionen-, Kupferdampf-, oder frequenzgedoppelten Nd:YAG-Laser. Bei Farbstofflasern kann die Wellenlänge variiert und somit verschiedenen Photosensibilisatoren angepasst werden. Seit einigen Jahren sind auch Diodenlaser mit Wellenlängen ab 630 nm und ausreichender Leistung (mindestens 3 Watt) erhältlich. Die Entwicklung dieser Diodenlaser wird einen weiter verbreiteten Einsatz der PDT in der Zukunft fördern, da sie erheblich kostengünstiger und wartungsarm sind.

Bei sehr oberflächlichen Veränderungen von Haut und Schleimhaut ist nicht immer eine hohe Eindringtiefe des Lichtes erforderlich. Gelegentlich wird Licht einer kurzen Wellenlänge gewählt, um tiefere Gewebeschichten vor der PDT zu schützen. Bei der Bestrahlung von Präkanzerosen des Ösophagus konnte durch Verwendung grünen Lichtes mit reduzierter Eindringtiefe eine hohe Wirksamkeit der PDT mit niedrigen Raten von Ösophagusstenosen erzielt werden [38]. Kennedy hat erfolgreich Basalzellkarzinome der Haut mit dem weißen, inkohärenten Licht eines Diaprojektors behandelt [27]. Speziell für die PDT wurde eine Lampe mit inkohärentem Licht entwickelt, die für oberflächliche Läsionen ebenso effektiv wie der Laser zu sein scheint, aber erheblich kostengünstiger ist und die Bestrahlung einer großen Fläche erlaubt [36].

Für die Durchführung der PDT kann keine Standardlichtdosis oder -intensität angegeben werden, da sie vom verwendeten Photosensibilisator und der speziellen Anwendung abhängt. Um eine zu starke Erwärmung des Gewebes zu vermeiden, sollte die Lichtintensität 200 mW/cm^2 nicht überschreiten. Eine zu hohe Lichtdosis kann auch im gesunden Gewebe zu Nekrosen führen. Die Lichtdosis der Bestrahlung wird in J/cm^2 angegeben, und ist definiert durch die verwendete Lichtintensität (mW/cm^2) und die Zeitdauer der Bestrahlung (Sekunden). Die Lichtintensität wird jeweils vor der Bestrahlung mit einem Powermeter gemessen.

Die Bestrahlung der Haut von Kopf und Hals erfolgt in der Regel über einen Lichtkegel, der gegebenenfalls von einer Linse gebildet werden kann. Teile des Gewebes innerhalb des Lichtkegels, die nicht mitbestrahlt werden sollen, können dabei durch Auftragen von Zinkpaste abgedeckt und somit vor Licht geschützt werden. Die Schleimhaut von Mundhöhle und Oropharynx kann ebenfalls meist mit einem von einer Linse gebildeten Lichtkegel bestrahlt werden. Hierfür stehen auch „Mikrolinsenapplikatoren" zur Verfügung, die in das Ende einer Glasfaser integriert sind und durch ihre Kleinheit eine hohe Flexibilität erlauben. Im Vergleich zur Haut ist die Dosimetrie in Mundhöhle und Oropharynx deutlich erschwert, da sich die zu beleuchtende Fläche in der Regel nicht genau senkrecht zum Lichtstrahl befindet, und der Abstand zwischen Glasfaserende bzw. Linse und Gewebe nicht genau gemessen werden kann oder schwankt. In Nasenhöhle, Naso- und Hypopharynx, Larynx und Ösophagus ist es nicht mehr möglich, Licht einer definierten Intensität über eine Linse auf das Gewebe zu applizieren. Daher wurden für diese Regionen spezielle zylindrische Diffusorapplikatoren entwickelt, die endoskopisch eingebracht werden, und mit denen die Oberfläche mit einer definierten Lichtintensität beleuchtet werden kann [3, 38]. Für den Kehlkopf steht ein zylinderförmiger Diffusorapplikator von 8 mm Durchmesser und 25 mm Länge zur Verfügung, der zwischen die Stimmlippen gelegt wird und das Licht homogen über seine Länge seitlich streut [3]. Zur interstitiellen PDT dicker Tumoren werden dünne zylinderförmige Diffusorapplikatoren (∅ 2-3 mm) über eine Kanüle im Gewebe platziert. Die Applikatoren sind sterilisierbar und können in der Regel im gesamten für die PDT verwendeten Lichtfrequenzbereich eingesetzt werden.

9.2.3
Wirkungsmechanismen

Zur Wirkung der PDT tragen direkte Effekte auf die Tumorzellen und eine Zerstörung der Blutgefäße von Tumor und angrenzendem Normalgewebe bei. Darüber hinaus sind Entzündungsreaktionen und das Immunsystem am therapeutischen Resultat beteiligt [11]. Diese PDT-induzierten Effekte werden durch photooxidative Reaktionen vermittelt und treten dort auf, wo Photosensitizer, Licht und Sauerstoff gleichzeitig vorhanden sind: Nach der Absorption von Licht wird der Photosensibilisator von seinem Grundzustand (Singlettzustand) in einen energetisch höheren Zustand konvertiert (Triplettzustand, Lebensdauer 10^{-3} bis 10 s). Der angeregte Photosensibilisator kann seine Energie nun auf zwei Wegen wieder abgeben: Bei der photooxidativen Reaktion Typ I erfolgt die Reaktion direkt mit einem Substrat über den Transfer von Elektronen oder eines Wasserstoffatoms. Hierbei werden Radikale oder Radikalionen gebildet, und es entstehen Oxidationsprodukte nach der Reaktion mit Sauerstoff. Alternativ kann die Energie des angeregten Photosensibilisators direkt auf Sauerstoff übertragen werden (photooxydative Reaktion Typ II), wobei Singulett-Sauerstoff gebildet wird ($^1O_2$), eine hochreaktive Sauerstoffform. Diese beiden Formen des Energietransfers können gleichzeitig auftreten. Es gibt jedoch zahlreiche experimentelle Hinweise darauf, dass Singulettsauerstoff der entscheidende Mediator der biologischen Wirkung der PDT ist.

Durch die PDT werden Membranen und Organellen von Zellen geschädigt und es kommt bereits wenige Minuten nach der Behandlung zur Schwellung der Zelle. Am soliden Tumor schädigt die PDT auch das Tumorblutgefäßsystem. Die Ischämie des Tumors führt nachfolgend zur Bildung der Nekrose. Die photooxidative Reaktion wird gefolgt von einer raschen Aktivierung der Phospholipasen mit Freisetzung von Lipidfragmenten und Metaboliten der Arachnidonsäure. Die dadurch ausgelöste starke Entzündungsreaktion scheint eine weitere wichtige Komponente der Wirkung der PDT zu sein. Sie wird deutlich an einer massiven Infiltration des Tumors mit neutrophilen Leukozyten, Mastzellen und Makrophagen.

9.2.4
Tumorselektivität

Die selektive Wirkung der PDT auf malignes Gewebe bei weitgehendem Erhalt des Normalgewebes kann im Wesentlichen drei Komponenten zugeschrieben werden:
- Die Konzentration des Photosensibilisators ist im Tumor höher als im Normalgewebe.
- Der Tumor reagiert empfindlicher auf die PDT als Normalgewebe.
- Die Bestrahlung mit Licht richtet sich gezielt auf das Tumorgewebe, weiter entferntes Normalgewebe wird nicht bestrahlt. Somit beruht die Tumorselektivität nicht allein auf einer erhöhten Wirkstoffkonzentration im malignen Gewebe. Dies gilt z. B. für Photofrin, dessen Konzentration im Tumorgewebe zum Therapiezeitpunkt nahezu gleich der Konzentration im Normalgewebe zu sein scheint. Dennoch wird mit Photofrin eine ausgesprochen selektive Zerstörung des Tumorgewebes erzielt, die möglicherweise überwiegend einer erhöhten Empfindlichkeit des Tumorgefäßsystems für die PDT zugeschrieben werden kann („vascular targeting").

9.3
Einsatzmöglichkeiten der photodynamischen Therapie im Kopf-Hals-Bereich

9.3.1
Photodynamische Therapie im Bereich der Kopf- und Gesichtshaut

Präkanzerosen der Haut

Wegen der gestiegenen Exposition gegenüber Sonnenlicht nimmt die Häufigkeit von aktinischen Keratosen und Plattenepithelkarzinomen im Kopf-Hals-Bereich zu. Die PDT mit ALA kann inzwischen als Methode der Wahl zur Therapie von ausgedehnten aktinischen Keratosen im Kopf-Hals-Bereich bezeichnet werden (Abb. 9.2). Jeffes et al. [23] haben in einer Studie an 40 Patienten beobachtet, dass aktinische Keratosen im Kopf-Halsbereich besser auf die PDT nach lokalem Auftragen

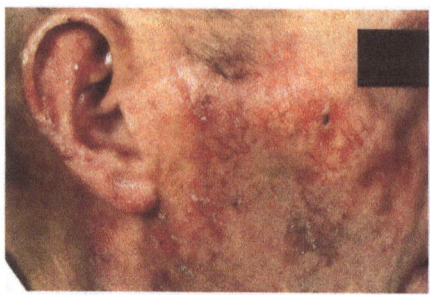
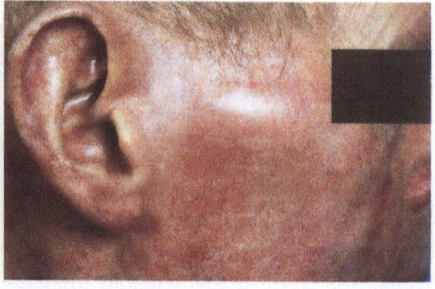

Abb. 9.2 a, b. Siebzigjähriger Patient mit aktinischen Keratosen der Gesichtshaut mit Übergang in ein Plattenepithelkarzinom an der Wange. **a** Vor PDT, **b** 18 Monate nach PDT mit Auftragen von ALA in 20%iger Lösung

von ALA ansprechen als aktinische Keratosen der Extremitäten (komplette Remission in 91% vs. 45% der Läsionen). Cairnduff et al. [6] berichteten über eine komplette Remission des Morbus Bowen bei 89% der Läsionen (n=36 in 14 Patienten) nach PDT mit lokaler Applikation von ALA (Median der Nachbeobachtungszeit: 18 Monate). Bei neun ebenso behandelten aktinischen Keratosen erzielten Wolf et al. [41] eine komplette Remission in allen Fällen, während Szeimies et al. [37] in 71% eine komplette Remission beobachteten. Die Ergebnisse nach Behandlung mit Hämatoporphyrinderivat sind vergleichbar [1].

Basalzellkarzinome

Wilson et al. [40] berichteten über die PDT mit Hämatoporphyrinderivat bei 37 Patienten mit 151 Basalzellkarzinomen im Gesicht. Bei einer Nachbeobachtungszeit von 20 bis 43 Monaten wurde in 88% der Tumoren eine komplette Remission beobachtet, wobei Tumoren der Nasenhaut häufiger rezidivierten (44% Rezidive). Feyh [15] erzielte eine komplette Remission bei 89% der Tumoren von 57 Patienten mit Basalzellkarzinomen nach systemischer Therapie mit Hämatoporphyrinderivat bei einem Beobachtungszeitraum von 13 bis 71 Monaten.

Die Ergebnisse nach PDT mit ALA unterscheiden sich abhängig von der Art der Basalzellkarzinome. Gut anzusprechen scheinen superfizielle Basalzellkarzinome, schlechter noduläre und pigmentierte Basalzellkarzinome. Svanberg et al. [35] behandelten 80 Basalzellkarzinome mit PDT nach lokaler Gabe von ALA. Drei Wochen nach Therapie hatten 100% der superfiziellen Basalzellkarzinome eine komplette Remission, während dies nur 64% der nodulären Basalzellkarzinome zeigten. Noduläre Basalzellkarzinome mit einer nur partiellen Remission wurden nochmals mit PDT behandelt, und wiesen danach alle eine komplette Remission auf über die Nachbeobachtungszeit von 6 bis 14 Monaten. Bei 300 behandelten Basalzellkarzinomen erzielten Kennedy und Pottier in 79% eine komplette Remission drei Monate nach PDT mit ALA [27]. Bei diesen Ergebnissen muss jedoch bedacht werden, dass Basalzellkarzinome sehr langsam wachsen, und der relativ kurze Nachbeobachtungszeitraum der Studien bislang nicht für eine Aussage über die Langzeitheilungsrate ausreicht.

Für Basalzellkarzinome des Augenlids ist die PDT keine geeignete Behandlung: Drei bis zwölf Monate nach systemischer PDT mit Hämatoporphyrinderivat hatten 52% der 21 Patienten ein Tumorrezidiv [21]. Wirkungslos war auch die PDT mit lokal appliziertem ALA: Die Exzisionshistologie 5 bis 8 Wochen nach PDT wies bei allen 10 Patienten einen Residualtumor nach [22]. Diese ungünstigen Resultate könnten mit einer zu geringen Streuung des Lichtes im Gewebe erklärt werden.

Plattenepithelkarzinome der Haut

Entsprechend der Häufigkeit der Erkrankung sind die Patientenzahlen in Studien zur PDT von Plattenepithelkarzinomen geringer. Dies mag auch daran liegen, dass häufiger operativ vorgegangen wird, um ein zuverlässiges histologisches Ergebnis zu erhalten. Pennington et al. [30] erzielten in einer frühen Studie bei der Behandlung von 32 Plattenepithelkarzinomen der Haut mit Hämatoporphyrinderivat eine komplette Remission in weniger als 50% der Fälle. Die ungünstigen Resultate, die diese Arbeitsgruppe auch bei der Behandlung von Basalzellkarzinomen beobachtete, sind möglicherweise auf eine zu geringe Lichtdosis und zu ausgedehnte Tumoren zurückzuführen. Calzavara-Pinton [7] berichtete über die Behandlung von 18 Plattenepithelkarzinomen mit PDT nach lokaler Applikation von ALA. Zehn von zwölf oberflächlichen Plattenepithelkarzinomen (83%), aber nur 2 von 6 knotigen Karzinomen zeigten eine komplette Remission. Zusammenfassend sind die Resultate verschiedener Studien zur PDT von Plattenepithelkarzinomen der Haut mit Hämatoporphyrinderivat oder ALA heterogen. Günstige Ergebnisse lassen sich nur durch sehr sorgsame Selektion geeigneter, oberflächlicher Tumoren erreichen.

9.3.2
Photodynamische Therapie von Veränderungen im Bereich der Schleimhaut

Bislang gibt es noch kein Verfahren, mit dem durch lokale Applikation eines Photosensibilisators ausreichend hohe Wirkstoffkonzentrationen für die PDT im Bereich der Schleimhaut erzielt werden können. Daher wurde dort in der Regel ein systemischer Photosensibilisator eingesetzt. Langjährige Erfahrungen gibt es mit der PDT mit Hämatoporphyrinderivat. Tabelle 9.2 zeigt eine Übersicht über bisherige Studienergebnisse.

Präkanzerosen und Frühstadien von Karzinomen

Biel hat über ausgezeichnete Resultate bei der Behandlung von insgesamt 107 Patienten mit PDT unter Verwendung von Photofrin berichtet [5]. In den Jahren 1990 bis 1997 hatte sie Patienten mit Präkanzerosen und Frühstadien von Karzinomen behandelt (Tis-T2), die Rezidive nach konventioneller Therapie hatten oder eine konventionelle Therapie (Operation, Bestrahlung) verweigerten.

In dieser Studie wurden 33 Patienten mit Larynxkarzinom mit kurativer Intention therapiert: Bei vier dieser Patienten wurde ein Karzinom in situ oder Epitheldysplasie behandelt. Alle blieben über den Nachbeobachtungszeitraum von 79 Monaten (Mittelwert 37 Monate) ohne Anhalt für Rezidiv. 21 der Patienten hatten ein T1-Stimmlippenkarzinom, das mit einer Mikrolinse bestrahlt wurde. Auf die Behandlung sprachen alle Tumoren an, und 20 der 21 Patienten (95%) blieben über den gesamten Nachbeobachtungszeitraum von bis zu 79 Monaten (Mittelwert 44 Monate) in kompletter Remission.

Von Biel wurden auch insgesamt 29 Patienten mit Frühstadien von Plattenepithelkarzinomen der Mundhöhle behandelt [5], von denen 2 eine schwere Epitheldysplasie der Mundschleimhaut hatten, 20 ein T1 Plattenepithelkarzinom von Zunge oder Mundboden, und 7 ausgedehnte, aber sehr oberflächlich wachsende Karzinome der Mundschleimhaut. Fünf dieser Patienten, behandelt nach einem Rezidivkarzinom von Mundboden oder Zunge im Stadium T1, hatten 8 Monate nach PDT ein Lokalrezidiv. Die anderen blieben in kompletter Remission über den gesamten Beobachtungszeitraum von bis zu 70 Monaten (Mittelwert 40 Monate).

Feyh [15] behandelte insgesamt 19 Patienten mit Karzinomen der Schleimhaut im Stadium T1 bis T2 mit PDT zwei Tage nach Injektion von Photosan-3. 12 der Patienten hatten ein Larynxkarzinom. Nach einmaliger photodynamischer Therapie blieben die Tumoren von 11 der 12 Patienten in kompletter Remission über den Beobachtungszeitraum von 24 bis 55 Monaten (Mittelwert: 34 Monate), das Lokalrezidiv eines Patienten nach 15 Monaten wurde operativ behandelt. Sieben der

9.3 Einsatzmöglichkeiten der photodynamischen Therapie im Kopf-Hals-Bereich 177

Tabelle 9.2. Übersicht der klinischen Studien zur Behandlung von Präkanzerosen und Karzinomen der Schleimhaut im Bereich der HNO mit PDT

Autor	Lokalisation	Tumorstadium	Patienten (n)	Photosensibilisator (mg/kg)	Lichtintensität und -dosis	Behandlungsergebnis CR	PR	NR	Beobachtungszeitraum
Gluckman [17]	Schleimhaut	Dysplasie	8	Photofrin (2)	100 mW/100 J/cm²	7 (87%)	1	0	8–53 Monate
Wenig [39]	Schleimhaut	T1	26	Photofrin (2)	>75 J/cm²	16 (61%)	9	1	6–51 Monate
Keller [25]	Schleimhaut	T1	3	Photofrin (1,5–2)	80–200 mW/ 25–60 J/cm²	3 (100%)	0	0	<18 Monate
Biel [5]	Schleimhaut	T2–T3	13	Photofrin (2)	100 mW/100 J/cm²	3 (23%)	5	5	41 Monate
Keller [25]	Schleimhaut	Rezidivkarzinome	5	Photofrin (1,5–2)	80–200 mW/ 25–60 J/cm²	1 (20%)	4	0	<18 Monate
Fan [12]	Mundhöhle	Dysplasie	12	ALA oral (60)	100–200 J/cm²	12 (100%)	0	0	<19 Monate
Fan [12]	Mundhöhle	T1	6	ALA oral (60)	100–200 J/cm²	2 (33%)	3	1	<19 Monate
Fan [13]	Mundhöhle	Dyspl.-T1	2	mTHPC (0,15)	<250 mW/ 5–20 J/cm²	2 (100%)	0	0	22 Monate
Gluckman [17]	Mundhöhle/Oropharynx	T1	13	Photofrin (2)	100 mW/100 J/cm²	11 (85%)	2	0	8–53 Monate
Feyh [15]	Mundhöhle/Oropharynx	Tis–T2	7	Photosan-3 (2)	100 mW/100 J/cm²	6 (86%)	1	0	26–57 Monate
Biel [5]	Mundhöhle	T1	29	Photofrin (2)	100 mW/100 J/cm²	24 (83%)	5	0	40 Monate
Grant [19]	Mundhöhle	T1	11	Photofrin (2)	100 mW/ 50–100 J/cm²	10 (91%)	1	0	12 Monate
Grossweiner [20]	Mundhöhle/Pharynx	Tis–T1	9	Photofrin (2)	150 mW/7–75 J/cm²	8 (89%)	1	0	3–31 Monate
Savary [33]	Mundhöhle	Tis–T1	5	mTHPC (0,15)	100 J/cm²	5 (100%)	0	0	44 Monate
Grant [18]	Mundhöhle	>T1	3	ALA oral (30–60)		0	3	0	Nicht beschrieben
Fan [13]	Mundhöhle	T2–T4	10	mTHPC (0,15)	<250 mW/ 5–20 J/cm²	5 (50%)	5	0	<22 Monate
Biel [5]	Larynx	Dysplasie	4	Photofrin (2)	100 mW/100 J/cm²	4 (100%)	0	0	37 Monate
Freche [16]	Larynx	Tis–T1	32	Photofrin (2,5)	200–250 mW/ 20 Minuten	25 (78%)	7	0	>12 Monate
Feyh [15]	Larynx	Tis–T2	12	Photosan-3 (2)	100 mW/100 J/cm²	11 (92%)	1	0	24–55 Monate
Biel [5]	Larynx	T1	21	Photofrin (2)	100 mW/100 J/cm²	20 (95%)	1	0	44 Monate
Biel [5]	Larynx	T2	5	Photofrin (2)	100 mW/100 J/cm²	4 (80%)	1	0	36 Monate
Gluckman [17]	Larynx	Rezidivkarzinome	6	Photofrin (2)	100 mW/100 J/cm²	2 (33%)	6	0	8–53 Monate

CR komplette Remission, *PR* partielle Remission, *NR* keine Remission

Patienten hatten ein Plattenepithelkarzinom von Mundhöhle oder Oropharynx. Von diesen blieben 6 Patienten über einen Beobachtungszeitraum von 26 bis 57 Monaten ohne Lokalrezidiv (Mittelwert: 34 Monate), das Rezidiv eines Patienten wurde 12 Monate nach PDT operiert.

Die chirurgische Behandlung von Präkanzerosen oder kleinen Plattenepithelkarzinomen der Schleimhaut ist in der Regel ein kleiner operativer Eingriff ohne Nebenwirkungen. Die über Wochen anhaltende Lichtempfindlichkeit der Patienten nach PDT mit Injektion von Hämatoporphyrinderivat ist im Vergleich belastender. Daher wäre der Einsatz von Photosensibilisatoren mit nur kurzdauernder Lichtsensibilisierung wünschenswert. Nach oraler Gabe von 5-Aminolävulinsäure ist nur eine über wenige Tage anhaltende Lichtempfindlichkeit zu erwarten. Fan et al. [12] behandelten 18 Patienten mit Dysplasien oder Plattenepithelkarzinomen der Mundhöhle mit PDT nach oraler Gabe von 60 mg/kg ALA. Bei keinem der Patienten wurde eine Lichtempfindlichkeit über mehr als 2 Tage beobachtet, und alle Befunde heilten ohne Narbenbildung ab. Alle 12 Patienten mit Schleimhautdysplasien zeigten eine anhaltende Besserung des Befundes (keine oder eine Dysplasie geringeren Grades), aber nur 2 der 6 Patienten mit Plattenepithelkarzinomen (T1) zeigten eine komplette Tumorremission über den kurzen Nachbeobachtungszeitraum von bis zu 19 Monaten. Die Autoren kamen zu dem Schluss, dass sich PDT mit oraler Gabe von ALA zur Therapie von Schleimhautdysplasien eignen kann, nicht jedoch zur Behandlung invasiver Karzinome.

Ausgedehnte Karzinome und Tumorrezidive

Die Behandlung ausgedehnter Lokalrezidive von Tumoren im Kopf-Hals-Bereich erfolgt in der Regel kombiniert unter Einsatz der Chirurgie, Strahlentherapie und Chemotherapie. Die Wirksamkeit dieses Vorgehens ist nur von wenigen klinischen Studien belegt, insbesondere verlängert sich die Gesamtüberlebenszeit nur gering, auch wenn gelegentlich Tumorheilungen beobachtet werden [32]. Für eine aggressive Therapie, wie Operation und adjuvante Bestrahlung, ist häufig ein langer Krankenhausaufenthalt des Patienten erforderlich.

Frühe klinische Studien hatten den Einsatz der PDT bei ausgedehnten Primär- oder Rezidivtumoren untersucht und kamen in Hinblick auf die Heilungsraten zu enttäuschenden Resultaten [17, 25]. Biel berichtete über die PDT bei 13 Patienten mit invasiven Schleimhautkarzinomen des Stadiums T2 bis T3 in kurativer Absicht [5]. Die Behandlung erfolgte kombiniert durch Bestrahlung der Tumoroberfläche mit einer Mikrolinse und Implantation von Zylinderdiffusoren in das Tumorbett, um das gesamte Tumorvolumen ausreichend zu therapieren. Bei 8 der 13 Patienten (62%) war einen Monat nach PDT kein Tumor mehr nachweisbar. Innerhalb von 3 Monaten entwickelten zwar 5 dieser Patienten ein Lokalrezidiv, 3 Patienten (23%) blieben aber über den gesamten Beobachtungszeitraum von 41 Monaten tumorfrei.

Bisherige Studien über den Einsatz des sehr effektiven Photosensibilisators mTHPC haben gezeigt, dass auch bei einem palliativen Ansatz der Therapie eine längere Tumorremission erzielt werden kann, und weitere funktionelle Komplikationen durch Tumorwachstum (wie Schluckstörungen, Atemnot, kosmetische Entstellung oder Schmerzen) aufgehalten werden [9, 13]. Dilkes et al. [9] behandelten sieben Patienten mit ausgedehnten Tumoren des Stadiums T4 mit mTHPC-PDT in palliativer Intention, bei 5 der Patienten waren vorher Operation und/oder Radiochemotherapie erfolgt. Die Tumoren von 6 der 7 Patienten sprachen gut auf die Therapie an, es kam jedoch später zu weiterem Wachstum.

Fan et al. [13] behandelten 10 Patienten mit Mundhöhlenkarzinomen in ausgedehnten Stadien (T2: 3; T3: 1; T4: 6) mit PDT nach Injektion von mTHPC, teilweise in mehreren Sitzungen. Fünf dieser Patienten (alle der Stadien T2 bis T3 sowie ein Patient des Stadiums T4) blieben nach der Therapie ohne Lokalrezidiv bei einer Nachbeobachtungszeit bis zu 22 Monaten, der Patient mit einem T4-Tumor der Mandibula verstarb jedoch an Lymphknotenmetastasen. Bei allen Patienten heilten die Läsionen rasch und komplikationslos ab. Diese vergleichsweise positiven Resultate haben eine multizentrische Studie zum palliativen Einsatz der PDT mit mTHPC bei Rezidivtumoren in Mundhöhle und Oropharynx initiiert, deren Ergebnisse noch ausstehen.

Bei ausgedehnten Tumoren kann die PDT auch mit anderen Behandlungsmodalitäten sinnvoll kombiniert werden. So kann das Tumorbett nach chirurgischer Resektion bestrahlt werden, falls der Tumor nicht im Gesunden entfernt werden konnte oder eine Strahlentherapie nicht möglich ist. Biel hat diesen adjuvanten Ansatz der PDT mit Photofrin an 5 Patienten mit ausgedehnten, infiltrierenden Rezidivkarzinomen untersucht [4]. Die Wunden heilten komplikationslos ab, 4 von 5 Patienten blieben über einen Nachbeobachtungszeitraum von 2 Jahren tumorfrei. Auch die Kombination der PDT mit Strahlentherapie kann sinnvoll sein, wenn der Patient eine Operation ablehnt oder diese nicht mehr möglich ist [8].

Rezidivierende Larynxpapillomatose

Bei Patienten mit häufig rezidivierender Larynxpapillomatose kann die PDT eine Besserung, aber keine Heilung der Erkrankung bewirken. Als beteiligte Mechanismen werden die immunmodulierende Wirkung der PDT, aber auch ein direkter viruzider Effekt diskutiert [29]. Shikowitz et al. [34] haben in einer großen prospektiv randomisierten Studie an 81 Patienten mit rezidivierender Larynxpapillomatose im Alter zwischen 4 und 74 Jahren eine deutliche Verlängerung des rezidivfreien Intervalls nach PDT beobachtet, das HPV-Virus blieb jedoch persistent. Behandelt wurde mit Injektion von 3,25 oder 4,25 mg Photofrin pro Kilogramm Körpergewicht, bestrahlt wurde mit einem zylindrischen Diffusor bei 630 nm mit 50 Joule. Durch die PDT konnte die Häufigkeit von Rezidiven um nahezu 50% reduziert werden, das beste Ansprechen wurde bei Patienten mit sehr ausgedehnter, häufig rezidivierender Papillomatose beobachtet. Zu ähnlichen Ergebnissen kamen Feyh et al. [14].

9.4
Indikationen für die Photodynamische Therapie im Kopf-Hals-Bereich

Zum gegenwärtigen Zeitpunkt eignen sich nachfolgende Indikationen für den Einsatz der PDT: Im Bereich der Gesichtshaut können aktinische Keratosen, M. Bowen, Tumoren bei Gorlin-Golz-Syndrom, oberflächliche Basalzellkarzinome und Frühstadien von Plattenepithelkarzinomen kurativ behandelt werden.

An den Schleimhäuten von Mundhöhle, Pharynx und Larynx kann die PDT zur Therapie von Epitheldysplasien („condemned mucosa") und ggf. von Frühstadien von Plattenepithelkarzinomen eingesetzt werden, insbesondere wenn diese flächenhaft oberflächlich wachsen oder chirurgisch nicht komplett entfernt werden konnten. Außerdem kann mit der PDT bei Patienten mit häufig rezidivierender Larynxpapillomatose eine Verlängerung des rezidivfreien Intervalls erzielt werden.

9.5
Schlussfolgerung und Ausblick

Die PDT ist ein wirksames Verfahren zur Behandlung von Präkanzerosen und Tumorfrühstadien. Bei kosmetisch und funktionell ausgezeichneten Resultaten und der Tumorselektivität ist die PDT zur Behandlung ausgewählter Neoplasien gut geeignet. Die einzige ernsthafte Nebenwirkung ist eine generalisierte Lichtsensibilisierung nach systemischer Gabe des Photosensibilisators. Für die Rechtfertigung eines routinemäßigen Einsatzes dieser Behandlungsmodalität im HNO-Bereich fehlen gegenwärtig prospektiv randomisierte Studien. In der Zukunft ist eine breitere Anwendung der PDT deshalb erst dann zu erwarten, wenn ausführlichere Erfahrungen vorliegen, neue, effektivere Photosensibilisatoren ihre Wirksamkeit bewiesen haben, und das Verfahren durch den Einsatz kleinerer und kosteneffizienterer Lichtquellen vereinfacht wurde.

Literatur

1. Abels C, Szeimies RM, Landthaler M (1997) Photodynamische Therapie epithelialer Präkanzerosen und Karzinome. In: Garbe C, Dummer R, Kaufmann R et al. (Hrsg) Dermatologische Onkologie. Springer, Berlin Heidelberg New York Tokyo 120-131
2. Amato I (1993) Cancer therapy: Hope for a magic bullet that moves at the speed of light. Science 262:32-33
3. Beyer W (1996) Systems for light application and dosimetry in photodynamic therapy. J Photochem Photobiol B 36:153-156
4. Biel MA (1996) Photodynamic therapy as an adjuvant intraoperative treatment of recurrent head and neck carcinomas. Arch Otolaryngol. Head Neck Surg 122:1261-1265
5. Biel MA (1998) Photodynamic therapy and the treatment of head and neck neoplasia. Laryngoscope 108:1259-1268
6. Cairnduff F, Stringer MR, Hudson EJ, Ash DV, Brown SB (1994) Superficial photodynamic therapy with topical 5-aminolaevulinic acid for superficial primary and secondary skin cancer. Br J Cancer 69:605-608
7. Calzavara Pinton PG (1995) Repetitive photodynamic therapy with topical delta-aminolaevulinic acid as an appropriate approach to the routine treatment of superficial nonmelanoma skin tumours. J Photochem Photobiol B 29:53-57
8. Calzavara F, Tomio L, Corti L et al (1990) Oesophageal cancer treated by photodynamic therapy alone or followed by radiation therapy. J Photochem Photobiol B 6:167-174
9. Dilkes MG, De Jode ML, Rowntree-Taylor A, McGilligan JA, Kenyon GS, McKelvie P (1996) m-THPC photodynamic therapy for head and neck cancer. Las Med Sci 11:23-29
10. Dougherty TJ, Kaufman JE, Goldfarb A, Weishaupt KR, Boyle D, Mittleman A (1978) Photoradiation therapy for the treatment of malignant tumors. Cancer Res 38:2628-2635
11. Dougherty TJ, Gomer CJ, Henderson BW, Jori G, Kessel D, Korbelik M, Moan J, Peng Q (1998) Photodynamic therapy. J Natl Cancer Inst. 90:889-905
12. Fan KF, Hopper C, Speight PM, Buonaccorsi G, MacRobert AJ, Bown SG (1996) Photodynamic therapy using 5-aminolevulinic acid for premalignant and malignant lesions of the oral cavity. Cancer 78:1374-1383
13. Fan KF, Hopper C, Speight PM, Buonaccorsi GA, Bown SG (1997) Photodynamic therapy using mTHPC for malignant disease in the oral cavity. Int J Cancer 73:25-32

14. Feyh J, Gutmann R, Leunig A (1993) Photodynamic laser therapy in the field of otorhinolaryngology. Laryngorhinootologie 72:273-278
15. Feyh J (1996) Photodynamic treatment for cancers of the head and neck. J Photochem Photobiol B. 36:175-177
16. Freche C, De Corbiere S (1990) Use of photodynamic therapy in the treatment of vocal cord carcinoma. J Photochem Photobiol B 6:291-296
17. Gluckman JL (1991) Hematoporphyrin photodynamic therapy: is there truly a future in head and neck oncology? Reflections on a 5-year experience. Laryngoscope 101:36-42
18. Grant WE, Hopper C, MacRobert AJ, Speight PM, Bown SG (1993a) Photodynamic therapy of oral cancer: photosensitisation with systemic aminolaevulinic acid. Lancet 342:147-148
19. Grant WE, Hopper C, Speight PM, MacRobert AJ, Bown SG (1993b) Photodynamic therapy of malignant and premalignant lesions in patients with 'field cancerization' of the oral cavity. J Laryngol Otol 107:1140-1145
20. Grossweiner LI, Hill JH, Lobraico RV (1987) Photodynamic therapy of head and neck squamous cell carcinoma: optical dosimetry and clinical trial. Photochem Photobiol 46:911-917
21. Hintschich C, Feyh J, Beyer Machule C, Riedel K, Ludwig K (1993) Photodynamic laser therapy of basal-cell carcinoma of the lid. Ger J Ophthalmol 2:212-217
22. Hoerauf H, Huttmann G, Diddens H, Thiele B, Laqua H (1994) Photodynamic therapy of eyelid basalioma after topical administration of delta-aminolevulinic acid. Ophthalmologe 91:824-829
23. Jeffes EW, McCullough JL, Weinstein GD, Fergin PE, Nelson JS, Shull TF, Simpson KR, Bukaty LM, Hoffman WL, Fong NL (1997) Photodynamic therapy of actinic keratosis with topical 5-aminolevulinic acid. A pilot dose-ranging study. Arch Dermatol 133:727-732
24. Jesionek A, von Tappeiner H (1905) Zur Behandlung der Hautcarcinome mit fluorescierenden Stoffen. Dtsch Arch Klin Med 85:223-239
25. Keller GS, Doiron DR, Fisher GU (1985) Photodynamic therapy in otolaryngology - head and neck surgery. Arch Otorhinolaryngol. 111:758-761
26. Kennedy JC, Pottier RH, Pross DC (1990) Photodynamic therapy with endogenous protoporphyrin IX: basic principles and present clinical experience. J Photochem Photobiol B 6:143-148
27. Kennedy JC, Pottier RH (1992) Endogenous protoporphyrin IX, a clinically useful photosensitizer for photodynamic therapy. J Photochem Photobiol B 14:275-292
28. Lipson RL, Baldes EJ (1961) The use of a derivative of hematoporphyrin in tumor detection. J Natl Cancer Inst 26:1-11
29. Lytle CD, Carney PG, Felten RP, Bushar HF, Straight RC (1989) Inactivation and mutagenesis of herpes virus by photodynamic treatment with therapeutic dyes. Photochem Photobiol 50:367-371
30. Pennington DG, Waner M, Knox A (1988) Photodynamic therapy for multiple skin cancers. Plast Reconstr Surg 82:1067-1071
31. Raab O (1900) Über die Wirkung fluorescierender Stoffe auf Infusoria. Z Biol 39:524-546
32. Regine WF, Valentino J, Patel P, Sloan DA, Mohiuddin M, Kenady DE (1997) Efficacy of postoperative radiation therapy for recurrent squamous cell carcinoma of the head and neck. Int J Radiat Oncol Biol Phys 39:297-302
33. Savary JF, Monnier P, Fontolliet C, Mizeret J, Wagnieres G, Braichotte D, van den Bergh H (1997) Photodynamic therapy for early squamous cell carcinomas of the esophagus, bronchi, and mouth with m-tetra (hydroxyphenyl) chlorin. Arch Otolaryngol Head Neck Surg 123:162-168
34. Shikowitz MJ, Abramson AL, Freeman K, Steinberg BM, Nouri M (1998) Efficacy of DHE photodynamic therapy for respiratory papillomatosis: immediate and long-term results. Laryngoscope 108:962-967
35. Svanberg K, Andersson T, Killander D, Wang I, Stenram U, Andersson Engels S, Berg R, Johansson J, Svanberg S (1994) Photodynamic therapy of non-melanoma malignant tumours of the skin using topical delta-amino levulinic acid sensitization and laser irradiation. Br J Dermatol 130:743-751
36. Szeimies RM, Hein R, Baumler W, Heine A, Landthaler M (1994) A possible new incoherent lamp for photodynamic treatment of superficial skin lesions. Acta Derm Venereol (Stockh.) 74:117-119
37. Szeimies RM, Karrer S, Sauerwald A, Landthaler M (1996) Photodynamic therapy with topical application of 5-aminolevulinic acid in the treatment of actinic keratoses: an initial clinical study. Dermatology 192:246-251

38. Van den Bergh H (1998) On the evolution of some endoscopic light delivery systems for photodynamic therapy. Endoscopy 30:392–407
39. Wenig BL, Kurtzman DM, Grossweiner LI, Mafee MF, Harris DM, Lobraico RV, Prycz RA, Appelbaum EL (1990) Photodynamic therapy in the treatment of squamous cell carcinoma of the head and neck. Arch Otolaryngol Head Neck Surg 116:1267–1270
40. Wilson BD, Mang TS, Stoll H, Jones C, Cooper M, Dougherty TJ (1992) Photodynamic therapy for the treatment of basal cell carcinoma. Arch Dermatol 128:1597–1601
41. Wolf P, Rieger E, Kerl H (1993) Topical photodynamic therapy with endogenous porphyrins after application of 5-aminolevulinic acid. An alternative treatment modality for solar keratoses, superficial squamous cell carcinomas, and basal cell carcinomas? J Am Acad Dermatol 28:17–21

Anhang

R. SROKA

A
Lasersicherheitsmaßnahmen

A.1
Allgemeine Bestimmungen

Laseranwendungen sind bei gezieltem Einsatz am richtigen Ort von großem Nutzen. Durch unsachgemäßen Einsatz werden Gefahren und Unfälle hervorgerufen. Für den Betrieb von Laserstrahlungsgeräten gilt die Unfallverhütungsvorschrift Laserstrahlung (VBG 93) in der jeweils aktuellen Version. Der Geltungsbereich der VBG 93 gilt für die Erzeugung, Übertragung und Anwendung der Laserstrahlung. Die Vorschriften der Medizingeräteverordnung bleiben unberührt. Bei der medizinischen Anwendung (diagnostische oder therapeutische Behandlungen) ist diese Vorschrift zum Schutz von Patient und Personal erforderlich. Weitere laserspezifische Regelungen sind enthalten in:

Vorschrift	Titel
DIN EN 60601 Teil 2–22	Medizinische elektrische Geräte; Teil 2: Besondere Festlegungen für die Sicherheit von diagnostischen und therapeutischen Lasergeräten
DIN EN 61040	Empfänger, Messgeräte und Anlagen zur Messung von Leistung und Energie von Laserstrahlen
DIN EN 60825-1	Sicherheit von Lasereinrichtungen; Teil 1: Klassifizierung von Anlagen, Anforderungen, Benutzerrichtlinien
DIN EN 60825-2	Sicherheit von Lasereinrichtungen; Teil 2: Sicherheit von Lichtwellenleiter-Kommunikationssystemen
DIN V 18734	Laser und Laseranlagen; Medizinisch-therapeutische Lasergeräte, Qualitäts- und sicherheitstechnische Anforderungen
DIN V 18735	Laser und Laseranlagen; Zubehör für medizinische Lasergeräte, lasergeeignete Oberflächen für chirurgische Instrumente

Vorschrift	Titel
DIN EN 207	Persönlicher Augenschutz, Filter und Augenschutz gegen Laserstrahlung
DIN EN 208	Persönlicher Augenschutz, Brillen für Justierarbeiten an Lasern und Laseraufbauten
DIN EN ISO 11145	Optik und optische Instrumente; Laser und Laseranlagen; Begriffe, Formelzeichen
DIN 4844-1	Sicherheitskennzeichnung; Begriffe, Grundsätze und Sicherheitszeichen

Die zentrale Verantwortung für den Betrieb eines Lasers trägt der Unternehmer (z.B. Chefarzt, Praxisinhaber). Er kann die Verantwortung an einen Laserschutzbeauftragten delegieren. Dieser muss das Fachwissen haben, Gefährdungen durch Laserstrahlung abschätzen zu können und zu beherrschen. Er trägt die Verantwortung für die Überwachung der Schutzmassnahmen gegen Lasergefährdung. Es wird empfohlen, dass der Laserschutzbeauftragte an einem Kurs zur Erlangung der Sachkunde für Laserschutzbeauftragte teilnimmt. Die Aufgabe des Laserschutzbeauftragten besteht in der Überwachung des sicheren Betriebes der Lasereinrichtung (inklusive der Verfügungstellung der Laserschutzvorkehrungen), der Einhaltung der notwendigen Sicherheits- und Schutzbestimmungen (insbesondere der ordnungsgemäßen Benutzung der Augenschutzmittel, Abgrenzungen und Kennzeichnung der Laserbereiche) und der Information des Unternehmers über entsprechende Mängel und Störungen. Das Bedienungspersonal sollte mindestens einmal im Jahr eine Unterweisung über die ordnungsgerechte Benutzung der Laser und dem Verhalten im Laserbereich erhalten.

Das Gefährdungspotential bei Laseranwendungen liegt größtenteils in Augenschäden, Verbrennungen und zu einem geringen Anteil in Entflammungen. Dabei sind 75% der Betroffenen Patienten, während das medizinische Personal lediglich zu 15% und Servicepersonal zu 10% beteiligt sind. Da es keine zwangsläufige Erfassung über Schlüsselnummern für Laserunfälle gibt, können keine exakten Angaben über deren Häufigkeit gemacht werden. Es ist zu beachten, dass durch optische Systeme eine wesentliche Steigerung der Leistungsdichte erfolgen kann, und somit auch von scheinbar kleinen Laserleistungen erhebliche Gefahren ausgehen.

Das durch Laserstrahlung gefährdetste Organ ist das Auge. Die Gefahr für die Netzhaut ist deshalb so groß, weil durch das optische System des Auges bei richtiger Akkommodation die Laserstrahlung auf die Retina fokussiert wird. Aus dem Transmissionsspektrum des Auges ist zu erkennen, dass die UV-Strahlung ($\lambda = 290$ nm bis $\lambda = 330$ nm) und IR-Strahlung ($\lambda > 1400$ nm) im vorderen Bereich des Auges (Kornea, Hornhaut, Augenlinse) absorbiert wird, während Laserstrahlung im sichtbaren und nahen IR-Spektralbereich ($\lambda = 400$ nm bis $\lambda = 1400$ nm) bis zur Retina vordringt. Der Lidschlussreflex mit $t < 0,25$ s ist für Licht des sichtbaren Spektralbereiches ($\lambda = 400$ nm bis $\lambda = 700$ nm) aktiv. Aufgrund der optischen Eigenschaften des Auges, insbesondere die Fokussiereigenschaft, kann sich die Leistungsdichte von der Kornea bis zur Retina um einen Faktor der Größenordnung

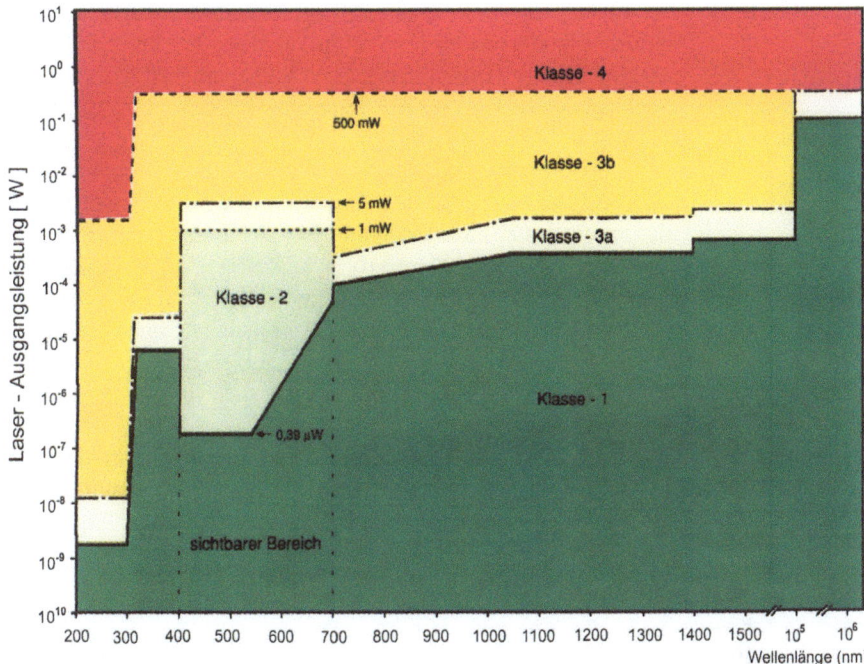

Abb. A.1. Übersicht der Laserklassifizierung bei Dauerbestrahlung ($t > 10^4$ s) in Abhängigkeit von der Laserwellenlänge

10^6 steigern. Dies bedeutet, dass bei einer Leistungsdichte von 2 mW/cm^2 auf der Kornea, auf der Retina eine Leistungsdichte von ca. 2 kW/cm^2 entstehen kann.

Als Laserbereich ist derjenige Bereich definiert, in dem die vom Laser ausgehende Strahlung den geltenden maximalen Bestrahlungswert für die Hornhaut des Auges übertrifft, einschließlich der Möglichkeit einer zufälligen Ablenkung des Laserstrahles. Der maximal zulässige Bestrahlungswert entspricht dem Grenzwert von Laserstrahlung, dem Personen ausgesetzt werden dürfen, ohne dass schädliche Folgen unmittelbar oder nach langer Zeit eintreten. Diese Werte hängen von der emittierten Laserwellenlänge, der Bestrahlungsdauer, den optischen und thermischen Eigenschaften des Gewebes, der Größe der optischen Abbildung im Auge im Wellenlängenbereich von $\lambda = 400$ nm bis $\lambda = 1400$ nm ab. Die Bestrahlungsgrenzwerte sind gemäß DIN EN 60825-1 in der Unfallverhütungsvorschrift Laserstrahlung (VBG93) jeweils für das Auge und die Haut angegeben.

Lasergeräte werden entsprechend der emittierten Strahlung unterschiedlichen Gefahrenklassen zugeordnet. Eine Laser-Klassifizierung am Beispiel Dauerbestrahlung ($t > 10^4$ s) ist in Abb. A.1 in Abhängigkeit der Laserwellenlänge dargestellt. Die meisten Laser für medizinische Laseranwendungen fallen in die Laserklassen 3B und 4. Der Betrieb von Lasergeräten der Klassen 3B und 4 muss vor der ersten Inbetriebnahme bei der Berufsgenossenschaft angezeigt werden.

Laserklasse 1: Die zugängliche Strahlung ist ungefährlich (Beispiel: Pilot und Justierlaser mit Leistung $p < 39$ µW, CD-Player)

Laserklasse 2: Die zugängliche Laserstrahlung liegt nur im sichtbaren Spektralbereich ($\lambda = 400$ nm bis $\lambda = 700$ nm) und ist bei kurzzeitiger Bestrahlungsdauer (Lidschlussreflex t < 0,25 s) ungefährlich auch für das Auge (Beispiel: Laser mit Leistung p < 1 mW)

Laserklasse 3 A: Die zugängliche Laserstrahlung wird für das Auge gefährlich, wenn der Strahlungsquerschnitt durch optische Instrumente (Mikroskop, Endoskop) verkleinert wird. Ist dies nicht der Fall, ist die ausgesandte Laserstrahlung im sichtbaren Spektralbereich ($\lambda = 400$ nm bis $\lambda = 700$ nm) bei kurzzeitiger Bestrahlungsdauer (Lidschlussreflex t<0,25 s), in den anderen Spektralbereichen auch bei Langzeitbestrahlung, ungefährlich (Beispiel: Laserpointer)

Laserklasse 3 B: Die zugängliche Laserstrahlung ist gefährlich für das Auge und in besonderen Fällen auch für die Haut

Laserklasse 4: Die zugängliche Laserstrahlung ist sehr gefährlich für das Auge und gefährlich für die Haut. Auch diffus gestreute Strahlung kann gefährlich sein. Die Laserstrahlung kann Brand- oder Explosionsgefahr verursachen.

A.2
Gefahren durch Laserstrahlung

Die Laserstrahlung kann unmittelbar die menschlichen Organe Auge und Haut schädigen. Wie in Abbildung A.2 dargestellt, können je nach Wellenlänge der absorbierten Strahlung und der Dauer der Strahlenexposition unterschiedliche Schäden thermischer, thermoakustischer oder auch photochemischer Natur induziert werden. Eine direkte Gefahr geht vom freien Laserstrahl aus. Direkte Reflexe von spiegelnden Oberflächen (Reflexion nahe 100%) wie Spiegel und Metalloberflächen sind von gleicher Gefährlichkeit wie der Laserstrahl selbst. Auch sekundäre Reflexe an Glas, flüssigkeitsbenetzten Oberflächen, Kunststoffen, Kacheln u.v.m. mit Reflexionsgraden um 4% (Reflexionswerte hängen vom Brechungsindex des Materials und vom Einfallswinkel ab) können bei entsprechender Leistung ausreichen, um bei unmittelbarer Wechselwirkung mit Gewebe Schädigungen hervorzurufen. Auch diffuse Reflexionen an rauen Oberflächen von Laserstrahlung der Klasse 4 stellen für das Auge eine potentielle Gefahrenquelle dar. Als wichtigste Präventivmassnahme zur Vermeidung von Laserunfällen gilt:

! Nie in einen Laserstrahl hineinschauen.

Als eine Gefahrenquelle im Laserumfeld gilt die Verunreinigung der Umgebungsluft durch verdampftes Gewebematerial nach Lasereinwirkung, der Patient und Personal ausgesetzt sein können. Mit dem Grad der Karbonisierung der Laserlicht-Gewebe-Wechselwirkung steigt die CO-Produktion. Plasmafunken erhöhen die CN-Produktion. Mit einer großen Menge von Pyrolyse-Produkten ist bei der Freisetzung organischer und flüchtiger Komponenten zu rechnen. Die Aerosolmasse mit einer Partikelgröße von < 0,2 µm ist lungentoxisch. Umgebungsluftverschmutzend

CIE-Spektralbereich *)	Auge	Haut
Ultraviolett C (180 bis 280 nm)	Photokeratitis	Erythem (Sonnenbrand)
Ultraviolett B (280 bis 315 nm)	Photokeratitis	Beschleunigte Prozesse der Alterung der Haut
Ultraviolett A (315 bis 400 nm)	Photochemischer Katarakt	Verstärkte Pigmentierung Dunkelung von Pigment Photosensitive Reaktionen
Sichtbares Licht (400 bis 780 nm)	Photochemische und thermische Verletzung der Netzhaut (Retina)	Verstärkte Pigmentierung Dunkelung von Pigment Photosensitive Reaktionen
Infrarot A (780 bis 1400 nm)	Katarakt, Verbrennung der Netzhaut (Retina)	Verbrennungen der Haut
Infrarot B (1,4 bis 3,0 mm)	wässrige Ausbuchtung, Katarakt, Verbrennung der Hornhaut (Kornea)	Verbrennungen der Haut
Infrarot C (3,0 mm bis 1 cm)	Verbrennung der Hornhaut (Kornea) allein	Verbrennungen der Haut

*) Die durch die CIE definierten Spektralbereiche sind zur Beschreibung biologischer Effekte geeignet und stimmen nicht vollkommen mit den spektralen Knickstellen in den MZB-Tabellen überein.

Abb. A.2. (Gemäß DIN EN 60825-1) Laserinduzierte Schäden an Auge und Haut in Abhängigkeit von der Wellenlänge

wirken zusätzlich Gase und Dämpfe aus Kühlmitteln, Gaslasern und Nebenprodukten der Laserreaktionen. Eine weitere potentielle Gefahrenquelle ist die Entstehung von Explosionen oder Bränden bei der Wechselwirkung von Laserstrahlung mit Narkosegasen und dem Material von Plastiktuben. Während des Laserbetriebs stellen laserinduzierte Begleitstrahlung im IR- und UV-Spektralbereich, elektrische Gefahren durch Hochspannung, gespeicherte Energie aus Kondensatorbänken, Entstehung von giftigen Dämpfen und Aerosolen zusätzliche Gefahrenquellen dar.

A.3
Sicherheitsvorkehrungen

Der Laserbereich ist mit einer entsprechenden Beschilderung (Warnschilder, Warnleuchten, usw. von außen an jeder Zugangstür anzubringen) zu kennzeichnen. Fenster sind mit optisch dichten, schwer entflammbaren Vorhängen oder Jalousien zu verschließen.

Folgende Verhaltensregeln im Umgang mit Lasern sind obligatorisch: Laser, Laserfasern und Laserhandstücke immer so positionieren, dass die Ebene des Strahlenganges nie in Augenhöhe liegt. Zusätzlich sollte bei möglichst großer Umgebungshelligkeit gearbeitet werden, damit die Pupillenöffnung möglichst klein zu halten. Spiegelnde Oberflächen im Laserbereich vermeiden (u.a. auch Schmuck, Armbanduhr etc.) und Operationsinstrumente mit speziellen, unter Gesichtspunkten der Lasersicherheit entwickelten, Oberflächen verwenden. Diese führen dazu, dass nur ein Teil der Laserstrahlung vom Instrument absorbiert wird und somit eine Aufheizung des Instrumentes verhindert wird. Gleichzeitig wird die Strahlung diffus zurückgestreut, sodass bereits in geringem Abstand die Leistungsdichte sehr stark reduziert ist und somit keine Schäden auftreten können. Sämtliche Katheter- und Tubenmaterialien (Achtung: Anästhesie) müssen laserstrahlungstauglich sein. Auf die Sauberkeit der Optiken ist zu achten, da einerseits eine thermische Zerstörung aufgrund der Absorption der Laserstrahlung stattfinden kann, andererseits die Reproduzierbarkeit der Gewebe-Laserlicht-Wechselwirkung nicht gegeben ist, die Dosimetrie wird fehlerhaft. Tupfer und Abdeckmaterialien sind auf Lasertauglichkeit und Entflammbarkeit zu überprüfen, ggf. anzufeuchten. Bei gleichzeitiger Nutzung unterschiedlicher Geräte mit Fußschalter ist auf die Verwechslungsgefahr zu achten. Der Laser sollte nur für die situative Anwendung im Betriebsmodus „Laser aktiv" eingestellt sein. Bei der Benutzung von Lichtwellenleitern ist deren spezielles Gefahrenpotential, insbesondere Laserstrahlungsaustritt nach Lichtwellenleiterbruch, durch erhöhte Aufmerksamkeit hinsichtlich ihrer Lokalisation im Laserbereich Rechnung zu tragen. Beim Lasereinsatz entstehende Abbrand- und Pyrolyse-Produkte sollten fachgerecht entsorgt werden. Bei der oberflächlichen als auch bei der endoskopischen Laseranwendung dient die Absaugung der Optimierung der Übersicht des Operationsbereiches und verringert das gesundheitliche Risiko der anwesenden Personen. Komplementär zur Absaugvorrichtung ist auch das individuelle Tragen einer Mund-Nase-Maske mit hoher Filterleistung zu empfehlen, wobei die Geruchsbelästigung allerdings bestehen bleibt.

Zum Patientenschutz gehören Augenschutz, Abdecktücher, und die Beachtung sämtlicher Sicherheitsvorschriften. Besondere Aufmerksamkeit ist der Auswahl der medizinischen Materialien im unmittelbaren Laserwirkungsbereich (z.B. Entflammbarkeit von Katheter und Tuben, Wechselwirkung mit Narkosegasen) zu schenken. Der persönliche Schutz beinhaltet das Verhalten gemäß den entsprechenden Sicherheitsvorschriften und das Tragen von Augenschutz.

Die Verwendung von geprüften und gekennzeichneten Schutzbrillen ist obligatorisch. Die Kennzeichnung beinhaltet den Wellenlängenbereich und die Schutzstufen, für die das System Laserschutzbrille (Gläser inklusive Brillenfassung) geprüft und zugelassen ist. Bei der Anschaffung sollten folgende Faktoren beachtet werden: Veränderung des sichtbaren Spektralbereichs (Farbeindruck), Kombination mit persönlichen Korrekturgläsern, Tragekomfort und Lüftung, Einschränkung des peripheren Sehens.

Im Falle eines Laserunfalles sind zunächst die Ersthelfermassnahmen durchzuführen und gleichzeitig umsichtig eine Schadensausbreitung zu vermeiden. Es sind der Laserschutzbeauftragte, die zuständigen Vorgesetzten, die gesetzlichen Unfallversicherungsträger und die Aufsichtsbehörde zu benachrichtigen.

Literatur

1. Berlien HP, Müller G (1989) Angewandte Lasermedizin – Lehr- und Handbuch für Praxis und Klinik 1. Ecomed, Landsberg
2. Berlien HP, Müller G (1989) Angewandte Lasermedizin – Lehr- und Handbuch für Praxis und Klinik 2. Ecomed, Landsberg
3. FDA incident report a sobering reminder of laser perils (1989) Clinical Laser Monthly 7:97-101

4. Foth HJ (1998) Laser Resistance of Endotracheal Tubes I: Experimental Results of a Compound Tube in Comparison to a Metallic Tube. Lasers Med Sci 13:242–252
5. Foth HJ (1999) Laser Resistance of Endotracheal Tubes II: Observed Temperature Rise and Theoretical Explanation. Lasers Med Sci 14:24–31
6. Gerätesicherheitsgesetz (1996). Carl Heymanns, Köln
7. Herrmann U (1989) Atlas der laserchirurgischen Operationen in der Gynäkologie. In: Müller GJ, Berlien HP (Hrsg) Fortschritte in der Lasermedizin 3. Ecomed, Landsberg
8. Hofstetter AG (1995) Laser in der Urologie – Eine Operationslehre. Springer, Berlin Heidelberg New York Tokyo
9. Jeckström W, Wawersik J, Hoffmann P et al (1995) Anesthesiological Problems of Endolaryngeal and Endotracheal Laser Surgery. In: Rudert H, Werner J A (eds) Lasers in Otorhinolaryngology and in Head and Neck Surgery. Adv Otorhinolaryngol. Basel, Karger, Vol 49: 15–19
10. Karl Storz GmbH & Co (1996) Storz – Die Welt der Endoskopie, Endoskope und Instrumente für HNO. Tuttlingen
11. Kitain EM, Kurian T (1998) Sedation and Safety in Office-Based Surgery. In: Krespi YP (ed) Office-Based Surgery of the Head and Neck. Lippincott-Raven, Philadelphia, NY
12. Krespi YP (1998) Office-Based Surgery of the Head and Neck, Lipppincott-Raven, Philadelphia, NY
13. Kuriloff DB (1998) Laser Safety in Office-Based Ambulatory Surgery., In: Krespi YP (ed) Office-Based Surgery of the Head and Neck. Lipppincott-Raven, Philadelphia, NY
14. Levine H L (1997) Lasers in Endonasal Surgery, Otolaryngologic Clincs of North America 30 (3):451–455
15. Medizingeräteverordnung MedGV (1992) Bibliomed, Melsungen
16. Richard Wolf GmbH (1999) HNO-Laserinstrumente. Richard Wolf GmbH, Knittlingen
17. Sliney DH (1995) Laser Safety. Las Surg Med 16:215–225
18. Sliney DH (1997) Optical radiation safety of medical light sources. Phys Med Biol 42: 981–996
19. Sutter E, Schreiber P, Ott G (1989) Handbuch Laserstrahlenschutz, Grundlagen, Vorschriften, Schutzmaßnahmen. Springer, Berlin Heidelberg New York Tokyo
20. Schmidt FU (1995) Ophthalmological risks and hazards of laser use in the head and neck region. In: Rudert H, Werner JA (eds) Lasers in Otorhinolaryngology and in Head and Neck Surgery. Adv Otolrhinolaryngol 49: 23–26, Karger, Basel
21. Unfallverhütungsvorschrift (1997) Laserstrahlung (VGB 93). Heymanns, Köln
22. Wood RL, Sliney DH, Basye RA (1992) Laser reflections from surgical instruments. Las Surg Med 12:675–678
23. Wöllmer W (1995) Problems caused by laser plume, especially considering laser microlaryngoscopy. In: Rudert H, Werner JA (eds) Lasers in otorhinolaryngology and in head and neck surgery. Adv Otorhinolaryngol 49:20–22

Sachverzeichnis

A

Ablation 20, 21, 23
Ablativer Effekt 113
Absorption 1, 2, 66, 69, 72, 73
–, -skoeffizient 18, 19, 21
Absorptionsmaximum 73
Abtragungstiefe 112
Adrenalin s. Suprarenin
Äthoxysklerol 129
Aktinische Keratosen
  (s. Präkanzerosen) 174–175
Akustikusneurinom 100
Allergien 60
Allergenvermeidung 60
Altersfleck 125
Amboss 77, 94, 96, 98
Aminolävulinsäure
– photodynamische Therapie 170, 178
5-ALA (s. 5-Aminolävulinsäure) 140–142
5-Aminolävulinsäure 140–142
Anästhesie 115
Anagenphase 121
Anfärbung, tumorselektiv 141
Anregungsfilter 142–144
Anregungslicht 144
Anisotropiefaktor 18
Anwendungsmodalität
– Kontakt 49
– Non-Kontakt 49
Applikationstiefe 113
Argonionenlaser
– photodynamische Therapie 172
Augenschäden durch Laser 32
Augenschutz 115
Autofluoreszenz 142

B

Basaliom (s. Basalzellkarzinom) 168, 175
Basalzellkarzinom
– photodynamische Therapie 168, 175
Behaarung, störende 120
Benigner paroxysmaler Lagerungs-
  schwindel 87, 98, 99

Beobachtungsfilter 142
Besetzungsinversion 2, 3, 6
Bestrahlung 20, 21, 24
– transtympanal 159
Bestrahlungsstärke 20, 21, 24
– transmittiert 159
Biomodulation 20, 21
Biostimulation (s. auch
  Laserstimulation) 157
Blepharoplastik 117
Blutstillung 43, 50
Bogengangsobliteration 99
Brechung 17

C

Camouflage 126
CCD-Kamera 142, 158
Chemisches Peeling 125
Choanalatresie 48, 53, 61
Cholesteatom 96
Chondrodermatitis chronica nodularis
  helicis 123
Chorda tympani 78, 85, 87
cis-Atracurium 38
CO_2-Er:YAG-Kombinationsgerät 112
CO_2-Laser 112
Cobb-Syndrom 132
Cocain 29, 30
Concha nasalis (s. auch Nasenmuschel)

D

D-Light/AF-System 142
Dacryozystorhinostomie 48, 61
Dauerstrichbetrieb 72
DCR (s. Dacryozystorhinostomie)
Dermabrasio 127
Dermale Papille 121
Diamantbohrer 82
Diffusorapplikator 173
Diodenlaser
– photodynamische Therapie 170, 172
Disruption 20, 21, 23

Divergenzwinkel 71
Dosierung
– photodynamische Therapie 172–173
Druckwelle s. Stoßwelle

E

Eindringtiefe 49
– photodynamische Therapie 169–170, 172
Ektropium 117, 125
Elektrokoagulation 121
Emission 1, 2
– gepulste 44
– kontinuierliche 44
Endoskopie
– photodynamische Therapie 173
Energiedichte 20, 21, 24
Epidemiologie 139
– Larynxkarzinom 139
– Mundhöhlenkarzinom 139
Epilation 121
Epithel
– respiratorisches 57
Epitympanotomie 97
Epistaxis (s. auch Nasenbluten)
Er:YAG-Laser 112

F

Farbstofflaser
– photodynamische Therapie 172
Fazialisparese 86, 87, 91
Felsenbein 155
Felsenbeinpräparat 157
Fenster
– ovales 160
Ferrochelatase 141
Feuermal (siehe auch Naevus flammeus) 131
Floating footplate 75, 81
Fluoreszenz 21, 22, 140–142
– Entstehung 140
– Farbstoffe 140
– Kontrast 142
– Rotfluoreszenz 141, 142
– Spektrum 150
Fluoreszenzdiagnostik
– Ausblick 152
– Grenzen 151
– Vorteile 151
Fluorophore (s. Fluoreszenzfarbstoffe) 140
Fokusebene 71
Folienverband 118
Frenzelbrille 90
Fußplatte 65, 66, 75, 76, 77, 79, 80, 81, 83, 91, 93

G

Gefäßfehlbildung 134
Gehörgang 78

Gewebeeigenschaften
– optische 44
Ginkgo-Laser 155
Glasfaser 71
Glasgow benefit plot 90
Gusher Syndrom 83

H

Haarmatrix 121
Haarwachstum nach Laseranwendung 122
Haarwachstumszyklus 121
Hämangiom
– eruptiv 134
– gemischt 134
– infantil 134
– kapillär 134
– kavernös 134
– Lippenrandhämangiom 134
– nodös 134
– oberflächlich 134
– plan 134
– planotuberös 134
– senil 134
– -therapie 52, 55
– tiefliegend 134
– tuberonodös 134
– tuberös 134
Hämangioma planum (siehe auch Naevus flammeus) 131
Hämatoporphyrin 168
Hämatoporphyrinderivat (s. Porphyringemische) 142
Hämbiosynthese 141
Hämoglobin 69, 72
Hämoglobinabsorption 44
Hämostasefähigkeit (s. Blutstillung) 43
Hammer 74, 77, 94, 96, 98
Hammerkopffixation 96
Handstücke 43
Halbleiterlaser 6, 7
Hauttypen 109
Hauttypenklassifikation 109
Hauttypklassen (nach Fitzpatrick) 114
Hautverbrennung durch Laser 32
High-frequency-jet-ventilation (HFJV) 37
Hörgerät 98
Hörverlust s. Innenohrabfall
HpD (s. Porphyringemische) 142
Hyperpigmentation 118
Hypertrophe Narbe (siehe Narbe, hypertrophe)

I

Idiopathischer Hirsutismus 120
Incus s. Amboss
Inkusinterposition 97
Inkusnekrose 84, 88, 94
Innenohr 75, 85, 98
Innenohrabfall 86, 87, 90, 91, 93, 94, 100
Innenohrtrauma 75, 79

Sachverzeichnis

Innenohrfunktionsstörung 155, 157
Innenohrschwerhörigkeit
- sensorineural 164
Innerer Gehörgang 98
Intubationsnarkose 76

J

Jetventilation, transkrikoidal 38

K

Kanalolithiasis 99
Karbonisation 69, 72, 80, 91
Katagenphase 121
Keloide 120
Kettenfixation 89, 96
Klippel-Trenaunay-Syndrom 131
Knochen 69, 72, 73, 83
Koagulation 20, 21, 23, 69, 83, 98
Kochlea 72, 99, 158
Kohärenz 7, 8, 156
Kollimation 156
Kortison 86, 87, 88
Kosmetische Indikation 112
Kristallisation 73, 80
Kryotherapie 126, 134
Kupferdampflaser
- photodynamische Therapie 172

L

Labyrinth 65, 70, 85, 94, 99, 100
Labyrinthektomie 98
Labyrinthitis 85
Lachgas 34, 38
Längenmessinstrument 79
Larynxkarzinom
- photodynamische Therapie 176–177
Larynxpapillomatose
- photodynamische Therapie 179
Laser 1
- 3-Niveau 2, 3
- 4-Niveau 2, 3, 6
Laserbereich 185, 187
Laserbiostimulation (s. Laserstimulation)
Laserchirurgie
- Angiome 60
- endonasale 45
- Fibrome 60
- Papillome 60
- Septumperforationen 60
- Septumpolypen 60
- sicherheit 115
- Synechien 48, 52, 60
- Teleangiektasien 55, 56
Laserdacryocystorhinostomie 48, 61
Laser-Ginkgo
- Studien 155, 156
- Therapie 155, 156
Laserhinweisschilder 45

Laserklassen 185
Laserklassifizierung 185
Lasermedium 3, 4
Laserparameter 115
Laserrauch 33
Laserschutzbeauftragter 184, 188
Laserschutzbrille 45, 55, 188
Lasersicherheit 17, 115
Laserskinresurfacing (LSR) 113
Lasersondenführungsinstrument 46, 48
Laserstimulation
- kochleär 155, 156
- transmeatal 155, 156
- transmeatal kochleär (TCL) 162
Lasertuben 34
Laserunfall 188
Laterale Kathopexie 117
Leistungsdichte 20, 21, 24
Lentigo senilis 125
Lentigo solaris 125
Leukoplakie 123
Lichtdosimetrie 23, 24, 158
Lichtintensität 172
Licht-Gewebe-Interaktion 156, 157
Lichtleistungsdichte
- applizierte 44
Lichtsensibilisierung 169–170
Lichtwellenleiter (LWL) 188
Lichttransmission 157, 159
Lichtwellenleiter (LWL) 9, 11, 12, 13, 15
Lidocain 31
Lippenfalte
- vertikale 112
Liquor cerebrospinalis 83
Lokalanästhesie 44, 76, 86
Lokalanästhetika 30–32
Low-level-Lasertherapie
 (s. auch Laserstimulation) 156
Low-pressure-cuff 36
LSR (siehe Laserskinresurfacing)
Luftdruckschwankungen 88

M

Makulaablation 98, 100
Makulaorgane 99
Malformationen
- vaskuläre 55
Malleovestibulopexie 97
Mastoidpneumatisation 158, 161
Melanin 126
Menièré-Syndrom 87
Meningitis 85
Mepivacain 31
Merocelschaum 34, 35
Metaanalyse 94
Metallfolien 34, 35
Methylenblau 140
Mikrolaryngotrachealtubus
 (MLT-Tubus) 37
Mikrolinsenstrahler 159

Mikromanipulator 70, 72, 74, 79, 91, 97
Mikrophonpotentiale 74
Mittelohr 78, 84, 95, 96
Mittelohrchirurgie 65, 66, 77, 89
Monitoring, anästhesiologisches 39
Mon-Jet-Tubus 37
Monochromasie 7, 8, 156
Monte-Carlo-Simulation 159
Montgomeryröhrchen 36
Morbus Bowen 123
Morbus Osler 130
Morbus Rendu-Weber-Osler 48, 52, 53, 55, 60
Mundschleimhaut
– photodynamische Therapie 176–178
Myxoide Zyste 123

N

Nachbehandlung 118
– postoperative 60
Naevi flammei 55
Naevus flammeus (siehe auch Feuermal, Hämangioma planum, Portweinfleck) 131
Narbe 119
Narbe, hypertrophe 119
Narbenbildung 119
Nasenatmungsbehinderung 56, 57
Nasenbluten 55, 60, 61
Nasenmuschel (s. Concha inferior und media) 47–60
– hyperplastische 47–60
– venöser Plexus 52, 55
Nasenmuschelverkleinerung 43, 49–56
– Argonionen-Laser 49, 55, 56
– Behandlungsparameter 59
– CO_2 49, 50
– Dioden-Laser 49, 54, 59
– Ho:YAG-Laser 49, 50, 56, 59
– KTP-Laser 49, 55
– Nachteile 58
– Nd:YAG-Laser 49, 52–54
– Operationsverfahren 58, 59
– Vorteile 58
Nasolabialfalte 112
Nd:YAG-Laser
– photodynamische Therapie 172
Neurofibrom 123
N. facialis 85
Nystagmus 86, 87

O

Oberlid 118
Obliterative Otosklerose 82
Ödem
– postoperatives 43
Ohrgeräusch 75, 86, 87, 88, 89
Optische Eindringtiefe 19, 20
Osler-Rendu-Weber-Syndrom 129
Osteogenesis imperfecta 75, 83

Osteosynthese 98
Otitis media 96
Otoakustische Emissionen 73
Otobasis 98
Otosklerose 75, 91
Overclosure 89

P

Parkes-Weber-Syndrom 131
Pars flaccida 78
Patientenschutz 188
– Definition 167
PDT (s. photodynamische Therapie) 167–182
Phacomatosis pigmentovascularis 131
photodynamische Therapie (PDT) 20, 21, 167–182
Perilymphe 66, 70, 80, 87
Perilymphfistel 87, 93, 94
Photofrin 169
Photosensibilisator 21
Pigmentverschiebung 112
Plattenepithelkarzinom
– Haut 175–176
– Mundboden 146, 147, 148
– Stimmlippe 149
– Zungenrand 147, 148
Pneumatische Otoskopie 96
Polarisation 156
Polka-dot-Technik 135
Porphyringemische 142
Portweinfleck (siehe auch naevus flammeus) 131
Postoperativer Sonnenschutz 118
Posttherapeutische Erythemphase 113
PPIX (s. Protoporphyrin IX) 140–142
Präkanzerosen
– photodynamische Therapie 174–175
Präoperative Aufklärung 114
Procain 30
Propofol 38
Prothese 75, 80, 81, 86, 89, 94, 97
Prothesendislokation 88, 94
Protoporphyrin IX 140–142, 170
Proteus-Syndrom 131
Pseudomonas aeruginosa 86
Pumpquelle 3, 4
Pyrolyse 186, 188

R

Raumbestrahlungsstärke 157
Reepithelisierung 108
Reflexion 17
Remifentanil 38
Remission 18
Reokklusion 88
Reparationsgranulom 88
Resonator 3, 4, 6
Revisionsoperation 94, 95

Rezidivpolyposis 49
Rezidivtumoren
- photodynamische Therapie 178–179
Rhinitis 50
- allergische 50, 54, 57, 59, 60
- medikamentöse Maßnahmen 57
- vasomotorische 54, 57, 59
Rhinophym 123
Ringbandfixation 75
Roberts-Syndrom 131
Röntgenbestrahlung 134
Röntgen-Schüller 155
Rubeosis faciei 129
Rumpfhautbasaliom 123

S

Sacculus 70, 71, 77, 80, 94, 95
Salbenverband 118
Schälbehandlung 118
Schallleitungsschwerhörigkeit 89, 91
Schläfenregion 115
Schmeckstörungen 87
Schmerzperzeption 43
Schwartze-Zeichen 84
Schwerhörigkeit 88, 91
Schwindel 86, 87, 88, 89, 91
Shrinking 112, 113
Sicherheitsunterrichtungen 45
Singulett-Sauerstoff 173
Sklerosierungstherapie 129
Soft-Laser-Ginkgo-Studien 155
Spannungsphänomen 88
Stapedektomie s. Stapesplastik
Stapedotomie s. Stapesplastik
Stapes 77
Stapesplastik 66, 74, 75, 86, 87, 93, 94, 97
Stapesprothese s. Prothese
Stimmgabeluntersuchung 90
Stimmlippenkarzinom
 (s. Larynxkarzinom) 176–177
Stoßwelle 72, 73, 93
Strahldivergenz 7, 8
Streuung, Streukoeffizient 17, 18, 19, 22, 23
Stria vascularis 99
Sturge-Weber-Krabbe-Syndrom 132
Sufentanil 38
Summenaktionspotential 74
Superpulsbetrieb 72
Suprarenin 84
Syringom 123

T

Talgdrüsenhyperplasie 123
Tätowierung 127
- Pigmentablagerung 127
- Schmucktätowierung 127
- Schmutztätowierung 127
Teleangiektasie 129

Telogenphase 121
Tetracain 31
Tetrazykline 140
Thermische Reichweite 20
Tinnitus s. Ohrgeräusch
Tinnitus
- aurium 155
- chronisch 155, 162
- peripher kochleär 162
Tonotopie 159
Touton-Zellen 124
Transkonjunktivaler Zugang 117
Transmission 155, 159
- kochleäre 155, 159
Trichoepitheliom 123
Trommelfell 78, 160
- quadranten 160
Trommelfellperforation 84
Tubenbelüftung 86, 87
Tubusbrand 33–35, 37, 39, 40
Tumor
- Ausläufer 140
- Früherkennung 139
- Abgrenzung 139
Tumorselektivität 167, 174
Tumorverkleinerung
- palliative 52
Tympanosklerose 75

U

Unterlid 117
Utriculus 71, 77, 80, 94, 95, 99

V

Vaporisation 20, 21, 23
Vecuronium 38
Verruca seborrhoica 123
Verruca vulgaris 123
Vertebrobasiläre Insuffizienz 86
Vestibulum 64, 69, 70, 71, 80, 85, 86, 87, 95
Visuelle Analog-Skala 163

W

Wechseldruckphänomen 85
Wirkungsmechanismen
- photodynamische Therapie 173

X

Xanthelasma palpebrarum 124

Z

Zirkonium-Fluorid 74

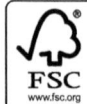

MIX
Papier aus verantwortungsvollen Quellen
Paper from responsible sources
FSC® C105338

If you have any concerns about our products,
you can contact us on
ProductSafety@springernature.com

In case Publisher is established outside the EU,
the EU authorized representative is:
**Springer Nature Customer Service Center GmbH
Europaplatz 3, 69115 Heidelberg, Germany**

Printed by Libri Plureos GmbH
in Hamburg, Germany